Viscera Vocabulary

臟單

어원으로 배우는 해부학 영어단어집

[내장편]

군자출판사

장단(臟單)

어원으로 배우는 해부학 영어단어집

첫째판 1쇄 인쇄 | 2009년 3월 1일
첫째판 1쇄 발행 | 2009년 3월 10일

지 은 이 原島 広至, 河合 良訓
옮 긴 이 윤 호
발 행 인 장주연
표지 · 편집 표자영
발 행 처 군자출판사
등 록 제 4-139호(1991. 6. 24)

본 사 (110-717) 서울특별시 종로구 인의동 112-1 동원회관 BD 3층
Tel. (02) 762-9194/5 Fax. (02) 764-0209
대구지점 Tel. (053) 428-2748 Fax. (053) 428-2749
광주지점 Tel. (062) 228-0252 Fax. (062) 228-0251
부산지점 Tel. (051) 893-8989 Fax. (051) 893-8986

ISBN 978-89-6278-090-1

정가 18,000원

역자 서문

작년 초 군자출판사에서 "어원으로 배우는 해부학 영어단어집" 시리즈의 제1권 "골단" 번역 원고를 들고 감수를 의뢰해왔을 때, 일본 특유의 촌스러운 표지에 의학을 공부한 적도 없는 정체불명(?)의 저자가 쓴 손바닥만 한 책을 보고 "뭐 이런 책을 번역하나…" 생각했었습니다. 그러나 막상 내용을 들여다보니 생각은 180도 바뀌었고, 결국 설 연휴 내내 식구들 눈총을 받으면서 독서삼매경에 빠질 수밖에 없었습니다. 중학교 시절 아버지가 사다 주신 삼국지를 손에서 떼지 못하고 며칠 밤낮을 지새웠던 것처럼, 어원 풀이의 흥미로움에 빠져 단 몇 일만에 감수를 끝냈었던 기억이 납니다. 이 시리즈의 2, 3, 4권이 연달아 나오기를 손꼽아 기다렸습니다만, 어찌 하다 보니 제가 4권 "장단"의 번역을 맡아 진행하게 되었습니다.

이 책이 일본에서는 수 만권이 팔린 베스트셀러라고는 하나, 그건 아마도 일본 특유의 환경 때문일 것으로 짐작됩니다. 우리나라보다 영어 울렁증이 조금 더 심한 일본 사람들은, 의학에 있어서도 영어보다는 일본어로 된 용어 위주로 가르치고 공부한다고 들었습니다. 일본 의과대학생들은 영어용어 중심으로 공부하는 데 익숙한 우리나라 학생들보다 영어용어를 익히고 발음하는 데 큰 부담을 느끼기 때문에, 이런 책이 폭발적인 반응을 불러일으킨 것이겠죠. 번역서를 준비하면서 이 책의 한글판에 대한 독자들의 반응이 어떠할지 자못 궁금합니다만, 어쩌면 어마어마한 학습량에 지쳐 화려한 그림과 생생한 사진 그리고 국제적인 명성을 자랑하는 다국적 출판사의 해부학 교재에조차 아무런 감흥을 느끼지 못하는 우리나라 의과대학 · 의학전문대학원 학생들에게 이 책이 눈에 찰 리가 없을지도 모르겠습니다. 그러나 바꿔 생각해보면, 단순암기에 지치면 지칠수록 이런 참고서가 학습의욕과 흥미를 불러일으키는 신선한 자극제가 되지 않을까 싶습니다. 또한, 초대형 커닝페이퍼(파워포인트 강의 슬라이드)에 전적으로 의존하고 있는 젊은 해부학 교수들과 해부학 전공 대학원생들에게도 이 책을 적극 권하고 싶습니다. 최소한 이 책 곳곳에 담긴 칼럼 내용만 숙지하더라도, 은퇴하신 명예교수님 뺨치는 원숙한 강의를 연출할 수 있을 테니까 말이죠. 모쪼록, 이 책이 해부학 전공자와 의과대학 · 의학전문대학원 학생들에게 많은 도움이 되기를 바랍니다.

끝으로, 이 책의 번역 작업을 진행하는 동안 여러 모로 격려해 주신 주위의 동료 교수님들과, 졸속한 원고를 꼼꼼하게 교정해준 차 의과학대학교 의학전문대학원 김지혜 · 오윤정 · 이선이 학생, 그리고 책의 편집과 인쇄를 위해 애쓰신 군자출판사의 임직원 여러분들께 감사의 말씀을 드립니다. 혹시라도 책의 내용이나 번역에 문제가 발견되거든, 주저 없이 제게 알려 주시기 바랍니다. 겸허한 마음으로 받아들이고 개정판에 반영될 수 있도록 최선의 노력을 다하겠습니다.

2009년 2월

윤 호

차 의과학대학교 의학전문대학원 해부학교실

ho@cha.ac.kr

저자 서문

인체에 대해 최초로 흥미를 갖게 된 것은 유치원 시절에 접했던 學研출판사의『사람의 몸』이라는 도감 때문이었다. 學研출판사의 도감 시리즈 중 맘에 드는 것을 골라 몇 달에 한 권씩 부모님께 사달라고 했었고 나중에는 상당히 많은 책을 갖게 되었지만, 책 표지가 너덜너덜해질 때까지 읽은 것은 이『사람의 몸』과『곤충』뿐이었다(자동차 등의 탈것에 대한 도감에는 거의 흥미가 없었다). 최근에 이『사람의 몸』의 개정판을 본 적이 있는데, 아직까지도 모든 페이지의 내용이 뇌리에 새겨져 있어서 개정판에 추가된 그림이 어느 것인지 한눈에 알 수 있었다. 사진이나 그림이 가진 영향력은 매우 강력하다. 이 도감에 실려 있는 간의 그림은 간으로 들어가는 문맥이 보라색의 굵은 혈관으로 묘사되어 있고 빨간 동맥, 파란 정맥과 함께 간문을 지나 간소엽으로 분지해 들어간다. 이 이미지가 워낙 인상적이었기 때문에, 나는 유치원인가 초등학교 저학년 시절에 "사람의 혈관은 동맥, 정맥, 문맥으로 구분된다"라고 주장하고 다녔던 기억이 있다. 단 하나의 그림이 해부학의 "해"자도 모르는 어린아이의 마음에 "문맥이라고 하는 보라색(?) 혈관"의 중요성을 각인시키는 데 성공한 것이다. 실제로, 해부학을 이해하기 위해서는 시각정보를 통해 각 내장기관의 입체적인 위치관계를 파악하는 것이 필수적이다. 그렇기 때문에, 해부학과 미술사 사이에는 밀접한 관계가 있다.

Herophilos(기원전 375-290, p.77)가 인체를 해부했었던 것을 제외하면, 고대 그리스 · 로마시대부터 중세시대까지 오랜 기간 동안 인체 해부는 금지되어 있었다. 이 기간에 그려져 현재까지 남아 있는 극히 소수의 해부도는 모두 실제 구조와 매우 동떨어진 모습이다. 그러나, 르네상스시대가 되어 미술사에 사실주의가 탄생하면서 해부학 그림도 그 영향을 받게 된다. 그 선구자는 사실적인 인물상을 그리기 위해 인체 해부에 흥미를 가졌던 Leonard da Vinci (1452-1519)이다. 그가 남긴 수많은 스케치에는 그때까지의 평면적인 그림과는 비교가 되지 않을 정도의 입체감, 정밀도, 묘사력이 있다. 또한, 하나의 대상물을 다양한 각도에서 관찰하는 등 그 구조를 이해하기 위해 여러 가지 시도를 한 듯하다. 구조를 나타내는 데 공들인 이 해부도들이 해부학자로서는 초심자였던 화가 다빈치에 의해 그려졌다는 것도 흥미롭다. 전문 해부학자와 공동으로 그의 해부도를 출판할 계획이 있었던 것 같으나 결국 실현되지 못했고, 따라서 당시에는 일반인들이 그의 해부도를 접할 수 없었다. 그렇지만, 다빈치의 그림은 정밀한 해부도가 실린 것으로 유명한『De humani corporis fabrica libri septem(인체의 구조에 관한 7장)』의 저자 Andreas Vesalius(1414-1564)나 사실적인 해부도를 그린 후세의 작가들에게 큰 영향을 끼쳤다고 한다. 또한, 15세기 이전의 책은 모두 필사 방식으로 복제되었지만, 활판인쇄의 발명으로 인해 정밀한 그림이 실린 해부학 책의 대량생산이 가능하게 되었다. 이와 같이 회화기법의 진보와 인쇄기술의 발달이 시각정보의 필요성이 큰 해부학의 발전을 뒷받침했던 것이다. 일본에서도, 江戶 말기 이후 유럽에서 들어온 해부학 책을 바탕으로 많은 해부학 책이 출간되었다. 당시 서양 해부학 책은 흑백인 것이 많았지만, 일본 해부학 책에는 일찍이 컬러 그림이 사용되었다. 최근 내가 입수한 明治 37년 초판의 石川喜直 저『인체해부학』도 그림이 컬러로 인쇄되어 있다. 풍속화 등을 통해 발달된 컬러인쇄 기술을 응용했기 때문에 이런 일이 가능했던 것이다. 사진이 발명되자마자 (흑백사진밖에 없었던 시절에) 다양한 방법으로 하나하나색을 입힌 「수채색」그림엽서를 상품화한 것만 보더라도 일본인의 컬러화 열풍이 어느 정도였는지 알 수 있다(사진의 발명으로 일이 줄어든 풍속화가들도 엽서를 채색하곤 했었다). 종래의 종이 매체 방식을 대신하여 책의 디지털화가 진행되고 전자종이디스플레이, 3차원디스플레이, 그 밖의 새로운 기술이 개발되면 해부학 책에도 새로운 시대가 펼쳐지게 될 것이다.

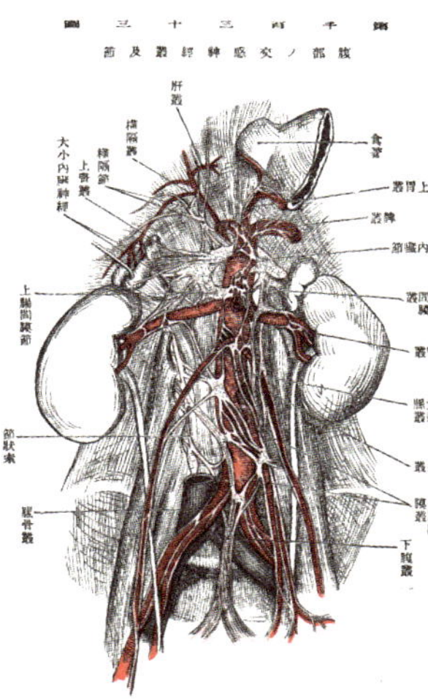

石川喜直 저 「인체해부학」의 삽화
(실물은 정맥이 파란색, 신경이 노락색으로 채색되어 있음)

이 시리즈도 『골단』, 『육단』, 『뇌단』에 이어 드디어 네 권째가 되었다. 많은 격려의 말씀과 요청을 보내주신 독자 여러분께 깊은 감사를 드린다. 여러분들의 소중한 의견을 최대한 많이 반영하기 위해 노력했고 또한 추가하고 싶은 내용이 많았기 때문에, 시리즈가 진행될수록 글자와 그림이 작아지고 지면이 글자로 가득 차게 되어 버렸다. 이 점 독자들의 양해를 바란다. 또한 오타 등에 관한 지적을 해 주셨던 분들께도 이 글을 통해 깊은 감사를 드린다. 『장단』에 관해서도 눈에 띄는 점이 있으면 지적해 주시기를 바란다.

이 시리즈 네 권을 제작하는 동안 매우 소중한 지적과 조언을 해 주신 東京慈惠會의과대학 河合良訓 교수님께 무한한 감사의 마음을 전하고 싶다. (주)NTS의 吉田隆 사장님과 臼井唯伸씨의 이 시리즈에 대한 깊은 이해 덕분에 이렇게 제4권을 발간할 수 있었다. 또한 (주)NTS 영업부의 橋本勇씨와 石井沙知씨는 이 시리즈의 판매를 위해 전국을 누비며 애써 주셨고, 이 책의 편집을 담당한 (주)NTS의 齊藤道代씨도 많은 수고를 해 주셨다.

각 단원 첫 장의 멋진 배경사진은 일본쓰리비사이엔틱주식회사(http://www.3bs.jp)로부터 제공받은 인체조직표본을 촬영한 사진이다. 다양한 시행착오를 거치면서 많은 현미경사진을 찍었지만, 그중 극히 일부밖에 실을 수 없는 것이 안타깝게 생각된다. 또한 「肉の田じま」의 田島雅之씨는 부록 「축산부산물의 명칭과 유래(한글판에는 포함되지 않았음)」에 실린 사진 촬영에 필요한 각종 축산부산물의 입수를 위해 애써 주셨다. 촬영은 카메라맨 高澤和仁씨가 담당해 주셨다. 인쇄 과정은 秀研社印刷(주)의 鈴木克丞씨가 많은 도움을 주셨다.

의학 분야에 관한 교정은 比嘉信介씨와 藤原知子씨, 의학영어의 교정은 의학번역가 河野佺也씨, 라틴어 등의 교정은 松元千晶씨가 수고해 주셨다. 해설 부분의 삽화 제작은 이번에도 東島香織씨와 大塚航씨가 도움을 주셨다. 또한 이번에 아무스柔道整復師養成學院 부학원장 高橋研一씨도 교정을 도와 주셨다. 지면을 빌어 관계자 모든 분들께 마음 깊이 감사드린다.

2005年 11月

原島 広至

原島 広至

편집디자이너, 멀티미디어 크리에이터, 역사 · 과학 작가, 고대언어 애호가, 화석 · 광물 수집가, 明治大正시대 그림엽서 수집가(URL: http://www.hrsh2.com)

단어 표기에 대하여

해부학용어의 다양한 변형과, 이 책의 본문에서 볼 수 있는 발음 표기에 대해 알아보자.

해부학과 관련된 영어 용어는, 문헌에 따라 다양한 변형이 사용된다. 라틴어(학명)를 그대로 사용한 것, 영어 특유의 어휘로 바뀐 것, 그 중간의 것 등이 존재하는 데다가 별칭도 많기 때문이다. 여기서는 그 변형의 실례를 살펴보도록 하겠다.

종아리동맥(비골동맥)의 변형

① 순수 라틴어 (발음은 영어식으로 함)	arteria fibularis	
② 약어 + 라틴어	a. fibularis	※ a.는 라틴어 arteria(동맥)의 약어. 복수형 arteriae는 aa.로 표기.
③ 영어	fibular artery	
④ 별칭	arteria peronea / peroneal artery	※ fibularis는 라틴어로 "옷핀"의 의미. peronea는 같은 뜻의 그리스어. 두 가지 용어 모두 많이 사용됨.

이 책에서는 주로 영어화된 표현을 표제어로 사용하였지만, 빈번히 사용되는 라틴어도 일부 표제어로 삼았다. 내장학과 관련된 용어 중 역사가 오래된 것들은 별칭이 많다. 그중 일부는 해설을 통해 소개하였다. 또한 생략 가능하거나 치환 가능한 용어도 최대한 많이 수록하였다.

생략 가능한 용어는 ( )로, 치환 가능한 표현은 / 로 표기하였다.

erythrocyte / red blood cell	"erythrocyte 또는 red blood cell"의 뜻.
pulmonary circulation / lesser ~	"pulmonary circulation 또는 lesser circulation"의 뜻.
(urinary) bladder	"urinary bladder 또는 bladder"의 뜻. ※ 약어를 ( )로 표기한 경우도 있음.
lateral border (of kidney)	"lateral border of kidney 또는 lateral border"의 뜻. ※ 문맥으로 봐서 "콩팥"의 가쪽모서리임이 분명한 경우 생략 가능.

라틴어 표기에 대하여

- 원문에는 영어 단어(그리스어, 라틴어에서 파생된 단어 포함)에 가타카나로 발음이 표기되어 있지만, 가타카나로 표현할 수 있는 발음이란 게 워낙 제한적이고 그 발음이 너무나도 일본식이어서 한글판에서는 생략하였다.
- 원문에는 해설문 중 "라틴어"라고 명시된 단어(어원을 표시한 것)에 고대 라틴어 발음이 표기되어 있었으나, 이것도 위와 같은 이유로 한글판에서는 생략하였다. 아마도 알파벳 철자를 콩글리시풍으로 읽으면 대충의 흉내는 낼 수 있을 듯 싶다(c는 "ㅋ", g는 "ㄱ"으로 발음할 것. 참고로, 라틴어의 자음 h는 라틴어 역사상 초기에 발음이 없어졌다고 함). 또한, 한글 외래어표기법에는 장음과 단음을 구별 없이 표기하도록 되어 있으나, 이 책에서는 장음을 "-"로 표시하여 알아보기 쉽게 했다.
- 생물의 속명, 종명은 이탤릭체로 표기하였다(예 : *Xiphias gladius*).

영어 표기에 대한 주의사항

- **대문자와 소문자** 이 책에서는 기본적으로 단어의 첫 글자를 소문자로 표기했고(영어, 라틴어, 그리스어 모두), 고유명사에서 유래한 명칭만 대문자로 표기하였다. 따라서 이 책에서 대문자로 시작하는 단어는 문장의 중간에 사용할 경우에도 대문자로 표기해야 한다(단, 독일어의 경우 명사는 문장의 어디든지 간에 반드시 대문자로 시작한다는 규칙이 있으므로, 이 책에서도 독일어 단어의 첫 글자는 대문자로 표기하였다. 독일어 문장은 어느 단어가 명사인지 한눈에 알 수 있어서 편리하다).

그리스어의 한글표기에 대하여

- **그리스어**라고 명시된 경우, 고전기~코이네기의 발음을 표기하였다. 그리스어의 발음은 시대에 따라 크게 변해 왔다. 히포크라테스(기원전 460~377년경)가 말하던 그리스어와 갈레노스(130~201년경)가 말한 그리스어는 발음이 크게 달랐을 것이다. 또한 지역차도 많이 있었다(아티카방언과 다른 지역의 방언 등). 전반적으로 발음은 시대가 지날수록 단순화되어 왔다. 현대의 ι, υ, η, ει, οι, υι 가 「i」의 발음이 된 것도(itacism) 그 일례이다. 이 책의 발음표기는 시대적인 일관성보다는 철자를 기억하기 쉽게 하는 데 주안점을 두었다.
- 이중모음의 장음화 또는 단음화는 초기 단계에 일어났지만(αι→〔e〕, ει→〔i〕), 이 책에서는 고전기의 이중모음 발음을 그대로 표기하였다. 단, ου는 에라스무스식 발음에 준하여 〔u:〕로 표기하였다.
- 아래첨자 이오타(iota subscriptum)는 꽤 초기의 단계(기원전 4세기?)에 발음이 없어졌지만, 이 책에서는 편의상 발음을 표기하였다.
- φ(파이)는 원래 p와 같은 격음이었지만, 시대의 흐름과 함께 〔f〕 발음으로 변했다.

그 밖의 언어에 대하여

- **인도유럽조어**(영어, 독일어, 그리스어, 라틴어를 포함한 유럽 거의 대부분의 언어와 산스크립트어, 힌디어 등의 인도·이란어의 선조가 되는 언어)는 * 표를 붙여 표기하였다(예: *yeug-「함께하다」).
- 고대 이집트어의 상형문자는 기본적으로 자음만 표기되어 있기 때문에 정확한 발음(특히 모음)은 알 수 없으며 모두 추정·가설에 의한 것이다.

기타 사항

- 이 책에는, 혈관이나 신경이 시작되는 위치를 설명할 때 "~에서 일어난다"라는 표현이 자주 등장한다. 매우 어색한 한글 표현이지만 해부학자들이 이런 표현을 즐겨 쓰는 이유는, 어떤 구조의 시작점을 가리키는 origin의 한글 용어가 「이는곳」이기 때문이다.
- 한글 해부학용어는 여러 단어가 합쳐진 복합어의 경우 띄지 않고 붙여 쓰는 것이 원칙이며, 국문법에 맞지 않더라도 가급적 사이시옷을 생략하도록 되어 있다. 용어나 표현(위면, 뒤면, 위·아래부분 등)이 조금 어색하더라도 이해하기 바란다.

이 책의 사용법

한글용어, 그림, 영어, 어원해설의 독립적인 네 단으로 구분되어 있으므로 4가지 암기 테스트가 가능하다.

이 책은 의학용어 중 내장학과 관련된 영어 단어 1100개를 수록하고 있다. 한글용어 페이지에는 옛용어(해부학용어 2판)와 새용어(해부학용어 5판)를 모두 표기하였다.

어원해설 페이지에서는 그리스어 · 라틴어와 관련된 어원적 배경, 일상적인 영어단어나 외래어와의 관련성을 설명하여, 영어용어를 암기하는 데 도움이 되도록 하였다. 또한 어원과 관련된 삽화도 가득 담았다.

(1) 한글용어→영어용어

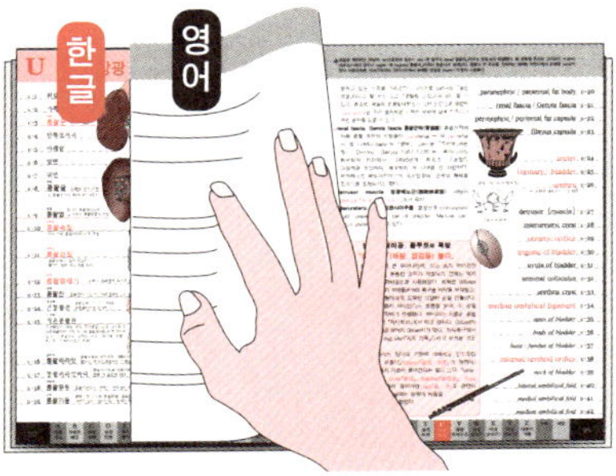

(2) 영어용어→한글용어

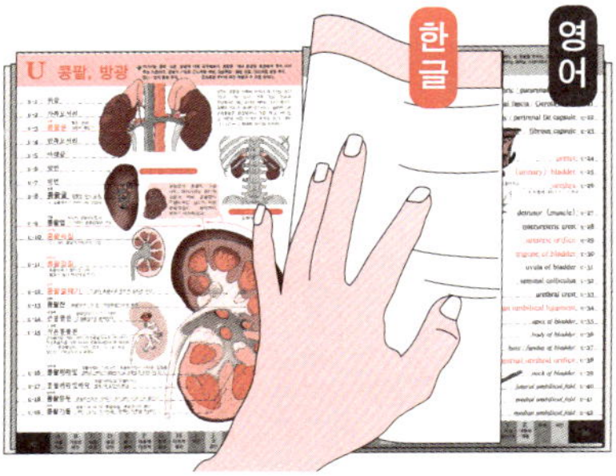

(3) 그림→한글용어

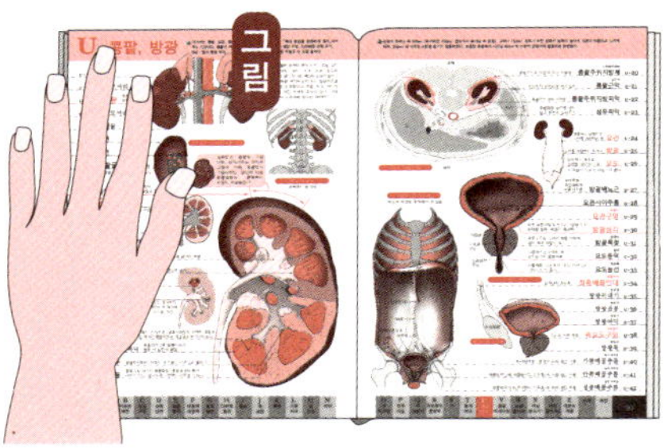

(4) 그림→영어용어

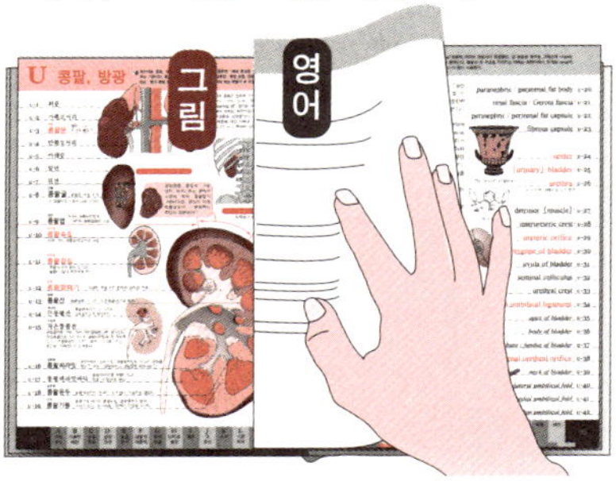

이 책을 볼 때 주의할 점

- 이 책에서는 내장과 관련된 용어 및 맥관학과 관련된 주요 용어를 다루고 있지만, 가끔은 그다지 중요도가 높지는 않으나 어원적으로 흥미있는 용어도 일부 수록하였다. 상세한 혈관의 명칭을 일일이 열거하려면 이 책 전체 지면을 할애해야 할 정도이지만, 이 책에는 주요 혈관만 선별하여 수록하였다.
- 해부학용어 중에는 문헌에 따라 견해가 다르거나 잘 통일되어 있지 않은 것도 많다. 또한 영어 발음도 여러 가지 발음이 허용되는 것이 많다. 이 책에서는 여러 가지가 통용되는 용어에 대해서는 가능한 범위 내에서 병기하거나 본문에 해설을 붙여 놓았다.
- 칼럼에는 어원적인 해설을 담았다. 내과학과 관련된 증상에 대한 설명도 조금 소개해 놓았다.

이 책은 전 페이지가 A부터 Z까지 분류되어 있다. A~B…개요, C~H…순환계통(2장), I…림프계통(3장), J~L…호흡계통(4장), M~T…소화계통(5장), U~Y…비뇨생식계통(6장), Z…내분비계통(7장).

빨간 선은 영역이나 그룹을 가리킨다.

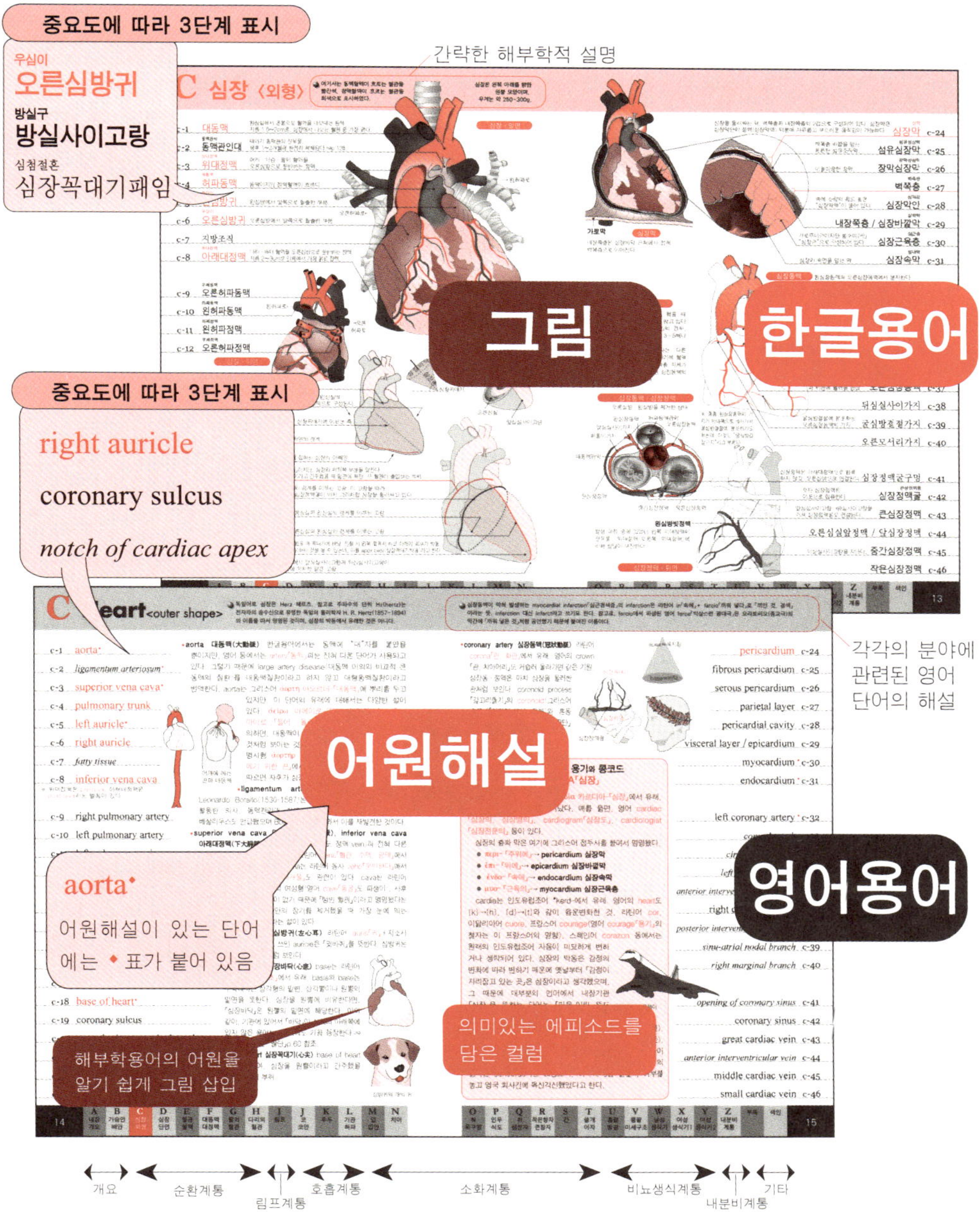

찾기 쉽게 나열한 인덱스

Contents

Chapter 1 개요

Chapter 2 순환계통

Chapter 3 림프계통

Chapter 4 호흡계통

Chapter 5 소화계통

Chapter 6 비뇨생식계통

Chapter 7 내분비계통

Appendix 부록

Visceral Column 臓 칼럼

라틴어 약칭 일람표

	단수주격	복수주격
「근육」	m. musculus	mm. musculi
「인대」	lig. ligamentum	ligg. ligamenta
「신경」	n. nervus	nn. nervi
「동맥」	a. arteria	aa. arteriae
「가지」	r. ramus	rr. rami
「정맥」	v. vena	vv. venae

※ 용어 중간의 m.은 주격이 아니라 속격이다.
tendo m. gracilis「두덩정간근힘줄」→ tendo musculi gracilis

※ 단수속격은 복수주격과 철자가 같은 경우가 많다.
예를 들면, musculi는 「복수주격」이면서 「단수속격」이다.
그러나 아래의 예처럼 그렇지 않은 경우도 있다(명사변화형의 문제임).
tendo「힘줄」(단수주격), tendinis(단수속격), tendines(복수주격)

— Chapter 1 —

개요
Overview

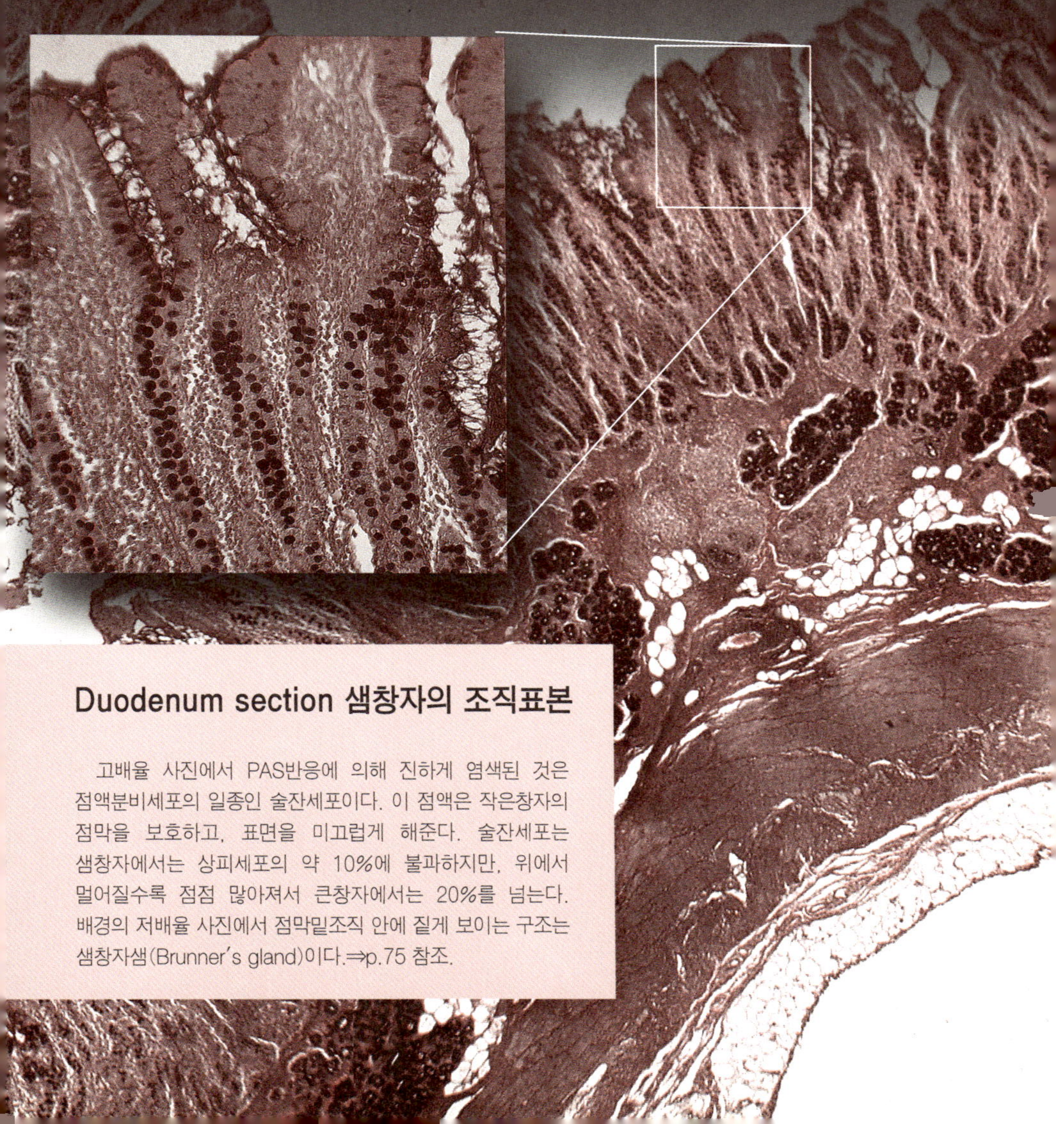

Duodenum section 샘창자의 조직표본

고배율 사진에서 PAS반응에 의해 진하게 염색된 것은 점액분비세포의 일종인 술잔세포이다. 이 점액은 작은창자의 점막을 보호하고, 표면을 미끄럽게 해준다. 술잔세포는 샘창자에서는 상피세포의 약 10%에 불과하지만, 위에서 멀어질수록 점점 많아져서 큰창자에서는 20%를 넘는다. 배경의 저배율 사진에서 점막밑조직 안에 짙게 보이는 구조는 샘창자샘(Brunner's gland)이다.⇒p.75 참조.

A 내장 〈개요〉

여기서는 신체의 계통 및 주요 기관에 대해 공부해보자.
내장기관이란 가슴안과 배안에 들어 있는 구조들을 말한다.

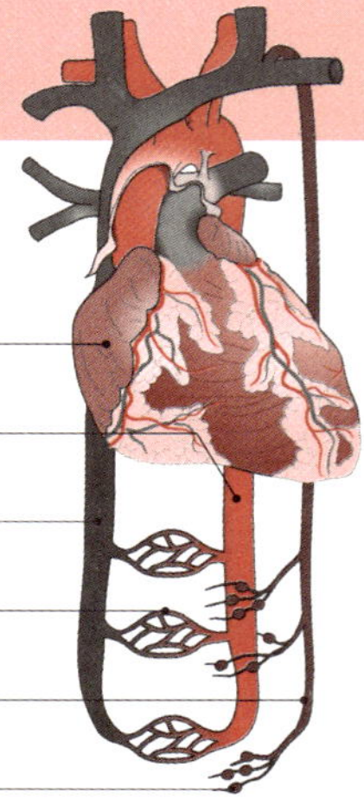

A-1	**순환계통**	혈액의 순환을 담당하는 기관계통. "맥관계통(vascular system)" 또는 "심장혈관계통(cardiovascular system)"이라고도 한다.
A-2	심장	혈액의 순환을 일으키는 펌프. 4개의 방으로 이루어져 있다. 오른심방 · 오른심실은 허파순환, 왼심방 · 왼심실은 온몸순환을 담당한다.
A-3	동맥	산소가 풍부한 혈액을 운반하는지 여부와 상관없이, 심장으로부터 먼쪽으로 뻗어 나가는 혈관을 뜻한다.
A-4	정맥	신체 말단에서 심장 쪽으로 뻗는 혈관을 뜻한다.
A-5	모세혈관	세동맥과 세정맥 사이를 연결하는 가장 가느다란 혈관. 혈관 밖 조직과 모세혈관 사이에서 기체교환, 영양소 · 노폐물의 교환이 일어난다.
A-6	림프관	온몸순환에 속한 정맥의 곁길. 모세혈관에서 새어 나온 혈장 성분(혈관 밖에서는 조직액이라고 함)을 흡수하여 정맥으로 되돌려 보낸다.
A-7	림프절	림프관 곳곳에 존재하는, 이물질 · 세균 여과 장치. 수많은 림프구가 포함되어 있다.

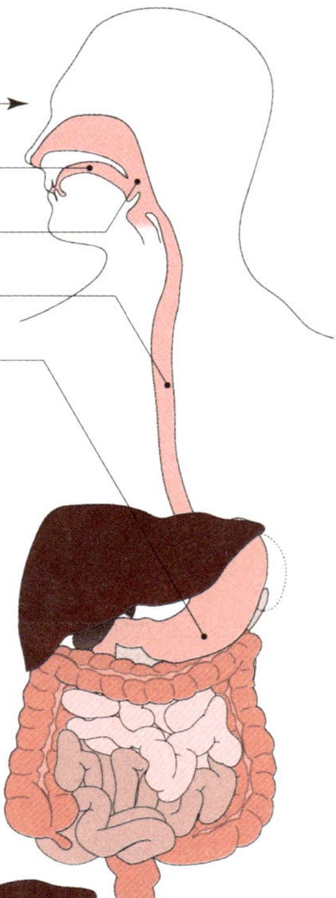

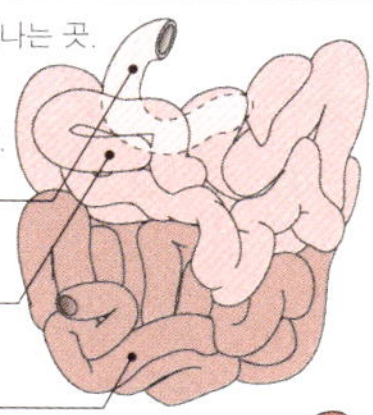

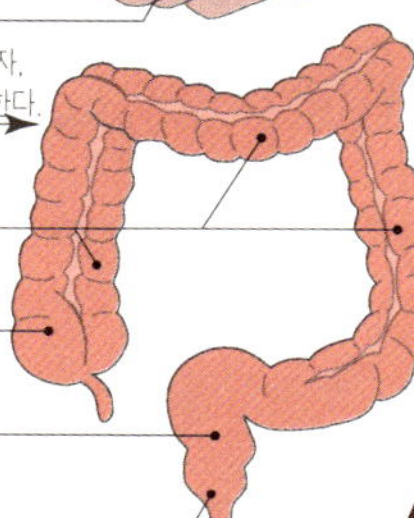

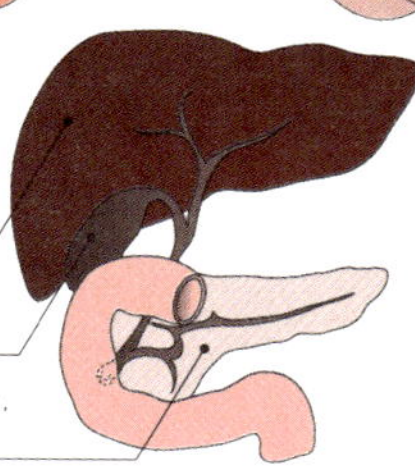

A-8	**소화계통**	음식물의 소화를 담당하는 기관계통. 입에서 항문까지 이어지는 소화관과 소화액을 분비하는 소화샘(간, 이자 등)으로 구성되어 있다.
A-9	입안 (구강)	소화관의 첫 부분. 음식물의 섭취, 소화, 그리고 미각과 발성에 중요한 역할을 한다.
A-10	인두	음식물과 공기가 지나가는 공통의 통로. 위쪽은 코안, 입안과 연결되어 있고 아래쪽은 후두, 식도와 이어져 있다.
A-11	식도	길이 약 25cm의 관. 기관의 뒤에 위치한다. 가로막을 관통하여 위와 연결된다.
A-12	위	근육이 발달한 주머니로, 산성도가 높은 위산과 펩신 등의 소화효소를 분비한다.
A-13	작은창자 (소장)	길이는 약 5~6m. 소화 · 흡수가 주로 일어나는 곳. 샘창자, 빈창자, 돌창자로 구성된다.
A-14	샘창자 (십이지장)	작은창자의 첫 부분. 길이는 약 20~30cm. 쓸개즙과 이자액이 이곳으로 분비된다.
A-15	빈창자 (공장)	작은창자 길이의 약 2/5를 차지한다. 돌창자와의 경계는 불분명하다.
A-16	돌창자 (회장)	작은창자 길이의 약 3/5를 차지한다. 점막의 돌림주름은 빈창자보다 적다.
A-17	큰창자 (대장)	길이 약 1.5~1.8m. 막창자, 막창자꼬리, 잘록창자, 곧창자로 구성된다. 수분 · 염류의 재흡수를 담당한다.
A-18	잘록창자 (결장)	오름 · 가로 · 내림 · 구불잘록창자로 구성된다.
A-19	막창자 (맹장)	길이 약 6cm. 큰창자의 첫 부분. 아래쪽에 막창자꼬리가 달려 있다.
A-20	곧창자 (직장)	구불잘록창자와 항문 사이의 소화관. 길이는 약 20cm.
A-21	항문	소화관의 출구.
A-22	간	체내의 다양한 물질 생합성에 관여한다. 대표적인 기능은 ①대사(소화관에서 흡수한 영양소의 화학변화 · 저장), ②해독, ③쓸개즙 분비.
A-23	쓸개 (담낭)	간에서 생산된 쓸개즙을 저장 · 농축하고, 식사에 의해 자극을 받으면 샘창자 관내강으로 쓸개즙을 내보낸다.
A-24	이자 (췌장)	소화액을 생산하여 샘창자 관내강으로 분비하는 소화기관으로서의 기능과, 인슐린 등의 호르몬을 생산하는 내분비기관으로서의 기능을 한다.

인체는 그 기능에 따라 소화계통, 호흡계통, 비뇨생식계통, 내분비계통, 순환계통, 림프계통, 신경계통, 감각계통, 근육골격계통, 외피계통으로 구분된다(분류하는 방법이나 명칭은 문헌마다 조금씩 다름). 보통 "내장학"에서 다루는 것은 소화계통, 호흡계통, 비뇨생식계통, 내분비계통의 네 가지이다. 이 책에서는 하나 더 추가하여 순환계통까지 다룬다.

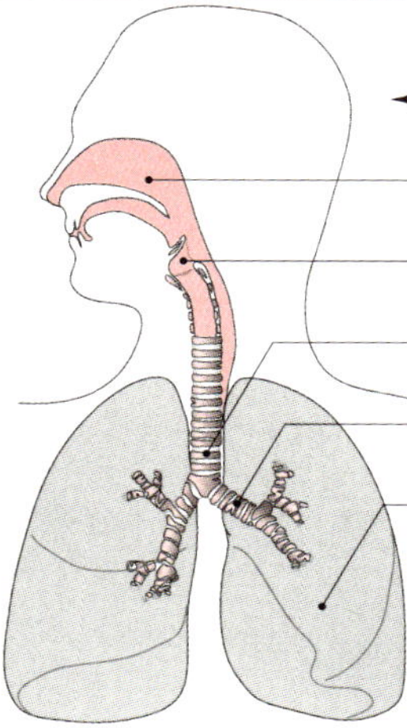

호흡계통 A-25

공기 중의 산소를 체내로 흡수하고 이산화탄소를 내보내는 기관계통. 그 외에 발성과 후각에도 관여한다.

코안 (비강) A-26
코 속의 공간. 내부로 튀어나온 돌기(위코선반, 중간코선반, 아래코선반)에 의해 공기가 가온 · 가습되고, 표면의 점막에 의해 먼지와 이물질이 제거된다.

후두 A-27
인두와 기관을 연결하는 길이 약 5cm의 관. 발성기관의 기능을 한다. 음식물을 삼킬 때에는 후두덮개에 의해 후두의 입구가 막힌다.

기관 A-28
지름 약 2.5cm, 길이 약 10cm의 관. 16~20개의 C자 모양 기관연골이 들어 있고, 연골이 없는 뒤벽에는 수평 방향의 기관근이 있다.

기관지 A-29
왼심방의 뒤, T4~T5 척추뼈 높이에서 기관이 좌우로 갈라진 것. 오른기관지는 왼기관지보다 굵고 더 수직에 가깝기 때문에, 이물질이 끼기 쉽다.

허파 (폐) A-30
심장이 왼쪽으로 치우쳐 있기 때문에, 오른허파가 왼허파보다 약간 크다. 내부에는 수많은 허파꽈리가 있으며, 이 허파꽈리의 표면에서 기체교환이 일어난다.

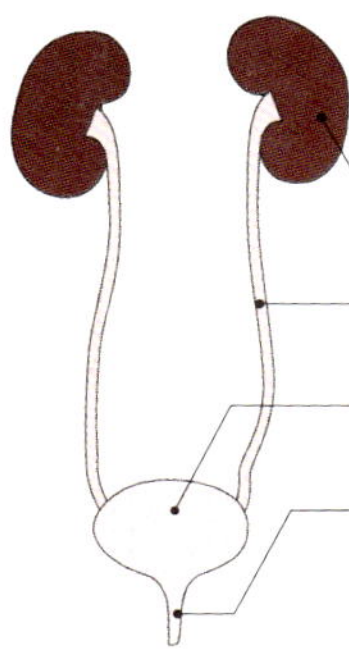

비뇨계통 A-31

소변을 생성하는 콩팥, 도관 역할을 하는 요관, 소변을 저장하는 방광, 그리고 요도로 구성된다.

콩팥 (신장) A-32
콩팥 하나의 무게가 약 120~300g. 혈중 노폐물을 여과하여 소변을 만들어 내보낸다. 항상성 유지에 있어서 매우 중요하다.

요관 A-33
콩팥에서 생성된 소변을 방광으로 운반하는 관.

방광 A-34
용량은 개인차가 있지만 약 200~600ml. 평상시 콩팥에서 1시간에 60ml의 소변이 흘러 내려온다.

요도 A-35
방광에 저장된 소변을 체외로 내보내는 관. 여성의 요도는 남성에 비해 매우 짧다.

비뇨생식계통이란

비뇨계통과 생식계통을 합쳐 "비뇨생식계통"이라고 부르는 경우가 많다. 두 계통은 전혀 다른 기능을 하지만, 발생학적으로는 공통점이 많다. 해부학적으로도 두 계통은 밀접한 위치 관계에 있으며, 남성에서는 요도가 정자의 운반에도 관여 한다.

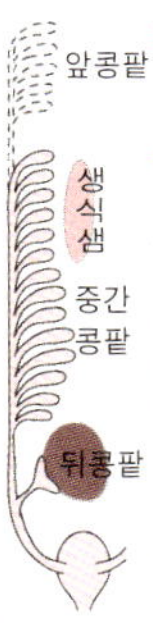

앞콩팥은 기능을 하지 않고 조기에 사라진다.

중간콩팥은 약 70개의 중간콩팥세관으로 구성되며, 뒤콩팥이 발달하기까지 잠깐 기능을 한다. 점차 퇴화하고, 관의 역할을 하던 중간콩팥관은 정관이 된다.

나중에 생긴 뒤콩팥이 콩팥으로 발달한다.

비뇨생식계통 발생의 모식도

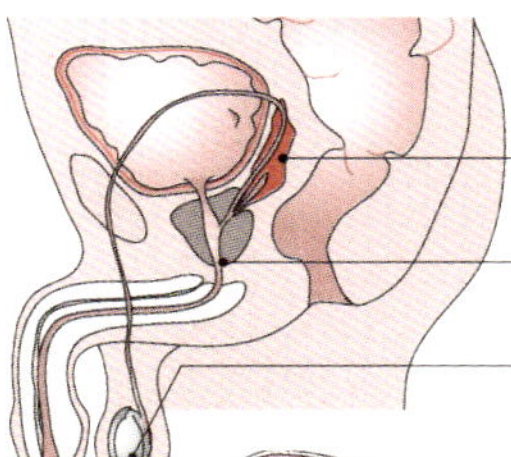

생식계통 A-36

생식계통은 바깥생식기와 속생식기로 구성되어 있다. 여성의 경우 유방을 생식계통에 포함시키기도 한다.

정낭 A-37
정자를 저장하는 주머니가 아니라, 사정액을 분비하는 샘이다. 분비물에는 정자의 에너지원인 과당이 풍부하다.

전립샘 (전립선) A-38
전립샘액을 분비. 전립샘액에는 산성인산분해효소가 들어 있다.

고환 (정소) A-39
정자를 생성하는 생식기관의 기능뿐 아니라, 남성호르몬을 분비하는 내분비기관의 역할도 한다.

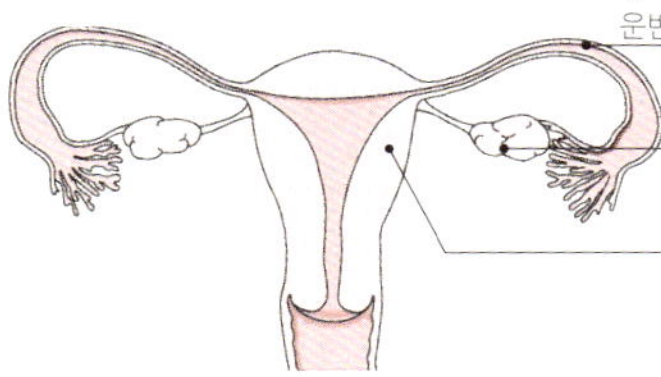

자궁관 (난관) A-40
난자(또는 수정란)를 자궁 쪽으로 운반하는 길이 약 10cm의 관.

난소 A-41
난자를 생산하고, 여성호르몬을 분비한다.

자궁 A-42
수정란을 착상하여 태아를 성장시킨다.

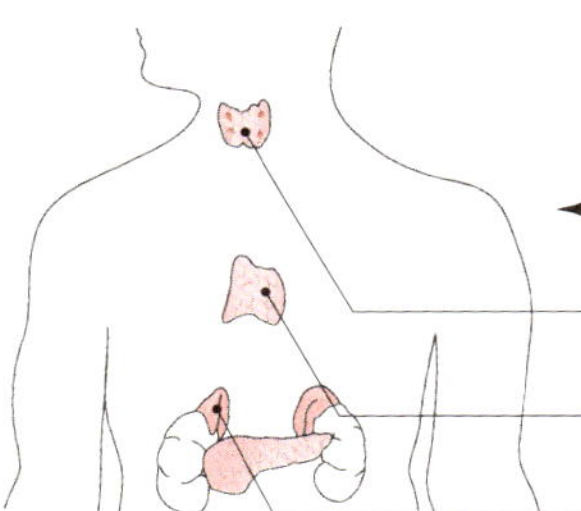

내분비계통 A-43

호르몬을 분비하는 샘. 갑상샘, 부갑상샘, 가슴샘, 부신, 그리고 뇌하수체, 이자, 생식샘(고환, 난소)이 포함된다.

갑상샘 (갑상선) A-44
갑상샘호르몬을 분비한다. 갑상샘호르몬은 신체의 화학반응을 촉진하는(대사율 항진) 작용이 있다.

가슴샘 (흉선) A-45
가슴샘은 T림프구를 성숙시키고, 가슴샘호르몬을 분비하여 T림프구의 분화를 촉진한다

부신 A-46
속질과 겉질에서 서로 다른 호르몬을 분비한다. 겉질에서는 다양한 부신겉질호르몬이 분비되고, 속질에서는 아드레날린과 노르아드레날린이 분비된다.

A Internal Organs <overview>

각 기관 이름의 어원에 대해서는 뒷페이지에서 다루도록 한다.

A-1 circulatory system•

A-2 heart

A-3 artery

A-4 vein

A-5 capillary

A-6 lymphatic vessel

A-7 lymph node

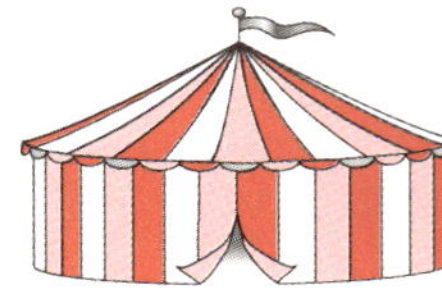

•circulatory system 순환계통(循環系統) circulatory는 circulate「순환하다, 돌다」 또는 circulation「(혈액 · 수액의) 순환」의 형용사형. 그 기원은 라틴어 circus「원」에 지소사 -ulus가 붙은 circulus「작은 원」. 영어의 circle「원」도 동근어이다. 라틴어 circus는 영어에 흡수되어 circus「원, 로마 원형경기장, 서커스」가 됐다. 또한 순환계통은 그 구성요소의 이름을 따서 cardiovascular system「심장혈관계통」이라고 부르기도 한다. 그리스어 καρδία 카르디아「심장」에 라틴어 vasculum(vas「그릇」+지소사 culum)이 붙은 것. vasculum은 영어에서는 철자가 많이 바뀌어 vessel「그릇, 용기」가 됐다. 동맥과 정맥은 혈액을 담는 그릇인 셈이다. 또한 vas가 영어에 흡수된 것이 vase「화병」이다.

A-8 digestive system / alimentary ～•

A-9 oral cavity

A-10 pharynx, (복) pharynges

A-11 esophagus / oesophagus

A-12 stomach

A-13 small intestine

A-14 *duodenum*, (복) *duodena*

A-15 *jejunum*, (복) *jejuna*

A-16 *ileum*, (복) *ilea*

A-17 large intestine

A-18 *colon*, (복) *colons* 또는 *cola*

A-19 *cecum / caecum* (복) *caeca*

A-20 *rectum*, (복) *recta*

A-21 anus, (복) ani

A-22 liver

A-23 gallbladder

A-24 pancreas, (복) pancreata

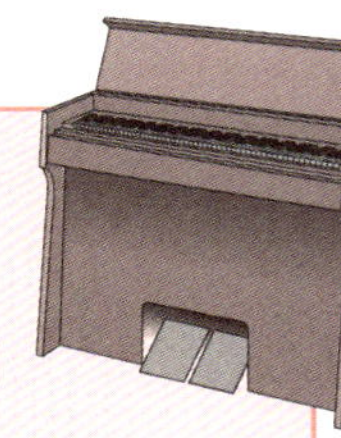

기관과 유기, 오르간과 유기농재배
ORGANON「도구」

「내장」을 뜻하는 단어로 **internal organs** 이외에 inner organs나 라틴어 기원의 영어 viscus(복수: viscera)가 있다. 또한 innards도 「내장」을 뜻한다. 형용사 「내장의」는 visceral 또는 그리스어에서 유래한 splanchnic이다(⇒p.42).

한편, organ「기관」은 그리스어 ὄργανον 오르가논「도구, 기구, 기관」에서 유래. 이 오르가논은 동사 ἔργω 에르고「일하다」의 명사형(일, 에너지의 단위인 erg「에르그」도 동근어. 영어의 work「일」도 먼 친척뻘). 중세 라틴어에서는 악기 전반을 가리키는 단어였기 때문에 영어에서도 중세에는 악기라는 의미였으나, 후에 「(파이프)오르간」에 국한된 뜻이 되었다. 오르간의 역사는 매우 오래 되었으며, B.C. 3세기경 이집트 알렉산드리아의 쿠테시비오스가 발명했다고 한다. 당시에는 오르가논이라고 부르지 않았고, 공기를 내보내기 위해 인력수압펌프를 사용했다는 의미로 hydraulis「휴드라울리스, 수력오르간」(hydr-「물」+aulis「피리」)라고 했다. 고대 로마에서는 원형경기장에서 오르간으로 큰 음향을 내서 시합의 흥을 더했다고 한다.

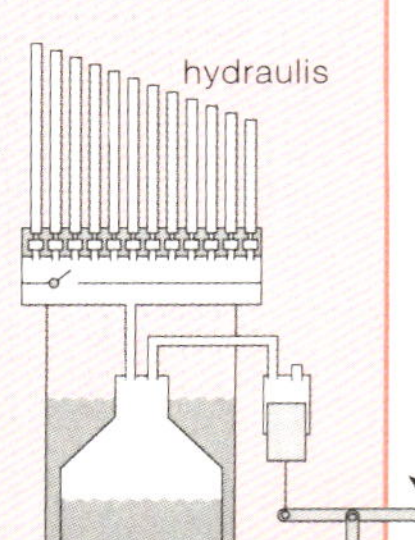

후에 오르가논에서 organism「유기체, 생명체」, organic「유기의」 또는 화학비료나 농약을 사용하지 않는 「유기농재배의」, 그리고 organize「조직하다」, organization「조직」 등의 단어가 파생됐다.

「계통」이라고 번역하는 system「체계, 조직」은 그리스어 접두사 συν- 「함께」+ ἵστημι 히스테-미「서다, 세우다」에서 유래했고, 「함께 세우다, 조립하다」의 뜻이다. 「순환계통」, 「비뇨계통」에서의 system은 「여러 개의 기관이나 조직으로 이루어진 기능적으로 연관된 복합체」를 뜻한다. 라틴어에서는 systema라고 쓴다.

- **digestive system, alimentary system 소화계통(消化系統)** 라틴어 digestio「분리, 용해, 소화」에서 유래. 원래의 라틴어 동사는 digero「나누다, 나열하다, 정리하다」. 영어 digest「요약, 정리」가 여기서 파생되었다. 별칭 alimentary는 라틴어 alo「영양을 공급하다, 기르다」에서 파생. 영어 alimony「부양비, 양육비, 이혼수당」도 동근어이다.

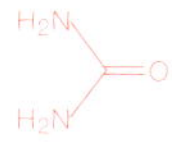
요소

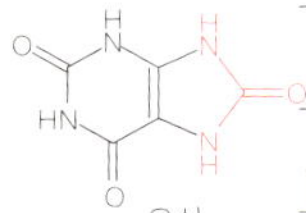
요산
(빨간색은 요소와의 공통부분)

- **urinary system 비뇨계통(泌尿系統)** 그리스어 οὐρέω 우-레오-「소변을 내보내다」, 또는 οὖρον 우-론「소변」에서 유래. ureter「요관」, urethra「요도」, urine「소변」, uremia「요독증」 나아가서는 urea「요소」, uric acid「요산」, urea resin「요소수지」가 파생됐다.
- **reproductive system, genital system 생식계통(生殖系統)** re-「다시」+ produce「생산하다」의 합성어로, 「재생산, 생식」의 뜻. genital은 「생식의」, 명사 genitalia는 「생식기, 성기」를 의미한다(= genital organs).
- **endocrine system 내분비계통(內分泌系統)** endo-「속에」+그리스어 κρίνω 크리노-「나누다, 구별하다」의 합성어.⇒p.117의 맨위 코멘트 참조.

호흡계통과 에스프리, 기한마감과 증류주

SPIRITUS「호흡」

respiratory system「호흡계통」의 respiratory는 라틴어 re-「다시, 반복해서」 + spiritus「호흡」에서 유래. 이 spiritus로부터 영어 spirit「호흡, 정신, 영」이 파생됐다. 영어로 spirit이라고 하면 「원기, 활력」을 뜻하는 데 반해, 프랑스어 esprit는 「세련됨, 기지」의 뜻인 것이 흥미롭다. 복수형은 「술의 진수, 주정」 즉, 「증류주(spirits)」가 됐다. 또한 spiritus로부터 여러 가지 단어가 파생되었다.

- in-「속에」 … inspiration은 라틴어 「숨을 들이쉬다」에서 「들숨」이 됐다. 일반 영어에서는 「영감」이라는 뜻.
- ex-「밖에」 … expiration「날숨」은 일반 영어에서는 「(약속·기간의) 종료, 기한마감」이라는 뜻.
- per-「~을 통해서」 … perspiration「발한, 증발」. 원래는 「숨을 토하다」의 뜻이었으나 후에 의미가 변했다.
- con-「함께」 … 라틴어 「함께 같은 생각을 함」에서 con-spiration「음모, 공모」가 파생됐다.
- ad-「~에, ~를 향하여」(d는 사라짐) … aspiration「포부, 대망」.

B 가슴안, 배안

가슴안과 배안은 막으로 둘러싸여 있다. 이 막은 장기의 위치를 고정시키고 혈관 · 림프관 · 신경의 통로를 제공해 준다. 또한 이 막은 장기의 벽에 구멍이 났을 때 내용물이 배안이나 가슴안 전체로 퍼지지 않게 즉, 염증이나 감염을 좁은 범위 안에 국한시키는 역할도 한다.

B-1 흉강 **가슴안** 가로막 위쪽의 체강. 가슴벽으로 둘러싸여 있다.

B-2 횡격막 **가로막** 가슴안과 배안은 가로막에 의해 구분된다.

B-3 복강 **배안** 가로막 아래쪽의 체강. 배벽으로 둘러싸여 있다.

B-4 골반강 **골반안** 배안 중 골반(작은골반) 속에 위치한 부분.

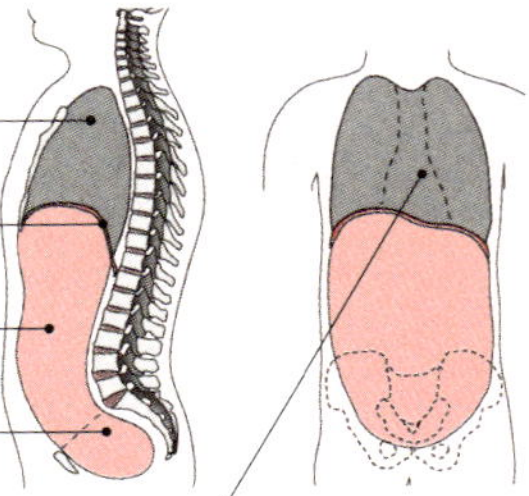

가슴안에는 심장, 허파, 식도, 기관지, 가슴대동맥 등의 "가슴속내장"이 들어 있다.

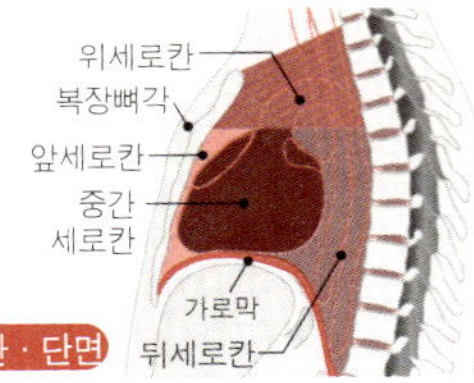

가슴세로칸 · 단면

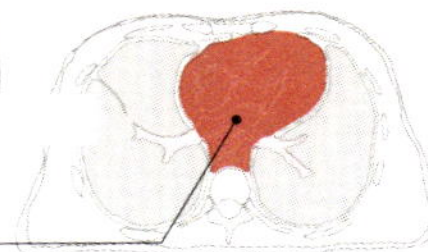

B-5 종격 **가슴세로칸** 좌우 가슴막 사이의 가슴안 중앙 부분.

B-6 흉막 **가슴막** 허파를 둘러싸는 2겹의 장막(허파쪽가슴막과 벽쪽가슴막). 이 2겹의 막은 허파문에서 접혀 서로 연결된다.

B-7 폐흉막 **허파쪽가슴막** (검은 선)

B-8 벽측흉막 **벽쪽가슴막** (빨간 선)

B-9 흉막강 **가슴막안** 벽쪽가슴막과 허파쪽가슴막 사이의 공간. 음압이 형성되어 있다.

B-10 흉벽 **가슴벽** 뼈 · 근육 · 근막 · 피부 · 신경 · 혈관으로 구성. 가슴벽의 골격은 "가슴우리(흉곽)".

가슴안의 단면 · 모식도

T7 높이의 수평단면. 아래에서 본 모습.

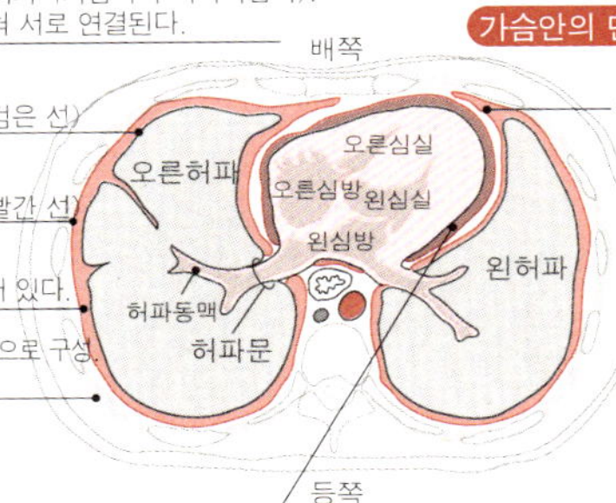

B-11 심막 **심장막** 벽쪽층과 내장쪽층으로 구성된다. 더 자세한 내용은 p.13 참조.

B-12 심막횡동 **가로심장막굴** 대동맥 · 허파동맥과 심방 사이의 좁은 틈. (자주색 부분)

B-13 심막사동 **빗심장막굴** 심장막안에서 좌우 허파정맥과 아래대정맥 사이의 주머니 같은 부분. (빨간 부분)

심장막안

심장을 제거한 상태.

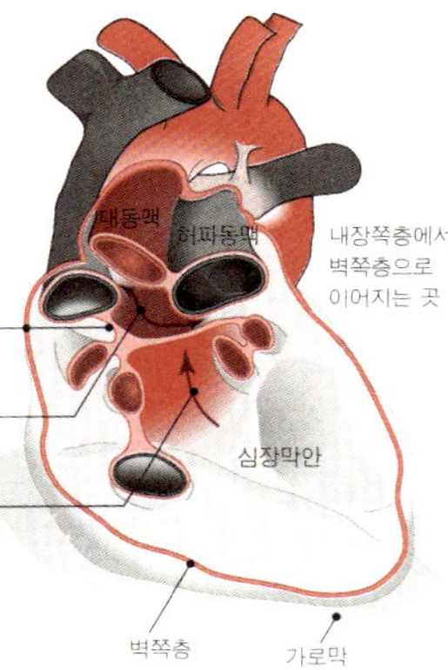

B-14 **복막** 내장을 둘러싸는 2겹의 장막. 이 2겹의 막은 폐쇄된 주머니를 형성하며, 그 속에 미량의 장액이 들어 있다.

B-15 장측복막 **내장쪽복막** 내장쪽층이라고도 한다.

B-16 벽측복막 **벽쪽복막** 벽쪽층이라고도 한다.

B-17 복막강 **복막안** 속에 미량의 장액이 들어 있다. 배안과 혼동해서는 안 된다.

B-18 복벽 **배벽** 뼈 · 근육 · 근막 · 피부 등으로 구성. 정식 해부학용어는 아니다.

B-19 간신함요 **간콩팥오목** 바로누운자세에서 가장 낮은 부위이기 때문에 복수가 고이기 쉽다.

B-20 복막후극 **복막뒤공간** 벽쪽복막과 뒤배벽 사이의 공간.

B-21 후복막기관 **복막뒤기관** 복막뒤공간(복막 바깥)에 위치한 기관.

B-22 위비간막 **위지라인대** 위와 지라 사이를 연결하는 2겹의 복막.

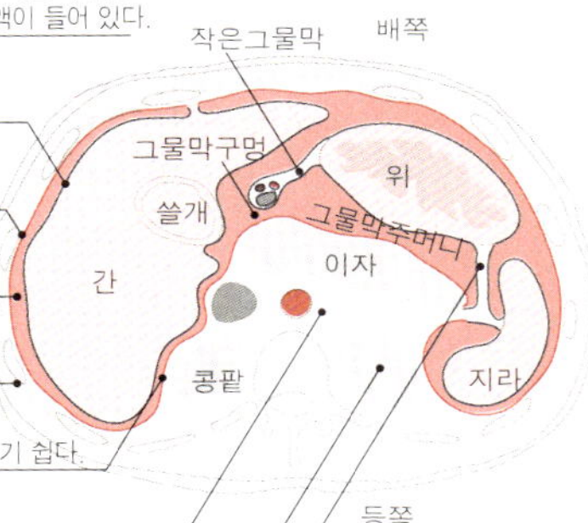

배안의 단면 · 모식도

아래에서 본 수평단면(L1 근처). 실제 복막안은 이렇게 넓지 않다.

복막뒤기관은 몇 종류로 구분된다.

- **일차복막뒤기관** 원래부터 복막안 바깥에서 발생한 기관. 콩팥, 부신.
- **이차복막뒤기관** 복막안에서 발생하지만 발생 과정 중 복막안 바깥으로 이동하는 기관. 이자, 샘창자.
- **반복막속기관** 일부분만 복막으로 둘러싸인 기관. 간, 오름잘록창자, 내림잘록창자, 방광, 자궁.

오름 · 내림잘록창자는 벽쪽복막이 뒤배벽의 근막과 융합되어 복막 바깥에 위치하게 된다.

내장을 담고 있는 공간은 「장막안」과 「결합조직안」의 두 가지로 구분된다. 「장막안」에는 가슴막안, 심장막안, 복막안이 있는데, 이 공간들은 장막이라고 하는 미끌미끌한 막으로 둘러싸여 있다(장막은 장액이라는 일종의 윤활액을 소량 분비한다). 장막은 허파, 심장, 창자 등의 움직임이 많고 부피 변화가 큰 기관과 주위 구조 사이의 마찰을 줄여 준다.

배안을 열어보면, 큰그물막이 작은창자를 덮고 있다(오른쪽 위의 그림). 이것을 위로 젖히면 작은창자와 창자간막이 관찰된다. 창자간막은 비칠 정도로 얇지만 꽤 튼튼하다. 창자는 이 창자간막에 의해 배벽에 매달려 있어서, 어느 정도 움직일 수 있다(오른쪽 가운데 그림은, 작은창자를 오른쪽으로 젖힌 상태). 작은창자에 분포하는 위창자간막동・정맥, 신경, 림프관이 창자간막을 구성하는 2겹의 막 사이로 지나간다. 창자간막은 창자간막뿌리에 의해 뒤배벽에 붙어 있다(오른쪽 아래의 그림). 샘창자는 대부분이 뒤배벽에 고정되어 있다. 막의 위치와 모양은 발생 과정과 깊은 관련이 있다.

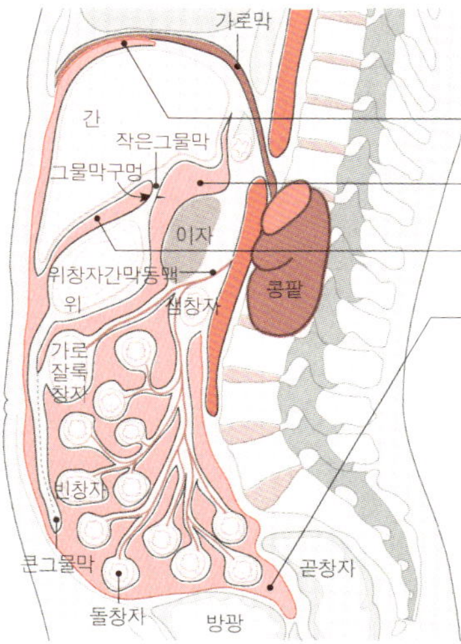

남성・시상단면

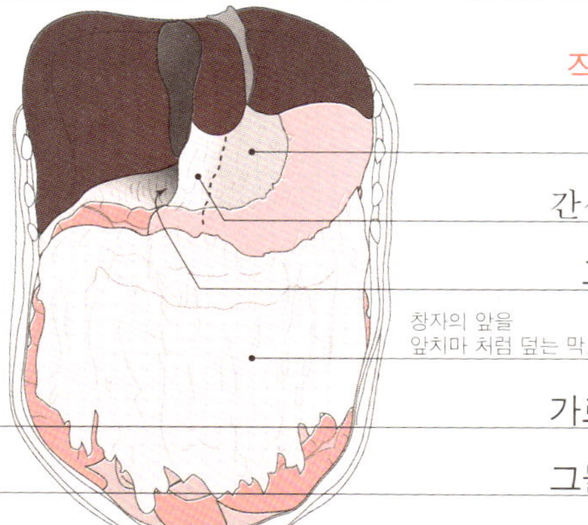

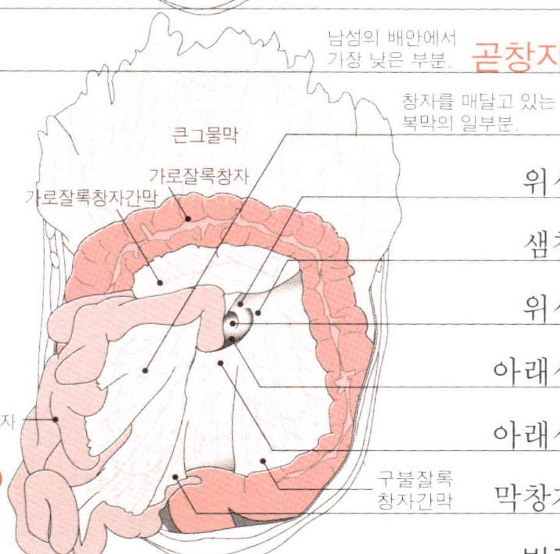

큰그물막을 젖혀 올린 모습

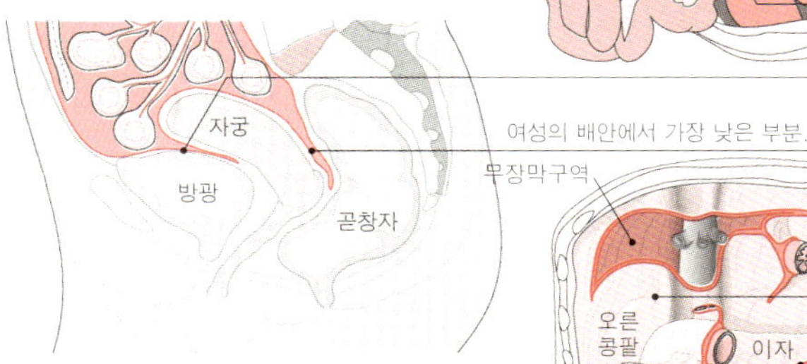

여성・시상단면

여성의 곧창자자궁오목, 남성의 곧창자방광오목은 바로선자세에서 배안의 가장 낮은 부분이기 때문에 복수, 혈액, 쓸개즙 등이 고이기 쉽다. 위・샘창자에 구멍이 뚫리거나 쓸개염・막창자꼬리염의 천공 시 이곳에 고름집이 생길 수 있는데, 이를 더글라스고름집(Douglas' abscess)이라고 부른다.

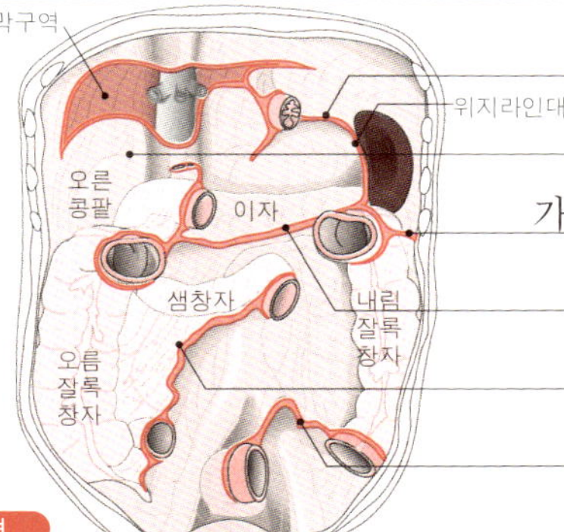

배안 장기를 제거한 후의 뒤배벽

- 소망 **작은그물막** B-23
- 간위간막 **간위인대** B-24
- 간십이지장간막 **간샘창자인대** B-25
- 망낭공 **그물막구멍** B-26
- 대망 **큰그물막** B-27
- 횡격하함요 **가로막밑오목** B-28
- 망낭 **그물막주머니** B-29
- 간하함요 **간밑오목** B-30
- 직장방광와 **곧창자방광오목** B-31
- 장간막 **창자간막** B-32
- 상십이지장주름 **위샘창자주름** B-33
- 십이지장방주름 **샘창자옆주름** B-34
- 상십이지장함요 **위샘창자오목** B-35
- 하십이지장함요 **아래샘창자오목** B-36
- 하십이지장주름 **아래샘창자주름** B-37
- 충수간막 **막창자꼬리간막** B-38
- 방광자궁와 **방광자궁오목** B-39
- 직장자궁와 **곧창자자궁오목** B-40
- 위횡격간막 **위가로막인대** B-41
- 간신함요 **간콩팥오목** B-42
- 횡격막결장인대 **가로막잘록창자인대** B-43
- 횡행결장간막 **가로잘록창자간막** B-44
- 장간막근 **창자간막뿌리** B-45
- S상결장간막 **구불잘록창자간막** B-46

B Thoracic Cavity, Abdominal Cavity

B-1 thoracic cavity

B-2 diaphragm

B-3 abdominal cavity•

B-4 pelvic cavity

형용사 diaphragmatic의 경우에는 g를 발음한다.

B-5 mediastinum

B-6 pleura•

B-7 visceral pleura / pulmonary ～

B-8 parietal pleura

B-9 pleural cavity

B-10 *thoracic wall*

chest wall이라고도 한다.

B-11 pericardium

B-12 *transverse pericardial sinus*

B-13 *oblique pericardial sinus*

B-14 peritoneum•

B-15 visceral peritoneum

B-16 parietal peritoneum

B-17 peritoneal cavity

B-18 *abdominal wall*

B-19 hepatorenal recess

B-20 retroperitoneal space ⇒p.10

B-21 retroperitoneal organs

B-22 *gastrosplenic ligament /gastrolienal ～*

•**abdominal cavity 배안(腹腔)** abdominal은 영어 abdomen의 형용사형. 원래 라틴어의 abdomen에서 파생됐다. 그 유래에 대해서는 여러 학설이 있지만, 그중 라틴어 동사 abdo「숨기다」에서 파생됐다는 설(즉, 뱃속에 숨겨진 것)이 일반적으로 널리 알려져 있다. cavity는 「빈 곳」의 뜻이지만, 그냥 cavity라고 하면 「충치에 의해 생긴 구멍」을 의미하기도 한다.

•**pleura 가슴막(胸膜)** 그리스어 πλευρά 플레우라-「갈비뼈」에서 유래. 가슴막은 옛날에는 늑막이라고도 했었다(이 용어가 오히려 그리스어의 뜻에 가까움). 지금도 「가슴막염」을 「늑막염」이라고 부르는 사람들이 많다. 아울러, 난초 중 매우 큰 속(1000종이 포함되어 있음)인 *Pleurothallis*(통칭 플레우로)는 「갈비뼈 같은 가지」라는 뜻. 실제로 *Pleurothallis* 중에는 갈비뼈 모양의 줄기를 가진 것들이 있다. 또한 느타리버섯속을 *Pleurotus*라고 하는 것도 버섯우산에 갈비뼈 같은 주름이 있기 때문.

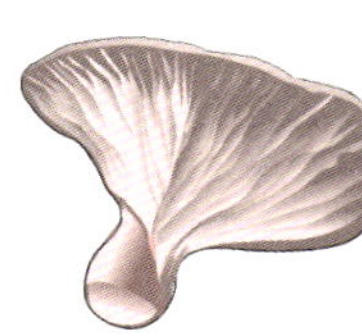

느타리버섯

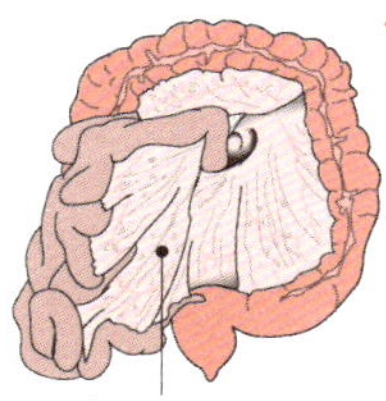

peritoneum 복막

•**peritoneum 복막(腹膜)** 그리스어 περι- 페리「주위에」 + τείνω 테이노-「팽팽하게 하다」에서 유래. 복막은 배안에 있는 내장 주위를 둘러싸는 팽팽한 막. 그리스어 테이노의 파생어에는 영어 tone「음색」(현을 당기는 데서 유래), tention「장력, 긴장」, tendon「힘줄」 등이 있다.

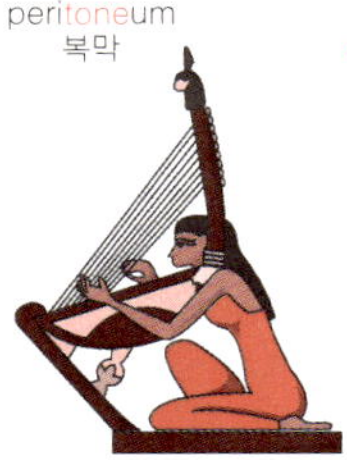

현을 당겨 tone을 낸다

•**lesser omentum 작은그물막(小網), greater omentum 큰그물막(大網)** 라틴어 omentum 오-멘툼「지방, 내장」에서 유래. 서기 1세기 고대 로마의 의사 켈수스가 내장을 덮는 지방조직막을 지칭한 것. 유래에 대해서는 abd<u>omentum</u>「배」의 생략형이라는 설과, operimentum「덮개」가 변화한 것이라는 설이 있다.

•**epiploic foramen, omental foramen 그물막구멍(網嚢孔)** 덴마크에서 태어나 파리에서 활동했던 해부학자 Jacques Benigne Winslow (1669-1760)가 최초로 기술했다. 그는 조직적이고 철저한 연구를 통해 다른 어떤 사람보다도 많은 해부학 구조들을 발견해냈다. 그물막구멍은 후에 그의 이름을 따서 Windlow foramen이라고도 불리기도 했다. epiploic은 히포크라테스가 「큰그물막」을 지칭하기 위해 사용한 그리스어 ἐπίπλοον 에피플로온에서 유래. 이 단어는 ἐπι 에피「위에」 + πλέω 플레오-「뜨다」→ 동사 ἐπιπλέω에피플레오 「～의 위에 뜨다, 항해하다」의 명사형. 큰그물막을 배안의 내장 「위에 떠 있는」 선박에 비유한 것. 영어 float「뜨다」도 관련어이다.

내장 위에 「떠 있는」 큰그물막

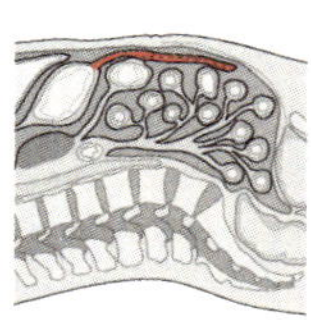

- **omental bursa, lesser sac 그물막주머니(網囊)** 라틴어 bursa「주머니」, 더욱 거슬러 올라가면 그리스어 βύρσα 부르사「포도주를 담는 가죽 주머니」에서 유래. lesser sac of peritoneum이라고도 한다. 참고로, 림프구의 일종인 B림프구(B lymphocyte, B cell)의 B는 조류의 bursa Fabricius「파브리시우스주머니(배설강 뒤에 있는 주머니 모양의 기관」의 머릿글자를 딴 것이다. 조류의 경우 골수에서 생산된 전구세포의 성숙 과정이 이곳에서 일어난다. 포유류의 경우에는 파브리시우스주머니가 없기 때문에 B림프구의 B는 bone marrow「골수」의 머릿글자에 해당한다.

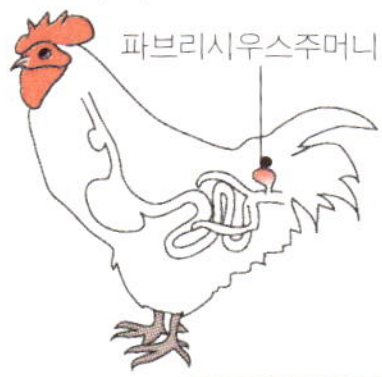

- **mesentery 창자간막(腸間膜)** 그리스어 접두사 μεσο- 메소「사이에」 + ἔντεον 엔테론「창자, 내장」에서 유래. mesentery를 「중간장관」이라고 해석해서는 안된다. (중간장관은 midgut). entero-는 「작은창자의」라는 의미로 빈번히 사용되고 있지만, 본래의 그리스어 엔테론은 내장 전체를 가리키는 단어였다. 때문에, entero-의 합성어도 작은창자에 국한되지 않고 더 넓은 의미를 갖는 경우가 많다(dysentery「이질」은 작은창자가 아니라 큰창자에 영향을 미침). 창자간막의 라틴어 mesenterium에 대응하는 영어는 mesentery이지만, 복막의 라틴어 peritoneum에 대응하는 영어는 peritony가 아닌 peritoneum.
- **retro-uterine pouch, Douglas'pouch 곧창자자궁오목(直腸子宮窩)** 이 부위는 막다른 골목 같은 곳이어서 cul-de-sac 쿨(칼)·디·삭(「막다른 길, 막힌 자루」의 뜻)이라고도 한다. 프랑스어식으로 발음하면 큐·드·삭(p.76 참조). 스코틀랜드의 산과의사·해부학자 James Douglas(1675-1742)는 영국 캐롤라인 여왕을 진료한 의사이기도 하다. 곧창자방광오목을 남성의 Douglas pouch라고 한 문헌도 있다.

인대(靭帶)와 간막(間膜)과 삭(索) LIGAMENT

보통 영어의 ligament는 인대, fold(또는 라틴어 plica)는 주름으로 번역하지만, 배안에 있어서만은 그렇게 단순하지가 않다.

- **ligament → 간막** 예 : falciform **ligament** = 낫인대(간겸상**간막**)
- **ligament → 인대** 예 : inguinal **ligament** = 샅고랑인대(서혜**인대**)
- **ligament → 삭** 예 : round **ligament** of liver = 간원인대(간원**삭**)

뼈와 뼈 사이를 잇는 결합조직은 대개 「인대」라고 번역하지만, 주름 모양의 융기 형태이면 「주름」, 어떤 구조 사이에 넓게 펼쳐져 있으면 「간막」, 끈 모양이면 「삭(索)」으로 번역하기도 한다. ligament는 라틴어 동사 ligo「붙잡아매다」에서 유래한 것이기 때문에, 「靭대」와 같은 강인(强靭)한 느낌은 별로 없다 (ligament의 관련어에 대해서는 「골단」p.90 참조).

lesser omentum * B-23
hepatogastric ligament B-24
hepatoduodenal ligament B-25
epiploic foramen/*omental* ~ * B-26
greater omentum * B-27
subphrenic recess B-28
omental bursa * B-29
subhepatic recess B-30
rectovesical pouch B-31
mesentery * B-32
superior duodenal fold B-33
paraduodenal fold B-34
superior duodenal recess B-35
inferior duodenal recess B-36
inferior duodenal fold B-37
meso-appendix B-38
vesico-uterine pouch B-39
Douglas(') pouch/*recto-uterine* ~ * B-40
gastrophrenic ligament B-41
hepatorenal ligament B-42
phrenicocolic ligament B-43
transverse mesocolon B-44
root of mesentery B-45
mesosigmoid B-46

복막뒤공간과 복고풍, 레트로바이러스와 역방향차단
RETRO-「뒤로, 반대 방향으로」

「복막뒤공간」이라고 번역하는 **retroperitoneal space**는 라틴어 retro-「뒤로, 뒤~」+ peritoneum 「복막」의 합성어. 해부학용어에서는 여러 부분의 「뒤」를 가리키는데 사용되고 있다. 예를 들면, retrobulbar「눈뒤~, 숨뇌 뒤~」, retroflexion「(자궁)뒤굽이」, retroflex fasciculus「고삐다리사이로」 등이 있다.

이 retro-는 「복고적인, 재유행의」라는 뜻으로 「레트로풍」이라는 말이 사용되는 것처럼, 시간적인 의미의 「이전의」 또는 순서·방향에 대해 「거슬러 올라간, 반대 방향의」라는 뜻도 있다.

「반대 방향의」라는 뜻의 단어로는 retrograde block「역방향차단」이 있다. 이것은 심방→심실의 정상 흐름에 대해 반대로 심실→심방으로 향하는 전도장애를 말한다. 또한 retrospect는 「회고, 추억」이란 뜻이지만, retrospective falsification이라고 하면 「회상조작증, 회상착오」(무의식 중에 자신의 욕구에 맞게 과거의 기억을 각색, 왜곡하는 것)를 의미한다.

참고로 retrovirus는 REverse-TRanscriptase containing Oncogenic virus「역전사효소를 가진 종양바이러스」의 줄임말. 절대로 오래된 복고풍 바이러스라는 뜻이 아니다. 바이러스의 RNA 유전자가 숙주 DNA에 끼어들어가, DNA→RNA의 보통 방향과는 「반대 방향」으로 전사된다는 의미도 있다. 사람에게 감염되는 retrovirus에는 HIV(AIDS의 병원체), HTLV(성인 T세포 백혈병의 병원체) 등이 있다.

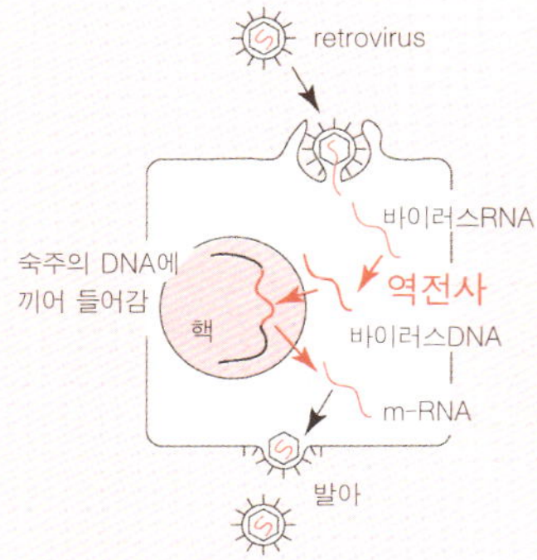

1970년의 역전사효소 발견은 통상적인 DNA→RNA의 정보 흐름에 역행하는 것인 데다가, 그때까지의 상식을 밑바닥부터 뒤집는 획기적인 사건이었다.

지소사(指小辭)에 대하여

지소사란 단어의 어미에 붙는 접미사의 일종으로, 「작다」는 뜻을 덧붙이는 것. 많은 지소사가 있지만 일반 영어에서는 다음과 같은 것들이 종종 눈에 띈다.

- **-let** islet「작은 섬」
- **-et** packet「소포」
- **-ling** duckling「오리 새끼」

의학용어에서는 라틴어의 지소사가 그대로 사용되는 경우가 매우 흔하다. 여기서는 빈번히 사용되는 지소사들을 소개해보도록 하겠다. 라틴어 지소사는 명사나 형용사와 마찬가지로 수·성별에 따라 어미가 변화한다.

〔라틴어 지소사〕

- **-ulus** (남성형)
- **-ulum** (중성형)
- **-ula** (여성형)
  - 토리 glomerulus
  - 안뜰 vestibulum
  - 피막 capsula

〔영어 지소사〕

- **-ule**

라틴어 지소사 -ulus, -ulum, -ula는 영어에서는 -ule이 된다.

⇒ 토리 glomerule
⇒ 안뜰 vestibule
⇒ 피막 capsule

- **-culus** (남성형)
- **-culum** (중성형)
- **-cula** (여성형)
  - 둥근주머니 sacculus
  - 잔기둥 trabecula

- **-cule**

-culus, -culum, -cula가 영어화한 것.

⇒ 둥근주머니 saccule
⇒ 잔기둥 trabecule

- **-cle**

-culus, -culum, -cula가 영어화한 뒤 간략하게 변한 것. 이에 해당하는 예는 매우 많다.

- 난포 follicle
- 귓바퀴 auricle
- 콩팥소체 renal corpuscle

— Chapter 2 —

순환계통
Circulatory System

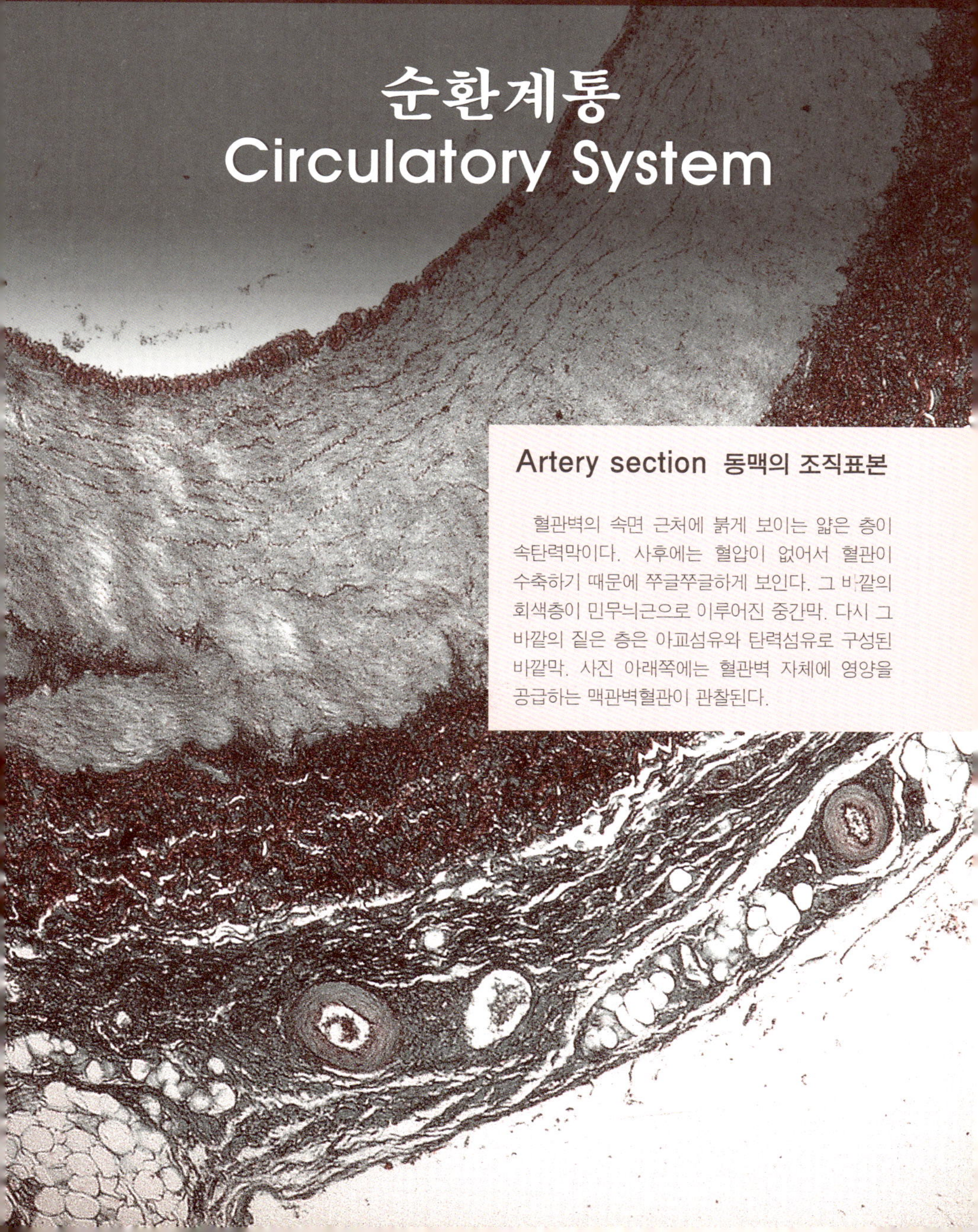

Artery section 동맥의 조직표본

혈관벽의 속면 근처에 붉게 보이는 얇은 층이 속탄력막이다. 사후에는 혈압이 없어서 혈관이 수축하기 때문에 쭈글쭈글하게 보인다. 그 바깥의 회색층이 민무늬근으로 이루어진 중간막. 다시 그 바깥의 짙은 층은 아교섬유와 탄력섬유로 구성된 바깥막. 사진 아래쪽에는 혈관벽 자체에 영양을 공급하는 맥관벽혈관이 관찰된다.

C 심장 〈외형〉

● 여기서는 동맥혈액이 흐르는 혈관을 빨간색, 정맥혈액이 흐르는 혈관을 회색으로 표시하였다.

심장은 왼쪽 아래를 향한 원뿔 모양이며, 무게는 약 250~300g.

c-1 **대동맥** 왼심실에서 온몸으로 혈액을 내보내는 동맥. 지름 1.5~2cm로, 심장에서 나오는 혈관 중 가장 굵다.

c-2 동맥관삭 **동맥관인대** 태아기 동맥관의 잔유물. 생후 1~2개월경 완전히 폐쇄된다.⇒p.128.

c-3 상대정맥 **위대정맥** 머리 · 가슴 · 팔의 혈액을 오른심방으로 운반하는 정맥.

c-4 폐동맥 **허파동맥** 동맥이지만 정맥혈액이 흐른다.

c-5 좌심이 **왼심방귀** 왼심방에서 앞쪽으로 돌출한 부분.

c-6 우심이 **오른심방귀** 오른심방에서 앞쪽으로 돌출한 부분.

c-7 **지방조직**

c-8 하대정맥 **아래대정맥** 다리 · 배의 혈액을 오른심방으로 운반하는 정맥. 지름 2~3cm로 인체에서 가장 굵은 정맥.

c-9 우폐동맥 **오른허파동맥**

c-10 좌폐동맥 **왼허파동맥**

c-11 좌폐정맥 **왼허파정맥**

c-12 우폐정맥 **오른허파정맥**

c-13 흉늑면 **복장갈비면 / 앞면**

c-14 폐면 **허파면** 허파에 접한 심장의 옆면. 왼허파면은 왼심실벽, 오른허파면은 오른심방벽 · 오른심실벽으로 구성된다.

c-15 **심장축** 심장의 장축. 심장바닥에서 심장꼭대기에 이르는 축.

c-16 **오른모서리** 복장갈비면과 가로막면의 경계.

c-17 횡격면 **가로막면 / 아래면** 가로막에 접하는 심장의 아래면.

c-18 심저 **심장바닥** 명칭은 「바닥」이지만, 심장의 위뒤쪽 부분을 말한다. 심장을 원뿔이라고 간주했을 때 밑면에 해당. 큰 혈관이 출입하는 부위.

c-19 관상구 **방실사이고랑** 심방과 심실의 경계를 이루는 고랑. 이 고랑을 따라 심장동맥과 심장정맥굴이 마치 고리처럼 심장을 둘러싸고 있다.

c-20 후실간구 **뒤심실사이고랑** 뒤면에서 오른심실과 왼심실의 경계를 이루는 고랑.

c-21 전실간구 **앞심실사이고랑** 앞면에서 오른심실과 왼심실의 경계를 이루는 고랑.

c-22 심첨 **심장꼭대기** 심장을 원뿔에 비유했을 때 꼭대기에 해당. 진찰 시 왼쪽 젖꼭지 바로 아래의 피부가 박동(주로 왼심실의 수축)하는 것을 볼 수 있는데, 이를 apex beat(심장꼭대기박동)라고 한다.

c-23 심첨절흔 **심장꼭대기패임** 심장꼭대기에서 앞심실사이고랑과 뒤심실사이고랑이 만나는 곳에 위치한 얕은 고랑.

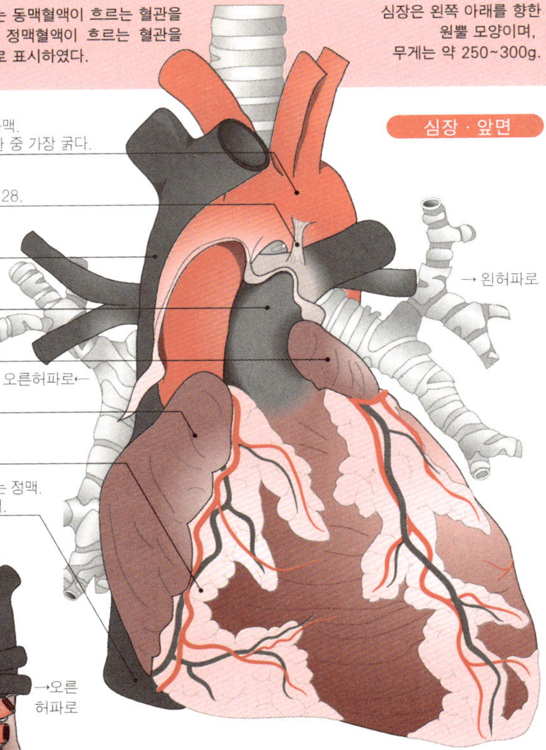

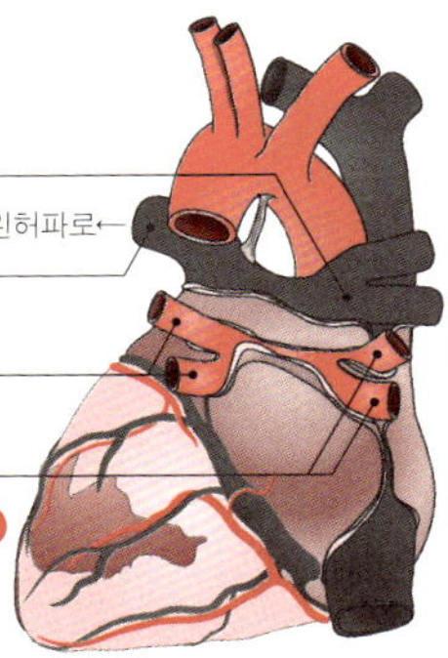

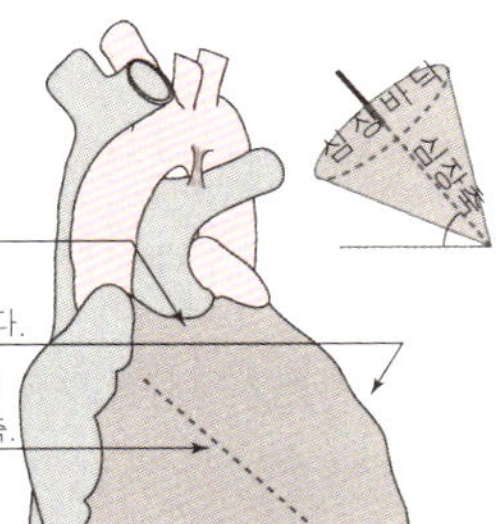

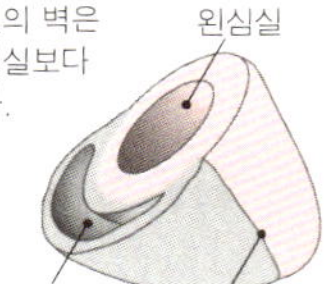

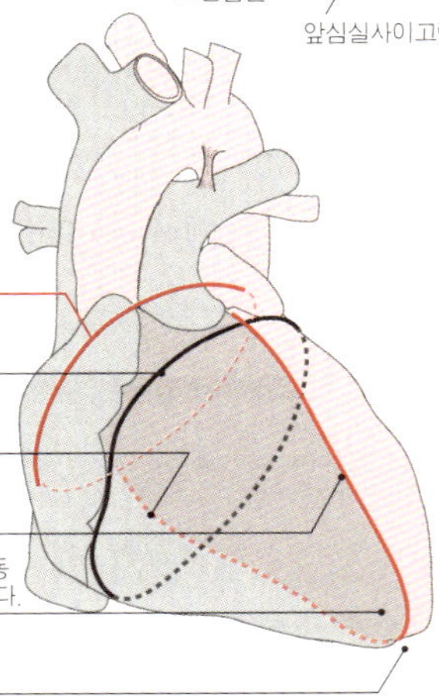

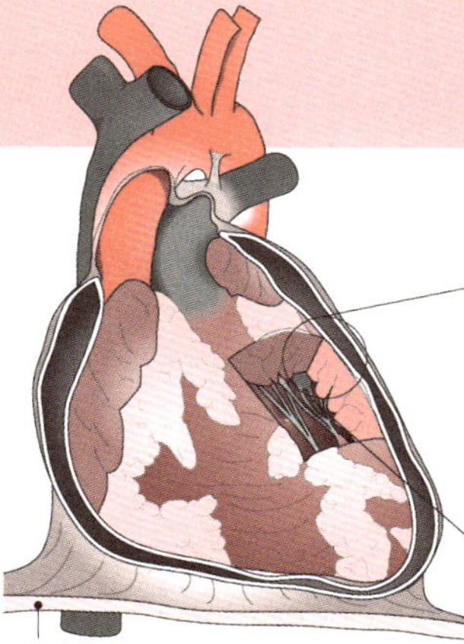

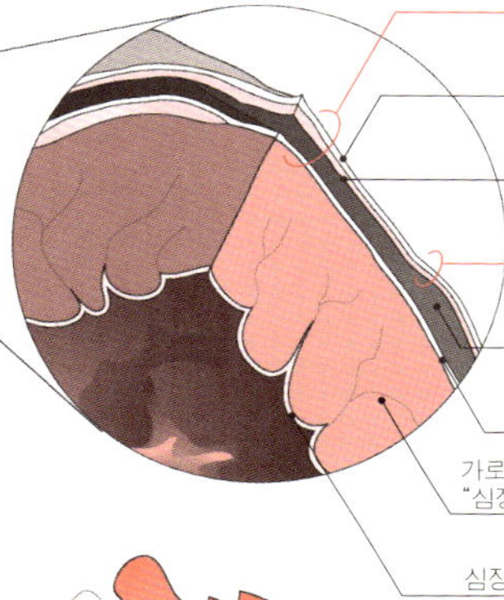

심장을 둘러싸는 막. 벽쪽층과 내장쪽층의 2겹으로 구성되어 있다. 심장막은 심장막안의 장액(심장막액) 덕분에 자유롭고 부드러운 움직임이 가능하다. (심막) **심장막** c-24

벽쪽층 바깥을 덮는 튼튼한 섬유조직막. (섬유성심막) **섬유심장막** c-25

미끌미끌한 장막. (장막성심막) **장막심장막** c-26

(벽측판) **벽쪽층** c-27

속에 소량의 점도 높은 "심장막액"이 들어 있다. (심막강) **심장막안** c-28

(심외막) **내장쪽층 / 심장바깥막** c-29

가로무늬근이지만 불수의근인 "심장근"으로 구성되어 있다. (심근층) **심장근육층** c-30

심장의 속면을 덮는 막. (심내막) **심장속막** c-31

심장막

내장쪽층은 심장바닥 근처에서 접혀 벽쪽층으로 이어진다.

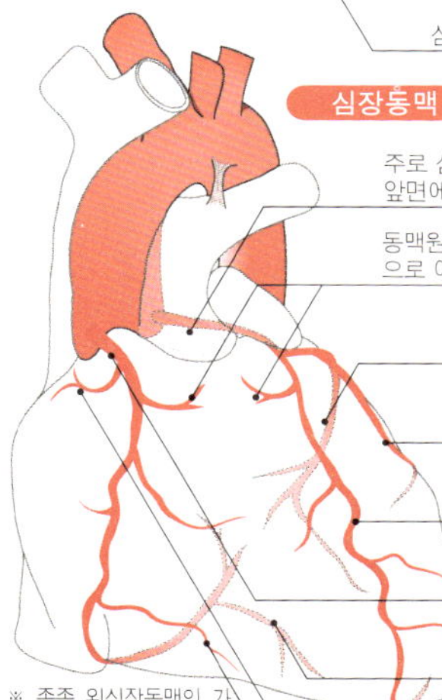

심장동맥

왼심장동맥과 오른심장동맥에서 분지한다.

주로 심장의 왼쪽 부분과 앞면에 혈액을 공급. (좌관상동맥) **왼심장동맥** c-32

동맥원뿔(오른심실에서 허파동맥으로 이어지는 이행부)에 분포. **동맥원뿔가지** c-33

왼심장동맥의 가지. 심장 뒤면으로 돌아간다. **휘돌이가지** c-34

왼모서리가지 c-35

앞심실사이고랑을 따라 뻗는다. **앞심실사이가지** c-36

주로 심장의 오른쪽 부분과 뒤면에 혈액을 공급. (우관상동맥) **오른심장동맥** c-37

뒤심실사이가지 c-38

굴심방결절에 분포하는 오른심장동맥의 가지. **굴심방결절가지** c-39

오른모서리가지 c-40

※ 종종 왼심장동맥의 가지가 반대쪽으로 넘어가서 굴심방결절에 분포하기도 하는데, 이것도 "굴심방결절가지"라고 부른다.

심장동맥의 혈류

심장동맥은 질량비를 기준으로 했을 때 다른 장기보다 많은 혈액 공급을 받고 있다(순환혈액량의 약 5%). 정상인의 경우, 운동을 할 때에는 평상시의 3~5배나 혈류가 증가한다.

심장동맥은 대동맥에서 일어나는 다른 가지와는 달리, 주로 심장의 이완기에 혈액이 흐른다. 수축기에는 심장근육층 자체가 수축 상태여서, 그곳을 통과하는 심장동맥의 가지도 압박을 받기 때문이다.

심장동맥 · 심장정맥

오른심방 · 왼심방을 제거한 상태

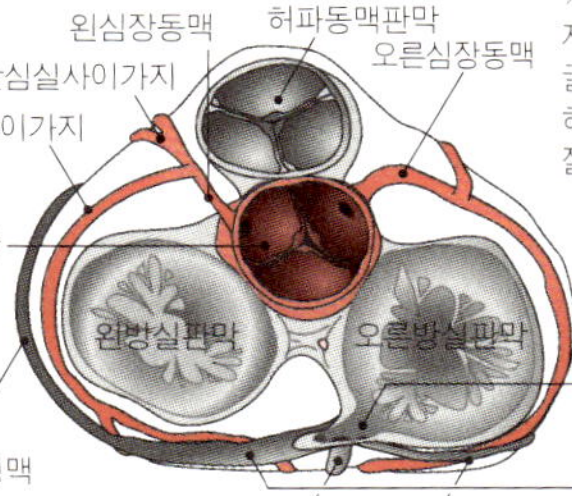

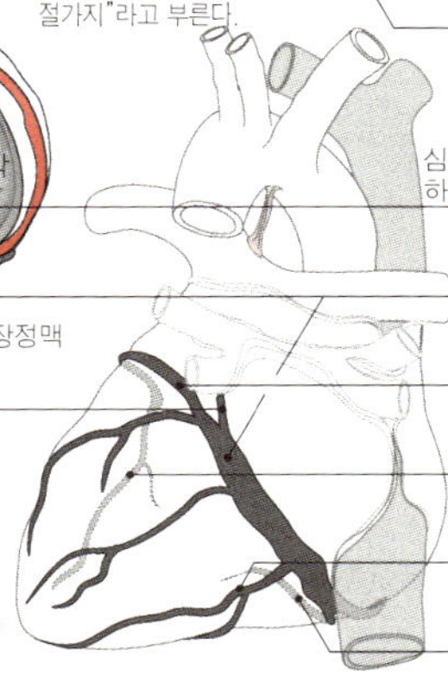

심장정맥은 아래대정맥으로 합류하지 않고, 오른심방으로 연결된다. **심장정맥굴구멍** c-41

모든 심장정맥은 이곳으로 합류한다. (관상정맥동) **심장정맥굴** c-42

앞심실사이고랑→방실사이고랑을 거쳐 심장정맥굴로 연결된다. **큰심장정맥** c-43

오른심실앞정맥 / 앞심장정맥 c-44

뒤심실사이고랑을 지난다. **중간심장정맥** c-45

작은심장정맥 c-46

왼심방빗정맥

발생 과정 중에 있었던 왼쪽 위대정맥의 잔유물. 위대정맥(오른쪽 위대정맥)에 비해 발달이 부진하다.

심장정맥 · 뒤면

C Heart<outer shape>

독일어로 심장은 Herz 헤르츠. 참고로 주파수의 단위 Hz(hertz)는 전자파의 송수신으로 유명한 독일의 물리학자 H. R. Hertz(1857-1894)의 이름을 따서 명명된 것이며, 심장의 박동에서 유래한 것은 아니다.

c-1 aorta•

c-2 *ligamentum arteriosum*•

c-3 superior vena cava•

c-4 pulmonary trunk

c-5 left auricle•

c-6 right auricle

c-7 *fatty tissue*

c-8 inferior vena cava

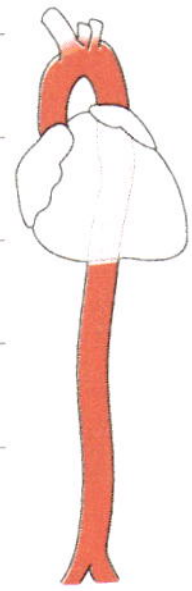

※ 위대정맥은 precava, 아래대정맥은 postcava라는 별칭이 있다.

c-9 right pulmonary artery

c-10 left pulmonary artery

c-11 left pulmonary vein

c-12 right pulmonary vein

c-13 *sternocostal ~ / anterior surface (of heart)*

c-14 *pulmonary surface (of heart)*

c-15 *axis (of heart)*

c-16 *right border (of heart)*

c-17 *diaphragmatic ~/ inferior surface (of heart)*

c-18 base of heart•

c-19 coronary sulcus

c-20 posterior interventricular sulcus

c-21 anterior interventricular sulcus

c-22 apex of heart•

c-23 *notch of cardiac apex*

•**aorta 대동맥(大動脈)** 한글용어에서는 동맥에 "대"자를 붙였을 뿐이지만, 영어 등에서는 artery「동맥」과는 전혀 다른 단어가 사용되고 있다. 그렇기 때문에 large artery disease(대동맥 이외의 비교적 큰 동맥의 질환)를 대동맥질환이라고 하지 않고 대형동맥질환이라고 번역한다. aorta는 그리스어 ἀορτή 아오르테-「대동맥」에 뿌리를 두고 있지만, 이 단어의 유래에 대해서는 다양한 설이 있다. ἀείρω 아에이로-(또는 아티카방언 αἴρω 아이로-)「들어 올리다」에서 유래했다는 설에 의하면, 대동맥이 마치 심장을 「들어 올리고」 있는 것처럼 보이는 것이 어원이라고 한다. 또, 아이로의 명사형 ἀορτήρ 아오르테-르「자루를 어깨에 걸쳐 메기 위한 끈」에서 유래했다는 설도 있는데, 이에 따르면 자루가 심장이고 끈이 대동맥에 해당한다.

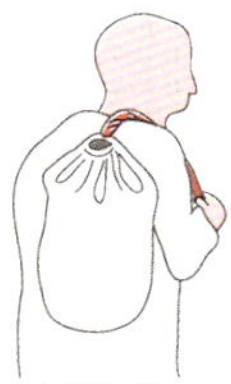

어깨에 메는 끈과 대동맥

•**ligamentum arteriosum 동맥관인대(動脈管索)** Leonardo Botallo(1530-1587)는 이탈리아에서 태어나 파리에서 활동한 의사. 동맥관인대 자체는 2세기에 갈레노스, 16세기에 베살리우스도 언급했으며 Botallo는 근대에 와서 이를 재발견한 것이다.

•**superior vena cava 위대정맥(上大靜脈), inferior vena cava 아래대정맥(下大靜脈)** 대동맥처럼 대정맥도 정맥(vein)과 전혀 다른 철자가 사용되고 있다. vena는 라틴어 vena「혈관, 수맥, 광맥」에서 유래. 정맥의 vein도 동근어. vena는 라틴어 동사 veho「운반하다」에서 유래. 영어 vehicle「탈것, 매개물」도 관련이 있다. cava는 라틴어 형용사 cavus「빈 공간의」의 여성형(영어 cave「동굴」도 파생어). 사후 해부해 보면 혈액이 없기 때문에 「텅빈 혈관」이라고 명명됐다는 설과 배안·가슴안의 장기를 제거했을 때 가장 눈에 띄는 「체강의 혈관」이라는 설이 있다.

•**left auricle 왼심방귀(左心耳)** 라틴어 auris「귀」+지소사 -culus. 단독으로 쓰인 auricle은 「귓바퀴」를 뜻한다. 심방귀는 마치 개의 「귀」처럼 보인다.

•**base of heart 심장바닥(心底)** base는 라틴어 basis「바닥, 기초」에서 유래. basis와 base는 수학에서는 삼각형의 밑변, 삼각뿔이나 원뿔의 밑면을 뜻한다. 심장을 원뿔에 비유한다면, 「심장바닥」은 원뿔의 밑면에 해당한다. 이와 같이, 기관에 있어서 「바닥」이 신체의 아래쪽에 있지 않은 용어는 이 책에도 가끔 등장한다.⇒ 자세한 내용은 「골단」p.60 참조.

•**apex of heart 심장꼭대기(心尖)** base of heart에 대응하여, 심장을 원뿔이라고 간주했을 때의 꼭대기 부위.

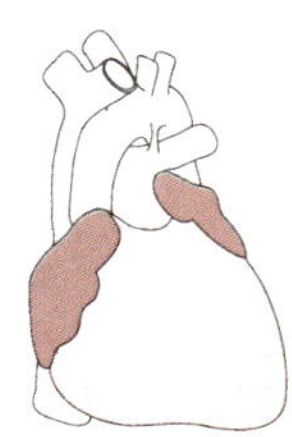

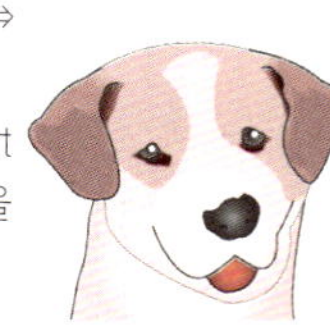

심방귀와 개의 귀

심장동맥이 막혀 발생하는 myocardial infarction「심근경색증」의 infarction은 라틴어 in「속에」+ farcio「끼워 넣다」로 「끼인 것, 경색」이라는 뜻. infarction 대신 infarct라고 쓰기도 한다. 참고로, farcio에서 파생된 영어 farce「익살스런 광대극」은 오라토리오(종교극)의 막간에 「끼워 넣은 것」처럼 공연했기 때문에 붙여진 이름이다.

•**coronary artery 심장동맥(冠狀動脈)** 라틴어 corona「관, 화관」에서 유래. 영어의 crown 「관, 치아머리」도 거슬러 올라가면 같은 기원. 심장동·정맥은 마치 심장을 둘러싼 관처럼 보인다. coronoid process 「갈고리돌기」의 coronoid(그리스어 코로네「까마귀」에서 유래)와 혼동하지 않도록 주의해야 한다.⇒「골단」 p.73 참조.

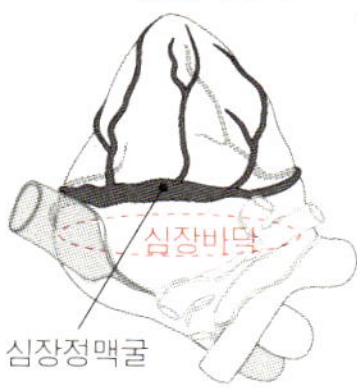

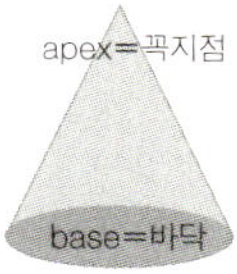

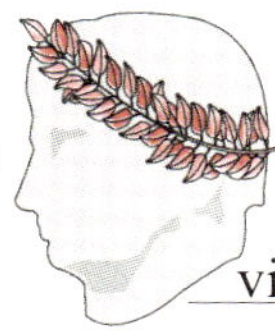

pericardium c-24

fibrous pericardium c-25

serous pericardium c-26

parietal layer c-27

pericardial cavity c-28

visceral layer / epicardium c-29

myocardium • c-30

endocardium • c-31

left coronary artery • c-32

conus branch c-33

circumflex branch c-34

left marginal artery c-35

anterior interventricular branch c-36

right coronary artery c-37

posterior interventricular branch c-38

sinu-atrial nodal branch c-39

right marginal branch c-40

opening of coronary sinus c-41

coronary sinus c-42

great cardiac vein c-43

anterior interventricular vein c-44

middle cardiac vein c-45

small cardiac vein c-46

하트와 레코드, 용기와 콩코드
CARDIA「심장」

심장을 뜻하는 그리스어 καρδία 카르디아「심장」에서 유래. 이로부터 많은 단어가 생겨났다. 예를 들면, 영어 cardiac 「심장의, 심장병의」, cardiogram「심장도」, cardiologist 「심장전문의」 등이 있다.

심장의 층과 막은 여기에 그리스어 접두사를 붙여서 명명됐다.

- περι- 「주위에」→ **pericardium 심장막**
- ἐπι- 「위에」→ **epicardium 심장바깥막**
- ἐνδο- 「속에」→ **endocardium 심장속막**
- μυο- 「근육의」→ **myocardium 심장근육층**

cardia는 인도유럽조어 *kerd-에서 유래. 영어의 heart도 〔k〕→〔h〕, 〔d〕→〔t〕와 같이 음운변화한 것. 라틴어 cor, 이탈리아어 cuore, 프랑스어 courage(영어 courage「용기」의 철자는 이 프랑스어의 영향), 스페인어 corazon 등에서는 원래의 인도유럽조어 자음이 미묘하게 변하거나 생략되어 있다. 심장의 박동은 감정의 변화에 따라 변하기 때문에 옛날부터 「감정이 자리잡고 있는 곳」은 심장이라고 생각했으며, 그 때문에 대부분의 언어에서 내장기관 「심장」을 뜻하는 단어는 「마음」이란 뜻도 담고 있다. 마음이라는 의미에서 record 「기록, 레코드」(사물이나 음악을 「다시 생각나게 하는」 것), accord「일치하다」(「상대방과 서로 마음을 함께한다」는 뜻), concord「협조」 등이 생겨났다. 참고로, 영국 회사들이 공동개발한 초음속여객기 콩코드(「협조, 조화」라는 뜻)의 철자는 concorde라는 프랑스어. 어미에 e를 붙일지 여부를 놓고 영국 회사간에 옥신각신했었다고 한다.

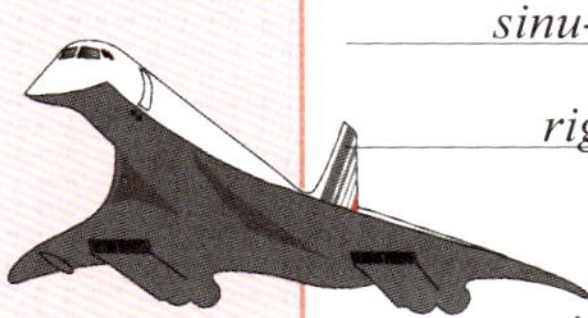
2003년 운행이 종료된 콩코드

D 심장 〈단면〉

여기서는 심장의 단면에 대해 공부해보자. 요즘에는 심장초음파검사나 도플러 심장초음파검사 등의 기술이 발달하여, 점점 심장의 입체구조를 파악하거나 단면을 이해하기가 쉬워지고 있다.

D-1 좌심방 **왼심방**

D-2 좌심실 **왼심실** 심장의 네 방 중 가장 강력한 펌프.

D-3 우심방 **오른심방** 속면이 매끄러운 부분(정맥굴 기원)과 빗살근육이 있는 오른심방귀로 구분.

D-4 우심실 **오른심실**

D-5 반월판 **반달판막** 허파동맥판막과 대동맥판막.

D-6 폐동맥판 **허파동맥판막**

D-7 삼첨판 **오른방실판막**

D-8 대동맥판 **대동맥판막**

D-9 승모판 **왼방실판막**

※ 네 판막 중 온몸에 혈액을 보내는 왼심실의 높은 압력을 받는 왼방실판막과 대동맥판막에 질환이 잘 생긴다.

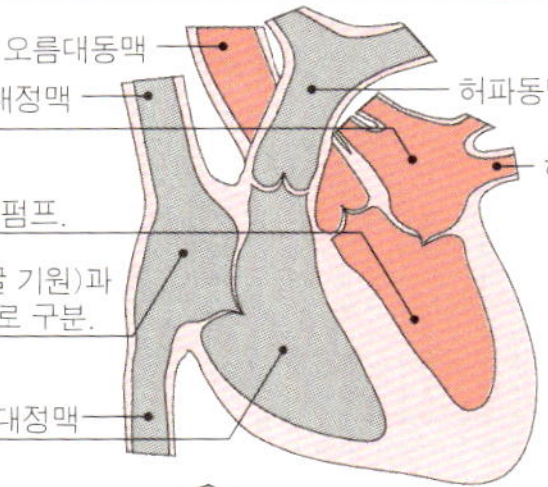

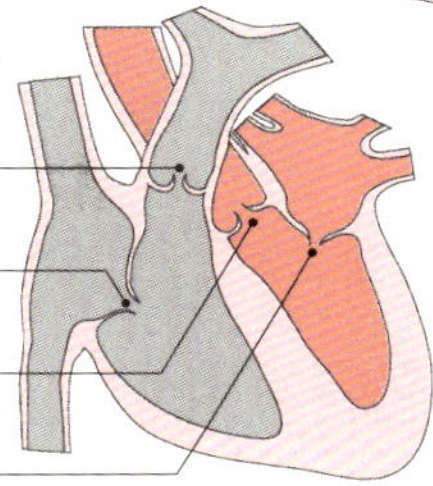

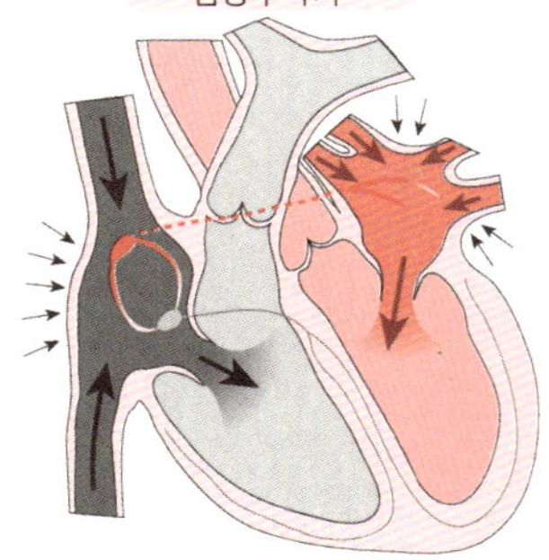

굴심방결절의 세포는 외부에서 자극을 받지 않아도 자율적인 흥분을 반복한다. 그러나 자율신경(교감신경 · 부교감신경)에 의해 심장의 박동수, 수축력, 자극전도계통의 전도속도가 조절된다.

D-10 **위대정맥구멍**

D-11 심방중격 **심방사이막**

D-12 난원와 **타원오목** 태아기 타원구멍의 잔유물

D-13 하대정맥구 **아래대정맥구멍**

D-14 방실중격 **방실사이막**

D-15 심실중격 **심실사이막**

D-16 **막부분**

D-17 **근육부분**

D-18 **분계능선** 오른심방 속면의 융기부. 오른심방 바깥면에는 분계고랑이 있다.

정맥굴에서 기원한 부분(속면이 매끄러움)과 오른심방 고유의 부분(속면에 빗살근육이 있음)과의 경계를 이룬다. 정맥굴에서 기원한 부분에 굴 심방결절이 있다.

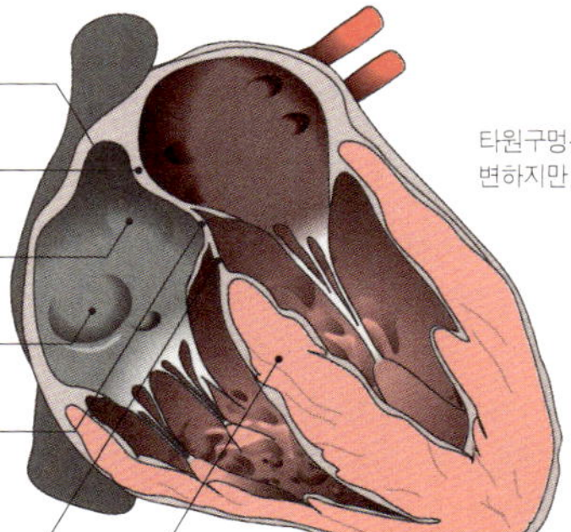

타원구멍은 생후 수 개월에서 1년 사이에 닫혀 "타원오목"으로 변하지만, 닫히지 않은 채 남아 있으면 심방사이막결손이 된다.

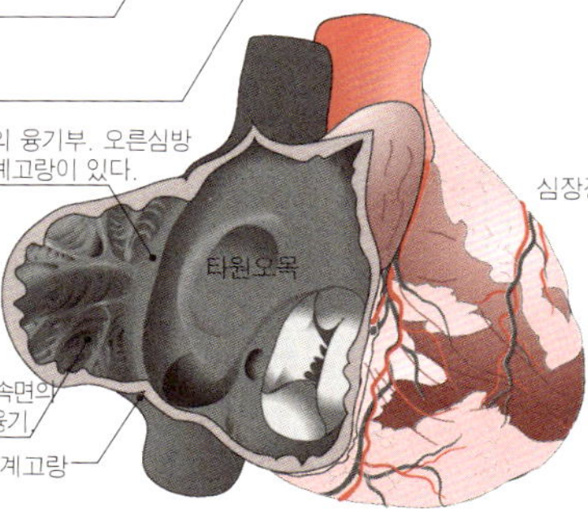

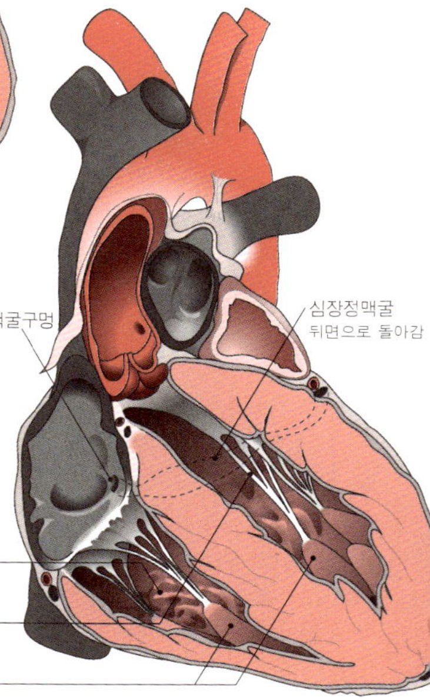

D-19 즐상근 **빗살근육** 왼 · 오른심방귀 속면의 빗살 모양 근육 융기.

D-20 육주 **근육기둥**

D-21 건삭 **힘줄끈** 오른방실판막과 왼방실판막의 첨판과 꼭지근을 연결하는 수많은 끈. 이것이 끊어지거나 늘어나면 방실판막이 제대로 닫히지 않게 된다.

D-22 유두근 **꼭지근** 심실벽 속면에 튀어나온 근육기둥으로, 오른방실판막과 왼방실판막이 심방 쪽으로 뒤집히는 것을 방지한다.

자극전도계통의 심장근은 자극의 전달이라는 특수한 기능을 하기 때문에 「특수 심장근」이라고 한다. 심장근의 사이원반을 통해 흥분이 쉽게 전달되기 때문에, 심방 전체 또는 심실 전체가 일시에 수축한다. 그러나 심방과 심실의 심근육섬유는 섬유고리 · 섬유삼각에 의해 격리되어 있어서, 흥분이 전달되지 않는다. 따라서 방실결절, 방실다발과 같은 흥분 전달을 위한 심장근이 필요한 것이다(방실다발은 오른섬유삼각을 관통한다).

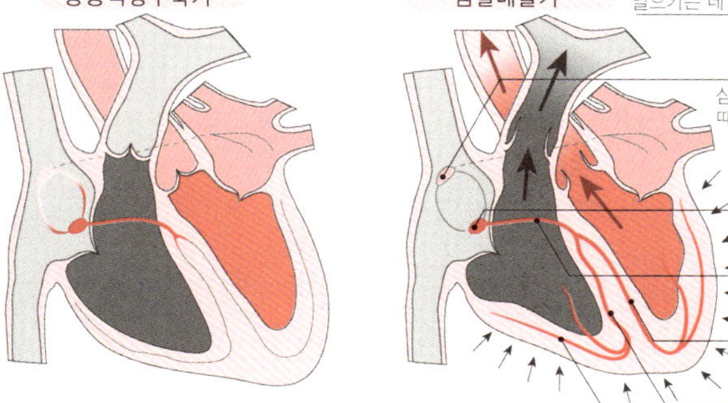

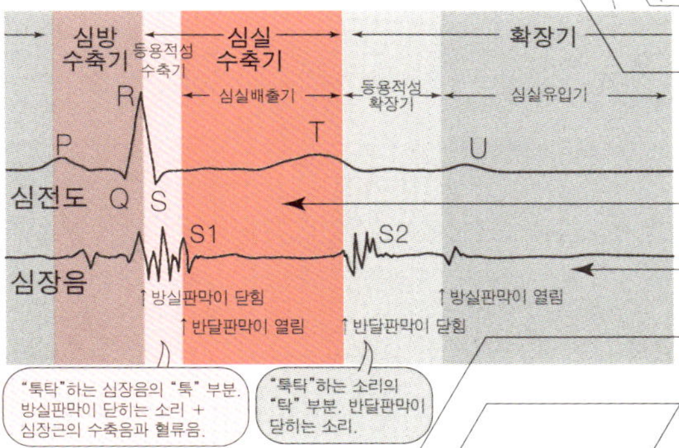

굴심방결절, 방실결절, 방실다발, 왼 · 오른갈래, 심장속막밑가지의 총칭. 심장 수축을 일으키는 데 있어서 매우 중요한 기능을 한다. **자극전도계통** D-23

동방결절
굴심방결절 D-24
심장의 수축은 이 굴심방결절에 의해 자율적으로 일어나기 때문에 이것을 pacemaker(박동조율기)라고도 부른다.

방실결절 D-25

방실속
방실다발 D-26

방실결절의 흥분은 방실다발을 거쳐 오른 · 왼갈래를 통해 심실에 전해진다.

좌각
왼갈래 D-27

우각
오른갈래 D-28

심장속막밑가지 D-29
오른 · 왼갈래의 흥분이 심실에 전해지면, 심실벽에 퍼져 있는 심장속막밑가지가 흥분하여 심실 근육 전체가 수축한다.

빨간 부분. 심방→심실 순으로 수축한다. 이 시기를 다시 다양한 방법으로 세분할 수 있다. **수축기** D-30

회색 부분. 근육이 이완되고 심실이 확장되어 혈액이 채워진다. **확장기 / 이완기** D-31

뒤첨판 D-32

앞첨판 D-33

사이막첨판 D-34

심장골격
심장뼈대 D-35
튼튼한 결합조직섬유로 이루어진 4개의 섬유고리와 오른 · 왼섬유삼각으로 구성되어 있다. 심장근이 여기에 부착된다.

오른섬유삼각 D-36

섬유고리 D-37

왼섬유삼각 D-38

반달판막결절 D-39

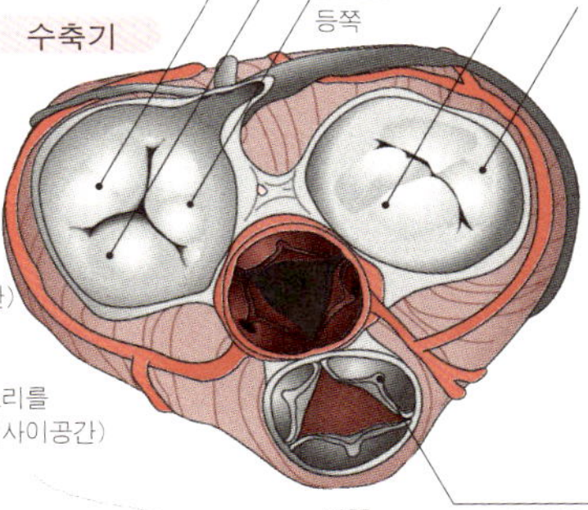

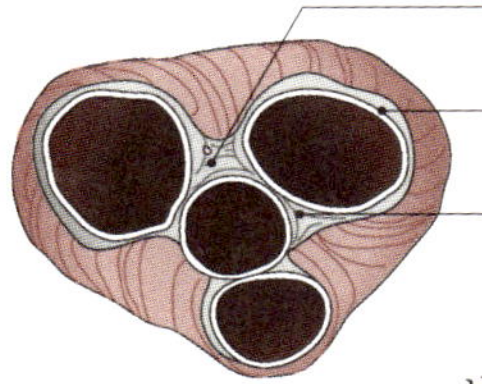

심장음의 청진부위
- ⓐ 대동맥판막구역 (오른둘째갈비사이공간)
- ⓟ 허파동맥판막구역 (왼둘째갈비사이공간)
- ⓣ 오른방실판막구역 (오른다섯째갈비사이공간)
- ⓜ 왼방실판막구역 (왼다섯째갈비사이공간)
- •Erb area…모든 판막의 소리를 들을 수 있는 곳(왼셋째갈비사이공간)

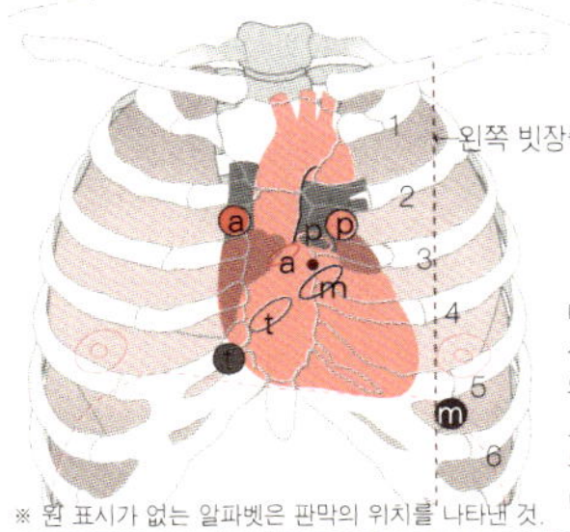

※ 원 표시가 없는 알파벳은 판막의 위치를 나타낸 것.

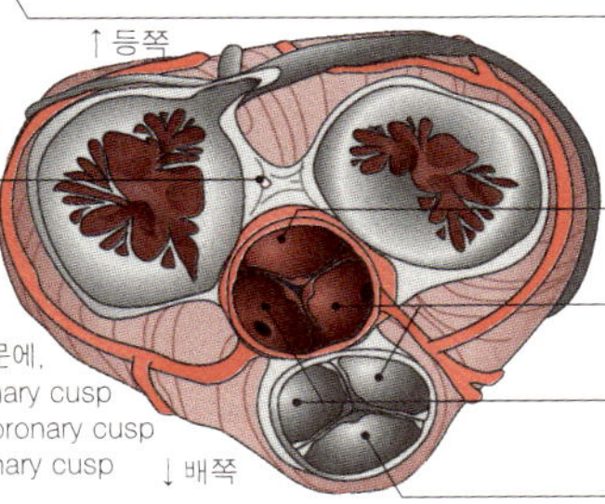

방실다발 맨눈으로는 보이지 않음.

대동맥판막 부위에서 심장동맥이 일어나기 때문에, 왼반달첨판 = left coronary cusp 오른반달첨판 = right coronary cusp 뒤반달첨판 = noncoronary cusp 이라고도 한다.

뒤반달첨판 D-40

왼반달첨판 D-41

오른반달첨판 D-42

앞반달첨판 D-43

D Heart <section>

옛날에는 cockle「새조개(심장 모양임)」이라는 단어가 심실 · 심방을 가리키는 의미로 사용됐었다. 지금도 cockles of the heart「본심」라는 표현이 남아 있다.

D-1 left atrium (복) atria

D-2 left ventricle*

D-3 right atrium

D-4 right ventricle

D-5 semilunar valve*

D-6 pulmonary valve

D-7 right atrioventricular valve / tricuspid valve*

D-8 aortic valve

D-9 left atrioventricular valve / mitral valve*

D-10 *opening of superior vena cava*

D-11 interatrial septum

D-12 oval fossa / fossa ovalis

D-13 *opening of inferior vena cava*

D-14 *atrioventricular septum*

D-15 interventricular septum

D-16 *membranous portion*

D-17 *muscular portion*

D-18 *crista terminalis*

※ terminal crest라고도 한다.

D-19 pectinate muscle*

D-20 trabeculae carneae (복수형)*

D-21 tendinous cord

D-22 papillary muscle*

◆**left ventricle 왼심실(左心室)** 라틴어의 venter「배」+지소사 -culus로서, 「작은 배, 작은 위」의 뜻. 나중에 변해서 「작은 공간」을 가리키는 단어가 됐다. ventricle은 lateral ventricle「가쪽뇌실」, terminal ventricle「종말뇌실」(척수 중심관 아래끝의 팽대부) 등에 사용되고 있다. 뇌나 심장에도 「작은 위」가 있다는 발상이 재미있다. 또한, ventral「배쪽의」, biventer「배가 두 개인」(두힘살근, 소뇌의 볼록소엽 등)도 venter의 관련어이다.

◆**semilunar valve 반달판막(半月瓣)** semi-는 라틴어로 「절반」을 뜻하는 접두사. 예를 들면, semimonthly는 「한 달에 두 번 발행되는 잡지」라는 뜻이 된다. luna는 하늘에 떠 있는 「달」을 의미한다(달력의 「월」은 라틴어로 mensis). valve는 라틴어 valva「문」에서 유래. 라틴어에서는 valvula semilunaris와 같이 valva에 지소사 -ula를 붙인다.

◆**right atrioventricular valve 오른방실판막, tricuspid valve 삼첨판막(三尖瓣)** 라틴어 접두사 tri-「3개의」+cuspis「첨단, 창(槍)」. tricuspid는 「삼교두의」(둘째, 셋째어금니에 있는 3개의 융기부〔도드리, 교두〕)라는 뜻이 되기도 한다. 이와 같이 해부학에서는 끝이 날카로운 것에 cuspid나 cusp(영어화한 것)이라는 단어를 사용한다.

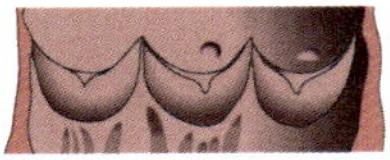

대동맥판막을 펼친 그림

반달판막의 반달은 lunula(luna「달」의 축소사)라고도 한다.

◆**pectinate muscle 빗살근육(櫛狀筋)** 라틴어 pecten「빗」에서 유래. 그 모양이 마치 빗(머리털을 빗을 때 쓰는 도구)처럼 보인다.

◆**trabeculae carneae 근육기둥(肉柱)** 라틴어 trabs「들보」에서 유래. 단수형은 trabecula carnea. trabecula 단독으로는 해면뼈의 「잔기둥」을 뜻한다.

◆**papillary muscle 꼭지근(乳頭筋)** 라틴어 papilla「젖꼭지」에서 유래.

◆**sinu-atrial node (SA node) 굴심방결절(洞房結節), Keith-Flack node** Sir Arthur Keith(1866-1955)는 스코틀랜드의 해부학자. 제자 Martin W. Flack(1882-1931)과의 공동연구를 통해 굴심방결절을 발견하고 이에 대해 최초로 기술했다. Keith는 고인류학자로 더 유명하다.

◆**atrioventricular node (AV node) 방실결절(房室結節), Tawara's node** 田原淳(타하라 스나오, 1873-1952)는 포유동물 심장의 자극전도계통을 발견한 사람. 독일 마르부르크대학에서 병리학 교수 L. Aschoff(1866-1942)의 지도를 받았다. 심장근의 절편을 심도있게 연구하여 심방→심실로 연결되는 특수한 심장근섬유를 발견했고, 1906년 출판한 「포유동물 심장의 자극전도계통 Das Reitzleitungssystem des Saugetierherzens」을 통해 이를 발표했다. 그래서 방실결절은 **Aschoff-Tawara node** 또는 Aschoff를 생략하고 **Tawara node**라고 부르기도 한다. 영어

심전도의 파형에 붙여져 있는 P, Q, R, S, T라는 알파벳에는 뭔가 의미가 있을 것 같아 보이지만, 사실 이 문자에는 특별한 의미가 없다고 한다. 네덜란드의 생리학자 Willem Einthoven(1860-1927)이 처음 심전도를 기록했을 때, 그때까지 수학에서 별로 사용되지 않던 문자를 순서대로 사용했다고 알려져 있다.

표기에서는 "Tawara node"이지만 발견의 이름은 「타하라」이다. 본인이 논문에 TAWARA라고 표기했기 때문이다.

◆**atrioventricular bundle 방실다발(房室束), His ~** Wilhelm His Jr (1863-1934)는 독일의 해부학자로, 1893년에 방실다발을 발견했다. 같은 이름의 His(1831-1904, 조직발생의 아버지)의 아들.

◆**systole 수축기(收縮期)** 그리스어 συστολή 슈스톨레-「수축」에서 유래. συν- 순「함께」+stole 스톨레-「보내다, 전해주다」. 대부분의 영어 단어에서는 어미의 e는 발음이 사라졌지만(silent "e"), 어미가 η 에타로 끝나는 그리스어에서 유래한 단어는 가끔 「이, 에이」로 발음하는 경우가 있다(예: agape「그리스도의 사랑」). 그러나 이 원칙에도 예외가 있어서, ἀπο- 아포「떨어져서」+stole 스톨레-「보내다, 전해주다」에서 생겨난 apostle「사도」는 그리스어에서 유래되었다는 의미가 희박해진 탓인지 "e"를 발음하지 않는다.

(impulse) conducting system D-23

※sinoatrial이라고도 함 sinu-atrial node• D-24

약어로 SA node.

약어로 AV node.

atrioventricular node• D-25

atrioventricular bundle• D-26

left bundle D-27

right bundle D-28

subendocardial branches / Purkinje fibers D-29

※ 영국식으로는 fibres

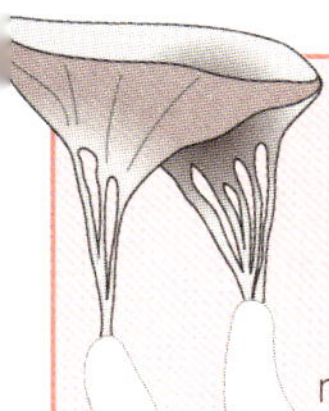

승모판

승모판과 승모근, 유사분열과 미토콘드리아

MITRA「모자, 띠」

mitral valve「왼방실판막, **승모판**」은 그리스어 μίτρα 미트라-「모자, 터번, 띠」에서 유래. 이 단어에서 라틴어 mitra「사교관」([미] miter / [영] mitre)이 생겨났다. 중세 초기에는 심플한 모자였던 것이, 시간이 지나면서 크고 높게 치솟은 2겹의 판막 모양으로 변했다. 승모판은 이 사교관에 비유하여 명명한 것. 후각에 관여하는 mitral cell「승모세포」에도 같은 단어가 사용되고 있다. 해면에서 솟아오른 산 중에서 세계 제일의 높이(1694m)를 자랑하는 뉴질랜드 남쪽의 Mitre peak도 「사교관」에서 따온 명칭이다.

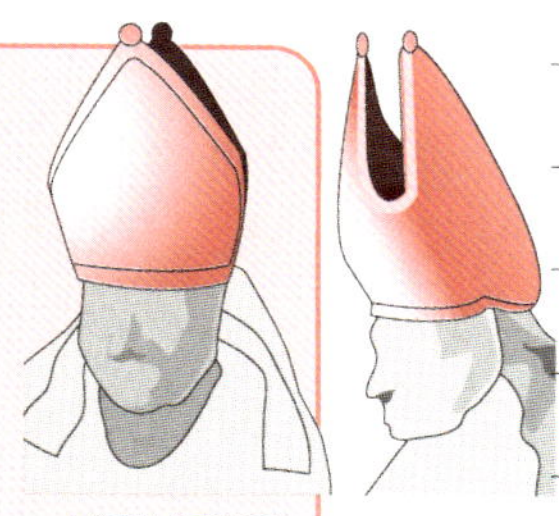

사교관(司敎冠)

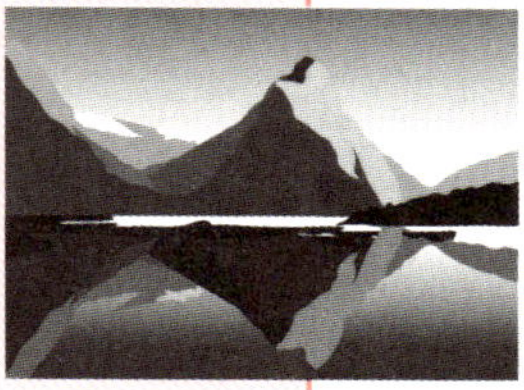

Mitre peak

미트라는 μίτος 미토스「실」과도 관련이 있으며(띠는 실로 짬), 실 모양으로 보이는 mitochondria(복수)「미토콘드리아, 사립체」(단수는 mitochondrion), mitosis「유사분열」도 관련어이다.

참고로, 「등세모근(승모근)」은 프란시스코회나 니코회 수도 복에 달린 후드 모양에서 유래한 것이므로, 글자는 같지만 전혀 다른 "승모"이다.

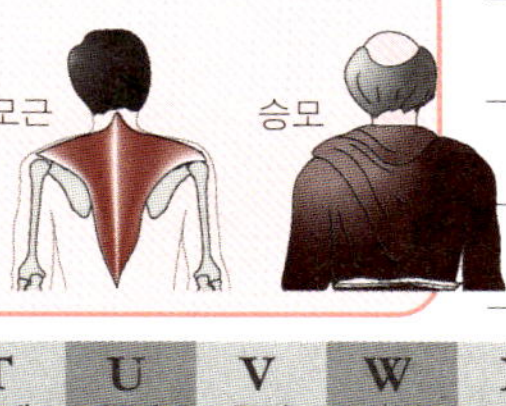

승모근 승모

systole• D-30

diastole D-31

posterior cusp D-32

anterior cusp D-33

septal cusp D-34

cardiac skeleton D-35

right fibrous trigone D-36

fibrous ring D-37

left fibrous trigone D-38

※ tri「3」+gonu「무릎, 각」→trigone「삼각」, pentagon「오각형」.

nodule of semilunar cusp D-39

오른/왼반달첨판을 left/right coronary cusp, 뒤반달첨판을 noncoronary cusp이라고도 함.

posterior semilunar cusp D-40

left semilunar cusp D-41

right semilunar cusp D-42

anterior semilunar cusp D-43

E 순환계통 〈개요 · 혈액개론〉

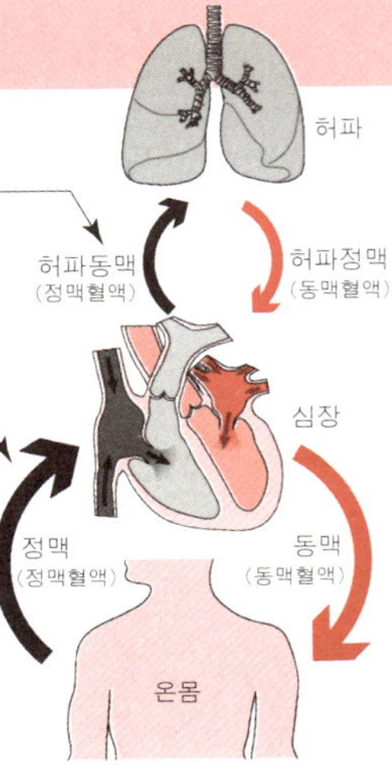

E-1 **허파순환** 허파에서 바깥 공기와의 기체교환을 하기 위한 순환.
오른심방→오른심실→허파동맥→허파→허파정맥→왼심방

E-2 **온몸순환** 온몸에 산소와 영양소를 운반하기 위한 순환.
왼심방→왼심실→대동맥→온몸→대정맥→오른심방

E-3 **동맥** 심장에서 뿜어져 나온 혈액이 흐르는 혈관.
대동맥, 허파동맥 등.

E-4 **정맥** 심장으로 되돌아가는 혈액이 흐르는 혈관. 대정맥, 허파정맥 등.

동맥혈액을 「산소분압이 높은 혈액」이라고 정의하고 있으므로, 「허파정맥에는 동맥혈액이 흐른다」고 할 수 있다.

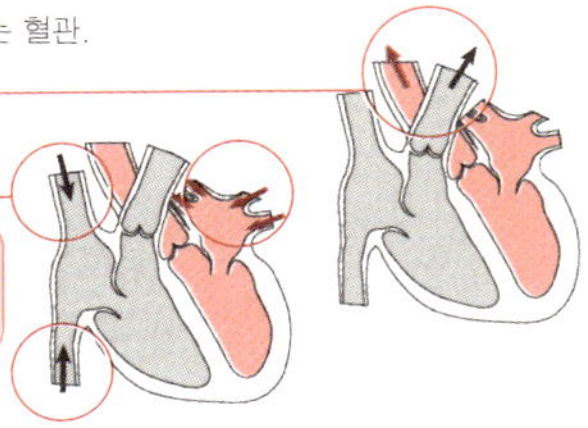

E-5 세동맥

E-6 동맥혈액 산소분압이 높은 혈액.
선홍색을 띤다.

E-7 **모세혈관**

E-8 정맥혈액 산소분압이 낮은 혈액.
암적색을 띤다.

E-9 세정맥

E-10 동정맥연결 모세혈관을 거치지 않고 동맥이 정맥으로 직접 연결되는 것.

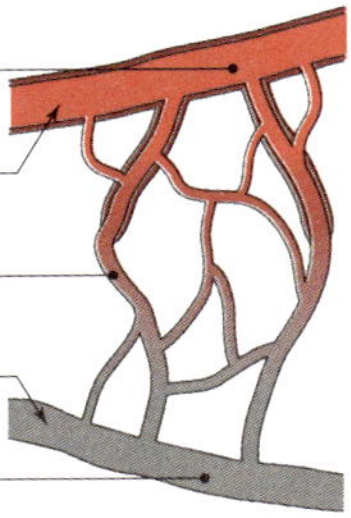

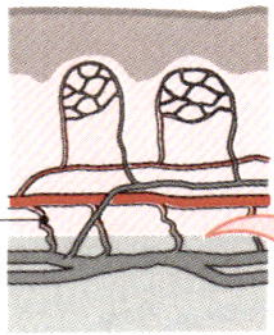

동맥과 정맥이 서로 연결되면 체세포와의 기체교환이나 영양공급이 안 돼 의미가 없을 것 같아 보이지만, 실제로 동정맥연결은 귓바퀴 · 입술 · 코 · 손(발)가락끝 등의 신체 말단에서 피부온도의 조절, 그리고 음경에서 발기에 관여하고 있다. 추울 때 신체 말단에서는 자율신경의 지배를 받는 동맥의 민무늬근이 수축하여, 그 부위의 혈류량을 조절한다. 예를 들면, 추울 때는 동정맥연결 주위의 민무늬근이 수축함으로써 더 많은 혈류가 모세혈관으로 흘러들어가 피부가 빨갛게 된다.

E-11 관내강 혈관이나 창자 같은 관상구조 속의 공간을 가리킨다.

E-12 **속막** (내막) 혈관은 크게 나누어 속막 · 중간막 · 바깥막으로 구성.
속막은 내피(바닥판 포함)와 속탄력막으로 이루어져 있다.

E-13 내피 / 내피세포

E-14 바닥판 (기저판) 바닥막이라고도 한다.

E-15 속탄력막

E-16 **중간막** (중막) 중간막은 근육층과 바깥탄력막으로 구성.

E-17 근육층 돌림 방향의 민무늬근육과 탄력섬유로 구성.
굵은 동맥에는 탄력섬유가 많다.

E-18 바깥탄력막

E-19 **바깥막** (외막) 세로 방향의 결합조직섬유로 구성.

E-20 **정맥판막** 정맥에는 혈액이 반대로 흐르는 것을 막기 위한 판막이 있다. 특히 다리의 정맥에 많다.

E-21 **맥관벽혈관** (자양혈관) 가느다란 혈관은 관내강을 흐르는 혈액에 의해 혈관벽의 세포에 영양공급 · 기체교환이 가능하지만, 굵은 혈관은 벽이 두꺼워서 이것이 불가능하다. 따라서, 혈관벽에 영양을 공급하기 위한 혈관이 바깥막에 분포한다.

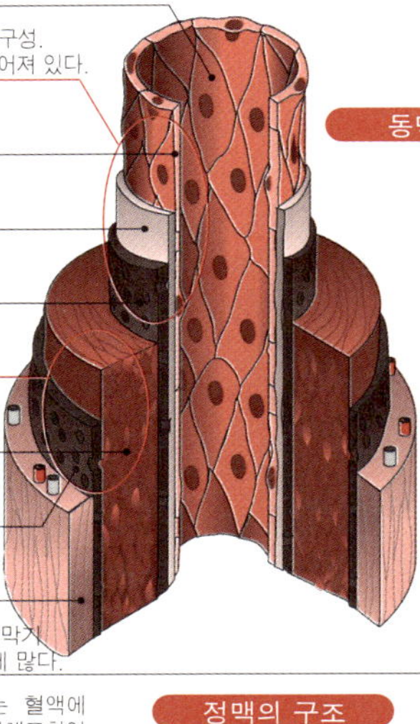

동맥의 구조

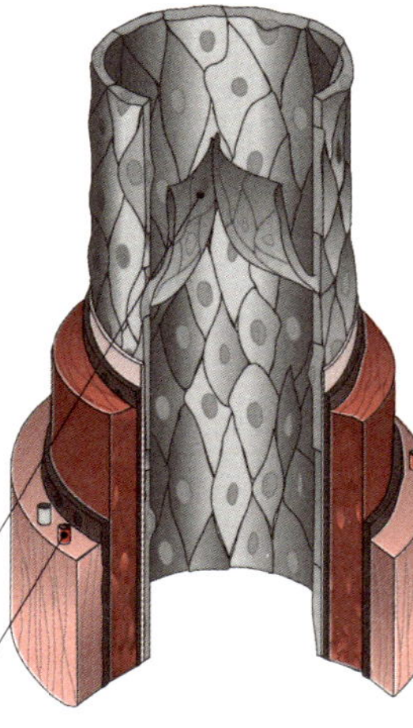

정맥의 구조

정맥은 동맥보다 혈압이 낮기 때문에 벽이 얇다.

큰 동맥은 중간막에 탄력섬유가 많아서 잘 늘어나는 특성이 있다(탄력형동맥이라고 부르기도 함). 대동맥에 혈액이 들어오면 탄력적으로 부피가 늘어나 혈압의 변화를 완충해 준다. 중간 크기의 동맥과 가느다란 동맥의 중간막에는 민무늬근이 많다(근육형 동맥. 말초혈류량을 조절하기 때문에 분배동맥이라고 부르기도 함). 정맥의 벽은 얇아서, 내부에 혈액이 적을 때에는 납작해진다. 따라서 혈류가 증가해도 정맥혈압은 별로 높아지지 않는다.

모세혈관의 구조

모세혈관의 벽은 주위의 세포와 기체교환·영양공급이 이루어질 수 있도록 매우 얇으며, 혈관의 지름도 10㎛ 정도로 가늘다. 민무늬근은 없다. 적혈구의 지름이 약 7㎛이므로, 가느다란 모세혈관을 지나가려면 적혈구가 휘어져야만 한다. 적혈구의 "양면이 오목한 원반 모양"은 이런 상황에 매우 적합하다.

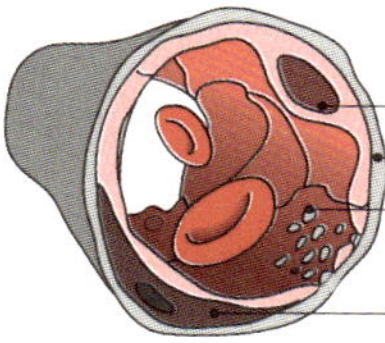

혈관·림프관의 벽이나 심장속막의 속층을 이루는 편평상피세포. **내피세포 E-22**

창이 있는 모세혈관을 창모세혈관이라고 한다(내분비샘, 창자융모, 토리 등에 분포). **창 E-23**

내피세포 바깥에 초승달 모양의 세포가 모세혈관을 감싸고 있다. **혈관주위세포 E-24**

혈액은 체중의 약 1/13~1/12 즉, 7~8%. "피는 물보다 진하다"는 속담처럼, 실제로 혈액의 비중은 약 1.05~1.06으로 물보다 조금 무거운 정도이다. pH 7.3~7.4 정도이므로 약 알칼리성이다. **혈액 E-25**

혈액응고가 서서히 진행되면서 적혈구가 가라앉은 경우 또는 혈액을 원심분리한 경우에 생기는 적혈구층 위의 얇은 하얀 층을 buffy coat「백혈구연층」라고 한다. 주로 백혈구와 혈소판으로 이루어져 있다. 참고로, buff는 들소나 소의 피부로 만든 황갈색의 부드러운 가죽을 뜻한다(buffalo와도 어원적으로 관련이 있음). coat는 「윗도리, 코트」 뿐 아니라 「층」이라는 의미도 있다.

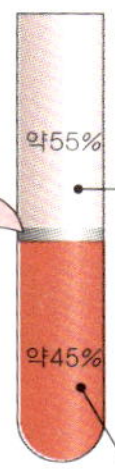

혈액에서 혈전을 제거한 뒤 남은 투명하고 노르스름한 액체. **혈청 E-26**

90% 이상이 물. 8~9%가 혈장단백질이고 당, 지질, 노폐물 등이 포함되어 있다. 그 밖에도 다양한 전해질이 녹아 있다. **혈장 E-27**

혈액 응고에 의해 생긴 젤리 같이 말랑말랑한 불용성 덩어리. 채혈한 혈액을 방치하면 저절로 응고하여 혈전이 생긴다. **혈전 E-28**

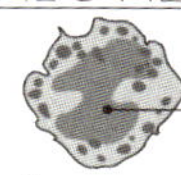

무색의 유핵세포. 적혈구는 한 종류뿐이지만, 백혈구는 여러 종류가 있다. **백혈구 E-29**

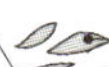

혈액의 응고에 관여. 골수의 거대핵세포에서 떨어져 나온 파편으로, 수명은 약 10일. **혈소판 E-30**

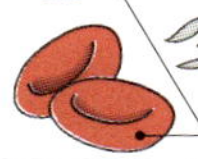

혈색소에 산소를 결합하여 운반한다. 골수에서 생성된다. 혈중 수명은 약 120일. 늙은 적혈구는 지라나 간에서 포식된다. **적혈구 E-31**

혈청과 혈장의 차이

혈청, 혈장 모두 혈액의 액체 성분이지만, 혈액응고가 일어나 응고인자가 소모된 것이 혈청이고 응고인자가 포함되어 있는 것은 혈장이라고 부른다. 혈액검사 시, 혈액에 항응고제를 첨가한 뒤 원심분리를 통해 세포성분을 제거함으로써 혈장을 분리해 낸다. 혈청의 경우에는, 응고 과정 중 혈소 판에서 칼륨, 젖산 및 각종 효소가 새어 나오고 포도당도 소모되어 버린다. 혈장은 분리하는 데 걸리는 시간이 짧아서 생체의 상태를 더 잘 반영하지만, 항응고제의 영향이 있을 수 있다. 따라서 혈청과 혈청은 검사목적에 따라 구분해서 사용되며, 혈장의 경우에는 적절한 항응고제 선택에도 주의를 기울이고 있다.

세포질에 수많은 과립이 있는 백혈구. 염료에 대한 반응에 따라 세 종류로 구분된다. **과립백혈구 E-32**

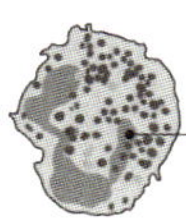

백혈구의 약 70%를 차지한다. 세균을 포식하여 파괴한다. **중성구 E-33**

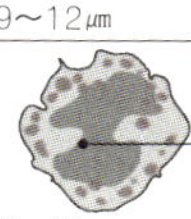

기생충에 대한 방어를 담당한다. 천식, 약물 과민반응 등의 알레르기반응에 관여한다. **호산구 E-34**

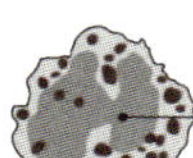

염기성 염료에 염색되는 과립을 가진 백혈구. 염증반응에 관여한다. **호염기구 E-35**

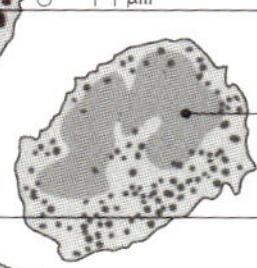

푸른색으로 짙게 염색되는 커다란 구형의 핵을 가진 백혈구. 큰포식세포의 전구세포. **단핵구 E-36**

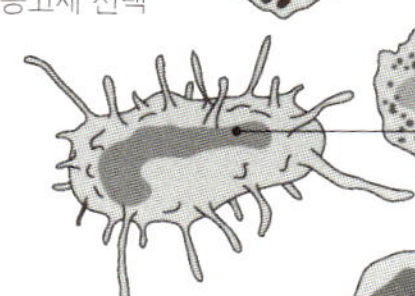

이물질을 포식하여 세포 안에서 분해한다. **큰포식세포 E-37**

골수에서 생성된 것을 B림프구, 가슴샘에서 생성된 것을 T림프구라고 한다. **림프구 E-38**

백혈구의 종류

백혈구는 형태, 기능, 기원에 따라 다양한 종류로 구분된다. 림프구에 속한 것들 중 일부를 나열하면 다음과 같다.

- 도움T림프구 면역반응을 촉진하는 세포. 항원제공세포의 자극을 받으면 interleukin 2를 분비하여 세포독성T림프구나 B림프구를 활성화시킨다.
- 억제T림프구 면역반응을 억제하는 세포. 적과의 전쟁 종료를 선언하여 지나친 면역반응이 일어나지 않게 한다.
- 세포독성T림프구 IgG가 결합한 표적세포 를 직접 파괴한다.
- 자연세포독성세포(NK세포) 세포독성T림프구와는 달리 바이러스에 감염된 세포나 종양세포를 항원특이성 없이 파괴한다.

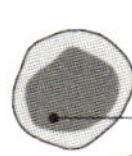

T세포라고도 한다. 골수에서 만들어진 미성숙 림프구 중 일부는 가슴샘에서 성숙과정을 거쳐 T림프구가 된다. **T림프구 E-39**

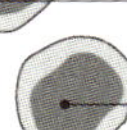

B세포라고도 한다. 형질세포로 분화한다. 일부는 기억B림프구가 된다. **B림프구 E-40**

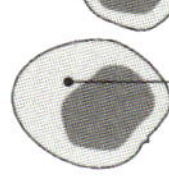

B림프구가 분화한 것으로, 면역글로불린(항체)을 대량 생산한다. **형질세포 E-41**

← 림프구와 단핵구처럼 과립이 없는 백혈구를 agranulocyte「무과립백혈구」라고 한다.
부정의 접두사↑

혈장단백질의 종류

혈액이나 조직액에 널리 분포. 혈장알부민은 혈액의 삼투압 조절, 지방산 운반에 관여한다. **알부민 E-42**

전기영동에 의해 (양극 쪽부터) $\alpha \cdot \beta \cdot \gamma$ 로 분류된다. 감마글로불린은 면역기능을 하므로 "면역글로불린"이라고도 부른다. **글로불린 E-43**

응고 과정에 관여하는 인자. I~XIII의 번호를 붙여 표시(VI은 결번). 혈우병은 제VIII인자 또는 제IX인자의 결핍이 원인. **응고인자 E-44**

E Circulatory System <overview>

E-1 pulmonary circulation

E-2 systemic circulation•

E-3 artery•

E-4 vein•

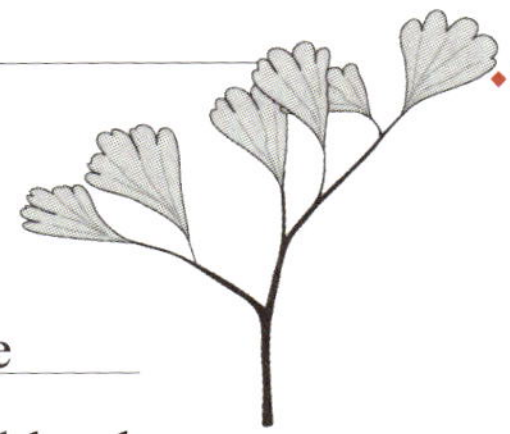

E-5 arteriole

E-6 arterial blood

Adiantum capillus-veneris

E-7 capillary•

E-8 venous blood

E-9 venule

E-10 arteriovenous anastomosis

E-11 lumen•

E-12 tunica intima•

E-13 endothelium / endothelial cell

E-14 *basal lamina*

E-15 internal elastic membrane

E-16 tunica media ※ 그냥 media 라고도 한다.

E-17 muscle layer

E-18 external elastic membrane

E-19 tunica adventitia• ※ 그냥 adventitia 라고도 한다.

E-20 venous valve

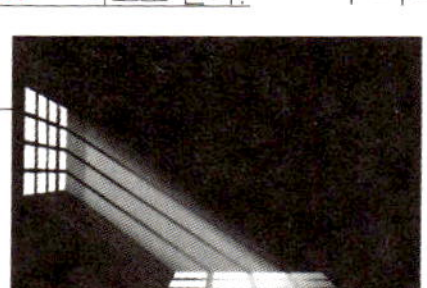

E-21 vasa vasorum•

◆**systemic circulation 온몸순환(體循環)** 순환을 의미하는 circulation은 라틴어 circulus「작은 원」(영어 circle「원」의 어원)에서 유래. 혈액은 마치 원을 그리듯이 순환한다. 한편, systemic은 system「체계, 조직」의 형용사이지만, 생리학과 병리학에서는 「온몸의」라는 뜻으로 쓰인다. systematic「체계적인, 조직적인」과 혼동하지 않기 위해 만들어진 단어이다.

◆**artery 동맥(動脈)** 그리스어 ἀρτηρία 아르테-리아-「동맥」이 프랑스어를 거쳐 영어 artery가 됐다. 아르테-리아-는 ἀείρω 아에이로-(또는 아티카방언 αἴρω 아이로-)「들어올리다, 운반하다」에서 유래했다는 견해가 널리 인정되고 있으나, ἀήρ 아에-르「공기」+ τηρέω 테-레오-「지키다, 보호하다」라는 설도 있다. 어느 쪽이건 간에 「공기의 도관, 기도」라는 의미. 시신의 동맥에는 혈액이 없고 정맥에만 혈액이 들어 있어서, 고대 그리스에서는 동맥을 통해 공기가 흐른다고 생각했었다(입→기관→허파→허파정맥→심장→동맥). 즉, 아르테리아는 기관과 동맥을 모두 뜻하며 기관을 ἀρτηρὶα τραχεῖα 아르테-리아-트라케이아「거칠거칠한 기도」(기관의 속면이 울퉁불퉁하기 때문), 동맥을 ἀρτηρὶα λεῖαι 아르테-리아- 레이아이「매끌매끌한 기도」라고 했었다. 기관은 아르테리아가 빠지고 「거칠다」라는 그리스어 형용사만 남아, 영어 trachea「기관」이 됐으며, 동맥은 레이아이「매끄럽다」가 빠지고 아르테리아에서 「기도」의 의미가 없어져 동맥을 뜻하게 됐다.

◆**vein 정맥(靜脈)** 라틴어 vena「혈관, 수맥, 광맥」에서 유래. vein의 "i"는 프랑스어를 거치는 동안 삽입된 것. **venous blood 「정맥혈액」**의 venous는 vein의 형용사형. 발음은 비너스이지만, 로마의 여신 Venus와는 관계 없다.

◆**capillary 모세혈관(毛細血管)** 라틴어 capillus「머리털, 털」, 더욱 거슬러 올라가면 그리스어 κεφαλή 케팔레-「머리」에서 유래. 참고로, 공작고사리의 일종인 *Adiantum capillus-veneris*는 검고 가는 줄기를 「비너스의 머리털」에 비유한 것. 줄기가 분지하는 모습이 모세혈관과도 약간 비슷하다.

◆**lumen 관내강(內腔)** 라틴어 lumen「빛」에서 유래. 빛을 의미하는 다른 라틴어 lux도 같은 어원. lumen에는 「창이나 구멍으로 들어오는 빛」이라는 뜻이 내포되어 있어서 「창」이라는 뜻도 된다. 얇은 조직절편을 현미경으로 관찰하면, 혈관 같은 관 모양 구조와 주머니 모양 구조의 내부 공간을 통해 빛이 투과하기 때문에 마치 「창」처럼 보인다. 오늘날, 룩스(lx)는 조도(照度)의 단위, 루멘(lm)은 광속의 단위로 사용되고 있다.

◆**tunica intima 속막(內膜)** 라틴어 tunica「피부, 가죽, 비단, 튜니카」는 원래 그리스어 χιτών 키톤-「옷」, 더 거슬러 올라가면 히브리어 כְּתֹנֶת 쿠토-네트「아마포(亞

「순환계통」이라고 번역하는 circulatory system은 심장+혈관+림프관 전체를 가리키는 용어이다. cardiovascular system「심장혈관계통」이라고도 한다. 그에 반해 혈관+림프관을 가리키는 용어는 vascular system「맥관계통」(이 용어가 심장까지 포함하는 뜻이 되기도 함). 혈관과 림프관을 다루는 학문은 angiology「맥관학」이라고 한다(p.134 참조).

麻布)」에서 유래(영어의 tunic도 파생어). 한편, intima는 라틴어 inter「안쪽의」의 최상급 여성형, 「가장 안쪽의」라는 뜻. 영어 intimate「친밀한」도 그 파생어이다.

- **vasa vasorum 맥관벽혈관(滋養血管)** 문자의 뜻 그대로 풀이하면 「맥관의 맥관」. 즉 혈관에 혈액을 공급하기 위한 혈관이라는 뜻. 정맥보다는 근육층이 두꺼운 동맥에 잘 발달되어 있다.
- **plasma 혈장(血漿)** 그리스어 πλάσμα 플라스마「만들어진 것, 성형된 것」에서 유래. plasma는 생물학에서 「원형질」, 물리학에서는 「플라스마」(고온고압에서 떨어져 나온 전자 무리)의 뜻으로 사용된다.
- **leucocyte 백혈구(白血球)** 그리스어 λευκός 레우코스「하얀」+κύτος 큐토스「빈 공간, 세포」에서 유래.
- **erythrocyte 적혈구(赤血球)** 그리스어 ἐρυθρός 에리트로스「빨간」+κύτος 큐토스「빈 공간, 세포」에서 유래.
- **coagulation factor 응고인자(凝固因子)** 라틴어 co-「함께」+ago「움직이다, 행하다」에서 유래. 이 coagulation은 열에 의한 「응고」와 화학반응에 의한 「응고」 양쪽 모두를 뜻한다.

endothelium / endothelial cell E-22

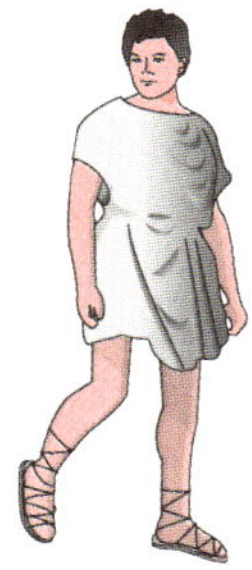

tunica 튜니카

window / fenestra E-23

pericyte E-24

blood E-25

serum E-26

plasma• E-27

(blood) clot E-28

leucocyte / white blood cell (WBC)• E-29

platelet E-30

erythrocyte / red blood cell (RBC)• E-31

granulocyte E-32

neutrophil E-33

eosinophil E-34

basophil E-35

monocyte E-36

macrophage E-37

lymphocyte E-38

T lymphocyte E-39

B lymphocyte E-40

plasma cell E-41

albumin E-42

globulin E-43

coagulation factor• E-44

바깥막과 모험, 벤처기업과 aventure
ADVENTUS「도래」

tunica adventitia「바깥막」은 adventus「도래, 강림」의 형용사에서 유래. 라틴어 접두사 ad-「~를 향해」+venio「오다」 즉, 「(밖에서) 이쪽으로 오다」에서 생겨났다. 바깥막의 결합조직은 혈관의 주요 구조라고 보기 어렵다고 생각했기 때문에, 일반적인 external 대신 adventitia가 사용된 것이다. 참고로, 이 단어의 형용사에서 adventitious「외래의, 외인성의」가 파생됐다. adventitious sound는 청진 시 본래의 건강한 호흡음 이외의 요인 때문에 들리는 「우발음」을 뜻한다.

또한, 생각지 않던 일이 외부에서 「우발적으로 오는」 즉, 「위험한」으로부터 adventure「모험」이 생겨났다. 여기서 자음 d가 탈락된 것이 프랑스어 aventure「사랑의 모험, 불장난」. 자음 d가 빠지고 난 뒤, 「aventure= 부정관사 a+venture」로 오인되어 venture「사업상의 모험, 투기」라는 단어가 생겨났다. 이런 현상을 언어학 분야에서는 apheresis「어두음소실」이라고 한다.

F 대동맥 · 대정맥

여기서는 대동맥과 대정맥의 주요 가지에 대해 공부해보자. 이 페이지의 그림은 대표적인 분지 양상을 표시한 것이지만, 분지 위치와 수는 사람마다 다양한 변이가 있을 수 있다.

F-1	추골동맥 **척추동맥**	양쪽 빗장밑동맥의 첫 번째 가지. 여섯째목뼈의 가로구멍으로 들어가, 순서대로 목뼈의 가로구멍을 거쳐 큰구멍으로 들어간 뒤, 좌우 척추동맥이 만나 "뇌바닥동맥"이 된다.
F-2	늑간동맥 **뒤갈비사이동맥**	셋째~열한째갈비사이공간을 따라 뻗는다. 몸통벽과 가슴의 피부, 척수에 혈액을 공급한다.
F-3	좌총경동맥 **왼온목동맥**	머리에 혈액을 공급한다. 속목동맥과 바깥목동맥으로 갈라진다.
F-4	좌쇄골하동맥 **왼빗장밑동맥**	①척추동맥, ②속가슴동맥, ③갑상목동맥, ④목갈비동맥을 분지한다. 첫째갈비뼈를 가로지른 뒤 "겨드랑동맥"이 된다.
F-5	완두동맥 **팔머리동맥**	보통 오른쪽에만 존재한다. 오른온목동맥과 오른빗장밑동맥으로 갈라진다.
F-6	내흉동맥 **속가슴동맥**	빗장밑동맥의 가지. 앞갈비사이가지를 내어 뒤갈비사이동맥과 연결된다.
F-7	**대동맥**	인체에서 가장 굵은 동맥.
F-8	대동맥동 **대동맥굴**	대동맥 시작부분의 넓게 확장된 곳. 이곳에서 오른 · 왼심장동맥이 일어난다.
F-9	기관지동맥 **기관지가지**	허파에 영양을 공급하는 혈관. 허파쪽가슴막에도 분포.
F-10	식도동맥 **식도가지**	가슴대동맥에서 3~7개가 일어난다. 식도 가슴부분에 분포한다.
F-11	**복강동맥**	대동맥구멍의 바로 아래(T12)에서 일어난다. 곧바로 ①왼위동맥, ②지라동맥, ③온간동맥으로 분지한다.
F-12	상장간막동맥 **위창자간막동맥**	L1 높이의 배대동맥에서 일어난다. 샘창자, 빈창자, 돌창자, 오름 · 가로잘록창자에 분포.
F-13	신동맥 **콩팥동맥**	콩팥에 분포하는 동맥. L2 높이의 배대동맥에서 일어난다.
F-14	하장간막동맥 **아래창자간막동맥**	L3 높이의 배대동맥에서 일어난다. 가로 · 내림 · 구불잘록창자, 곧창자에 분포.
F-15	요동맥 **허리동맥**	첫째~넷째허리뼈 높이의 대동맥에서 일어나는 4쌍의 분절동맥(체절에 분포하는 동맥).
F-16	총장골동맥 **온엉덩동맥**	속엉덩동맥과 바깥엉덩동맥으로 갈라진다.
F-17	내장골동맥 **속엉덩동맥**	벽쪽가지는 작은골반의 벽에, 내장쪽가지는 골반의 내장에 분포. 많은 가지를 내며, 변이도 다양하다.
F-18	외장골동맥 **바깥엉덩동맥**	속엉덩동맥보다 굵다. 샅고랑인대를 지나면 "넙다리동맥"으로 이름이 바뀐다.
F-19	정중천골동맥 **정중엉치동맥**	발생학적으로는 대동맥의 연속. 그러나 대동맥보다 훨씬 가늘다.

오른온목동맥과 오른빗장밑동맥은 팔머리동맥에서, 왼온목동맥과 왼빗장밑동맥은 대동맥활에서 일어난다. 발생과정에 대해서는 「뇌단」 p.133 참조.

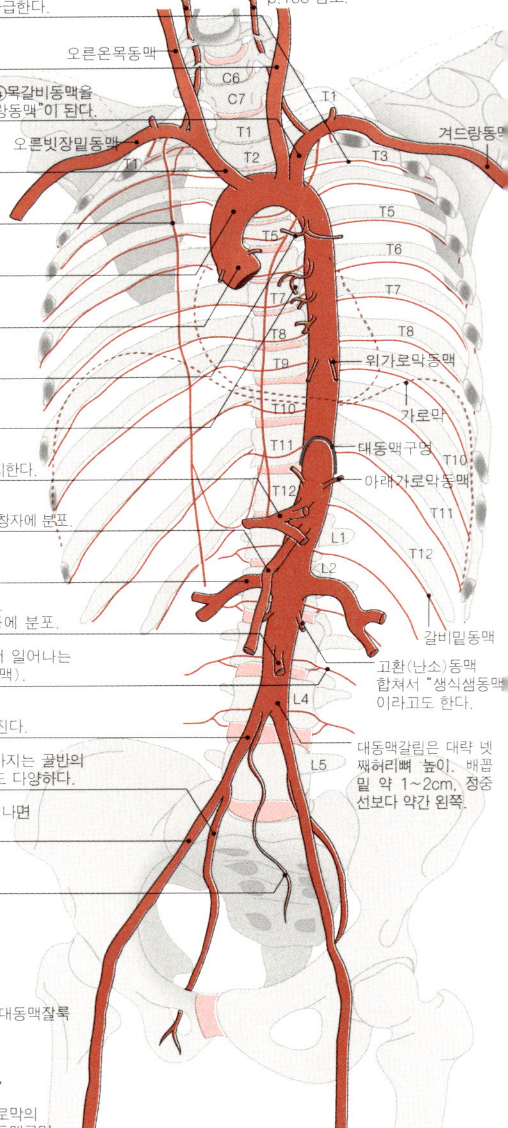

위의 그림은 갈비뼈와 뒤갈비사이동맥의 앞부분을 제거한 상태이다.

F-20	대동맥궁 **대동맥활**	오름대동맥과 내림대동맥 사이의 활처럼 굽은 부분. 내림대동맥으로 이행되는 부분은 약간 좁기 때문에 "대동맥잘룩"이라고 한다.
F-21	상행대동맥 **오름대동맥**	
F-22	하행대동맥 **내림대동맥**	가슴대동맥과 배대동맥의 두 부분으로 구분된다.
F-23	흉대동맥 **가슴대동맥**	내림대동맥의 가슴부분(대동맥구멍보다 위쪽).
F-24	복대동맥 **배대동맥**	내림대동맥의 배부분(대동맥구멍보다 아래쪽).

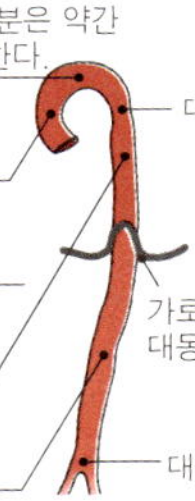

내림대동맥의 가지는 visceral rami(복수형)「내장가지」와 parietal rami「벽쪽가지」로 구분된다. 가슴대동맥에서 분지하는 내장가지에는 기관지가지, 식도가지가 있다. 배대동맥의 내장가지는 소화계통에 분포하는 단독가지(복강동맥, 위창자간막동맥, 아래창자간막동맥)와 비뇨생식계통에 분포하는 쌍으로 된 가지(콩팥동맥, 부신동맥, 고환 · 난소동맥)로 구분된다.

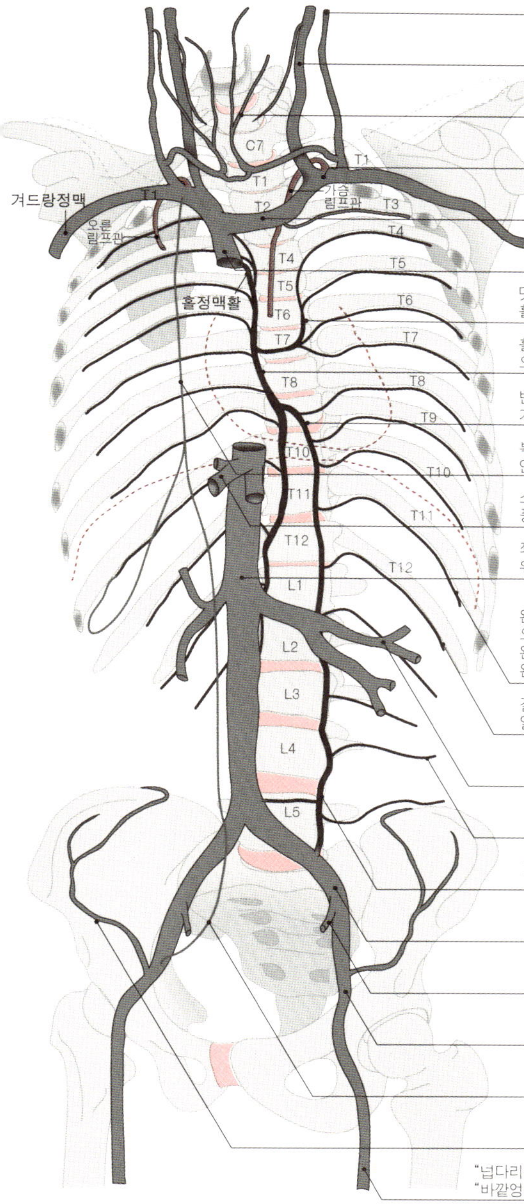

- 외경정맥 **바깥목정맥** F-25 — 머리의 피부정맥을 받는다.
- 내경정맥 **속목정맥** F-26 — 머리와 목에서 가장 큰 정맥.
- 전경정맥 **앞목정맥** F-27 — 머리의 피부정맥을 받는다.
- **정맥각** F-28 — 빗장밑정맥과 속목정맥이 만나는 지점. 가슴림프관이 이곳으로 연결된다.
- 완두정맥 **팔머리정맥** F-29 — 팔머리정맥은 좌우 양쪽에 존재한다. 이에 반해 팔머리동맥은 오른쪽에만 있다.
- 상대정맥 **위대정맥** F-30 — 좌우 팔머리정맥이 만난 곳에서 시작되어 오른심방으로 연결된다.
- 부반기정맥 **덧반홀정맥** F-31 — 덧반홀정맥은 왼쪽 윗부분에만 존재한다. 홀정맥보다 가늘다. 변이가 많다.
- 기정맥 **홀정맥** F-32 — 홀정맥계통은 위 · 아래대정맥의 연결 통로. 오름허리정맥에서 시작하여 위대정맥으로 연결된다.
- 반기정맥 **반홀정맥** F-33 — 반홀정맥은 왼쪽 아랫부분에만 있다. 홀정맥보다 가늘다. 아홉째등뼈 높이에서 홀정맥으로 연결된다.
- 내흉정맥 **속가슴정맥** F-34 — 복장뼈의 양옆을 따라 뻗어 빗장밑정맥으로 연결된다. 앞갈비사이정맥과도 연결되어 있다.
- **간정맥** F-35 — 소화관→간문맥→간을 순환한 영양소가 풍부한 혈액을 아래대정맥으로 운반한다.
- 하대정맥 **아래대정맥** F-36 — 좌우 온엉덩정맥이 만난 곳에서부터 위로 뻗어 오른심방으로 연결된다.
- 늑간정맥 **뒤갈비사이정맥** F-37 — 왼쪽 첫째~셋째, 오른쪽 첫째 → 팔머리정맥. 오른쪽 둘째~열한째 → 홀정맥. 왼쪽 넷째~일곱째 → 덧반홀정맥. 왼쪽 여덟째~열한째 → 반홀정맥.
- 늑하정맥 **갈비밑정맥** F-38 — 갈비뼈 사이에 있지 않기 때문에, 열두째뒤갈비사이정맥이라고 하지 않는다.
- 신정맥 **콩팥정맥** F-39 — 콩팥의 혈액을 받는다.
- 요정맥 **허리정맥** F-40 — 첫째~넷째허리정맥이 있다.
- 상행요정맥 **오름허리정맥** F-41 — 홀정맥의 배부분에 해당한다. 허리정맥과 갈비밑정맥의 혈액을 받는다.
- 총장골정맥 **온엉덩정맥** F-42 — 속엉덩정맥과 바깥엉덩정맥이 만나 형성된다.
- 내장골정맥 **속엉덩정맥** F-43
- 외장골정맥 **바깥엉덩정맥** F-44
- 하복벽정맥 **아래배벽정맥** F-45
- 심장골회선정맥 **깊은엉덩휘돌이정맥** F-46
- 대퇴정맥 **넙다리정맥** F-47 — "넙다리정맥"이 샅고랑인대를 지나면 "바깥엉덩정맥"으로 이름이 바뀐다.

F Aorta, Vena Cava

복강동맥, 팔머리동맥과 같이 분지를 내기 전의 줄기가 되는 혈관의 이름에는 trunk라는 단어가 사용되는 경우가 많다.

F-1 *vertebral artery*

F-2 posterior intercostal artery◆

F-3 left common carotid artery◆

F-4 left subclavian artery

F-5 brachiocephalic trunk◆

F-6 *internal thoracic artery*

F-7 aorta

F-8 *aortic sinus*

F-9 bronchial artery

F-10 esophageal artery ※ eso~= oeso~

F-11 celiac (coeliac) artery/~trunk◆

F-12 superior mesenteric artery

F-13 renal artery

F-14 inferior mesenteric artery

F-15 lumbar artery

F-16 common iliac artery

F-17 internal iliac artery

F-18 external iliac artery

F-19 *median sacral artery*

F-20 arch of aorta /aortic arch

F-21 ascending aorta

F-22 descending aorta

F-23 thoracic aorta

F-24 abdominal aorta

◆**left subclavian artery 왼빗장밑동맥(左鎖骨下動脈)** sub「밑에」+clavicle「빗장뼈」. clavicle은 라틴어 clavis「열쇠, 빗장」에 지소사 -cula가 붙은 것으로, 로마시대 열쇠의 모양에서 유래했다는 설이 일반적이다. 다른 설에 의하면, 라틴어 clavicula에 「포도나무 덩굴」이라는 의미도 있어서 복장뼈와 어깨뼈를 연결하는 가느다란 빗장뼈를 덩굴에 비유한 것이라고 한다. 또 다른 설에 따르면, 이 라틴어가 고대 로마의 아이들이 「굴렁쇠」 놀이를 할 때 바퀴를 굴리는 「f자 모양으로 굽은 막대」를 뜻하며, f자 모양의 빗장뼈에 그 단어를 차용했다고 한다.

◆**brachiocephalic trunk 팔머리동맥(腕頭動脈)** 그리스어 βραχίων 브라키-온-「위팔」+κεφαλή 케팔레-「머리」. 「팔과 머리에 혈액을 운반하는 혈관」이란 뜻. 브라키-온-「위팔」은 아래팔보다 위팔이 「짧은(그리스어 βραχύς 브라큐스)」 것에서 유래했다. 팔머리동맥도 길이 4~5cm로 짧은 편에 속한다. 팔머리동맥은 대동맥활에서 일어나는 가장 큰 동맥이기 때문에, trunk「나무의 줄기, 사람의 몸통, 코끼리의 코」라는 단어가 사용됐다. 그냥 brachiocephalic artery 라고 부르기도 한다.

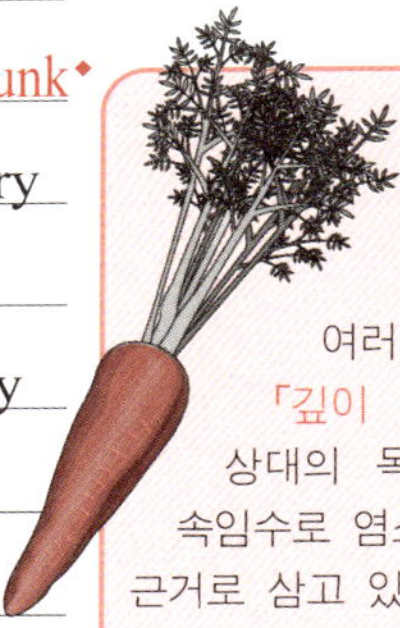

목동맥과 혼수와 당근도마뱀

KER-「머리」

carotid artery「목동맥」의 유래에 대해서는 여러 가지 설이 있다. 그리스어 동사 καρόω 카로오-「깊이 잠들다」에서 유래했다는 설에 따르면, 전투 상대의 목동맥을 누르면 의식을 잃었다던지 사기꾼이 속임수로 염소 같은 동물의 목동맥을 눌러 기절시켰던 것을 근거로 삼고 있다. 또한, 그리스어(이오니아방언) κάρα 카라-「머리」에서 유래했다는 설도 있다. 두 가지 단어 모두 인도유럽조어 *ker-「머리, 각」에서 기원됐다. 이 *ker-로부터 많은 단어가 파생됐다. 일례로 영어 carrot「당근」이 있는데, 이것은 그리스어 καρωτόν 카-로-톤「당근」에서 유래한 것이다. 당근의 색이 빨간 모발을 가진 머리를 연상시키기 때문에 이런 뜻이 되었다고 추정하고 있다(그 밖에 켈트어 기원설도 있음). 그러나, 어째서인지 모르겠지만 고대 그리스인들은 당근을 필트론「미약, 최음제」라고 부르기도 했다(색이 빨갛기 때문일까?). ⇒ p.60「인중」 칼럼 참조.

당근의 빨간 색소 β-carotene의 이름도 carrot에서 유래한 것이다.

참고로, 도마뱀의 일종인 *Eublepharis macularius* 중에는 당근처럼 생긴 꼬리 때문에 carrot-tail이라고 불리는 것도 있다.

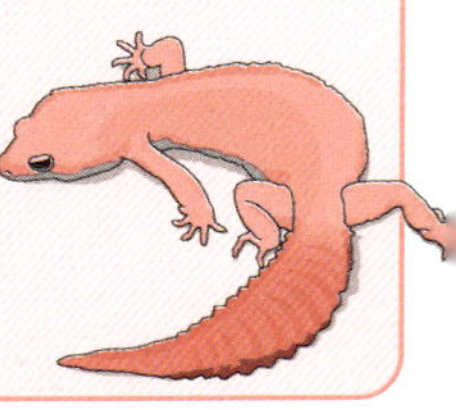

말과 개는 사람과 마찬가지로 오른쪽에 홀정맥이 발달해 있지만 소, 양, 돼지의 경우에는 왼쪽에 홀정맥이 발달해 있고 오른쪽의 홀정맥은 퇴화했다. 그래서 가축해부학에서는 사람처럼 홀정맥 · 반홀정맥이라는 명칭 대신 모든 동물에 적용할 수 있도록 right azygos vein(vena azygos dextra)「오른홀정맥」, left azygos vein(vena azygos sinistra)「왼홀정맥」이라는 용어가 사용되고 있다.

- **celiac (coeliac) artery, celiac trunk 복강동맥(腹腔動脈)** celiac은 그리스어 κοῖλος 코이로스「빈 공간의」에서 유래. 해부학에서는 「배안(복강)의」라는 뜻으로 사용된다. celiac ganglia「복강신경절」, celiac plexus「복강신경얼기」, celiac disease「만성소화장애증, 복부질병」(글루텐을 섭취하면 발병하며 설사 · 지방변이 주 증상임) 등 다양한 예가 있다. 접두사 coelo-는 생물학용어에 종종 등장한다(이 경우 celo-라는 철자는 잘 사용되지 않음).
  예를 들면 coelenterata「강장동물문」, coelacanthus「공극류」(ἄκανθος 아칸토스는 「가시」「척추」) 등이 있다. 즉, 「속이 빈 척추」의 뜻이지만, 사실은 공극류의 notochord「척삭」이 화석에 남아 있지 않은 것일 뿐이다(그리스어 νῶτον 노-톤「등」). 척추동물의 경우, 배아의 척삭 주위에서 척추원기가 발생한다. 성인에서는 척추사이원반의 속질핵이 척삭의 잔유물이다.

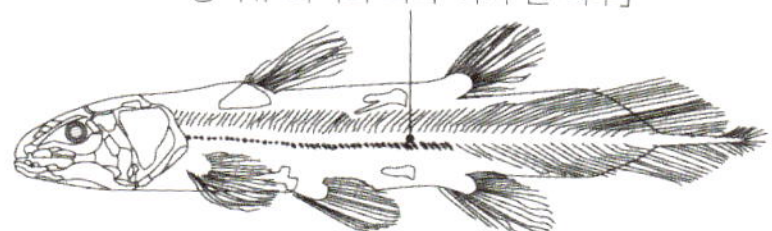

- **azygos vein 홀정맥(奇靜脈)** 그리스어 접두사 ἀ 아+ζυγόν 쥬곤「멍에」에서 유래(멍에는 가축의 「목을 연결하는 나무」라는 의미). 멍에처럼 짝이 없어서 좌우대칭이 되지 않는 정맥이라는 뜻. 동반된 동맥이 없는 정맥이라는 설도 있다. 서기 1세기에 갈레노스에 의해 명명됐다. ⇒ 「골단」p.32 참조.
- **hemi-azygos vein 반홀정맥(半奇靜脈)** 그리스어 접두사 ἡμι- 헤-미-「절반의」+azygos vein「홀정맥」.

external jugular vein F-25
internal jugular vein F-26
anterior jugular vein F-27
venous angle F-28
brachiocephalic vein F-29
superior vena cava F-30
accessory hemi-azygos vein F-31
azygos vein* F-32
hemi-azygos vein* F-33
internal thoracic vein F-34
hepatic vein F-35
inferior vena cava F-36

intercostal vein F-37
subcostal vein F-38
renal vein F-39
lumbar vein F-40
ascending lumbar vein F-41
common iliac vein F-42
internal iliac vein F-43
external iliac vein F-44
inferior epigastric vein F-45
deep circumflex iliac vein F-46
femoral vein F-47

대동맥은 왼쪽, 아래대정맥은 오른쪽

몸통과 다리의 혈액순환에 있어서 매우 중요한 대동맥과 아래대정맥은 몸의 정중앙에 놓여 있지 않고 대동맥이 약간 왼쪽, 아래대정맥이 약간 오른쪽으로 치우쳐 있다. 이 위치관계 때문에 좌우로 분지하는 가지에도 차이가 생겨난다. 콩팥정맥의 경우, 아래대정맥이 오른쪽에 있기 때문에 왼콩팥정맥은 오른콩팥정맥보다 길다. 또한, 왼콩팥정맥은 배대동맥과 위창자간막동맥 사이에 끼인 것 같은 위치에 있다. 이 두 동맥에 의해 왼콩팥정맥이 눌린 상태를 nutcracker syndrome「호두까기증후군」이라고 한다(호두까기 기계에 비유한 것).

심하게 눌리면 왼콩팥정맥이 굵어지며, 왼콩팥정맥의 혈압이 높아져 고환정맥류가 초래될 수도 있다(오른고환정맥은 아래대정맥으로 직접 연결되는 경우가 많아서, 고환정맥류는 왼쪽에 잘 생긴다).

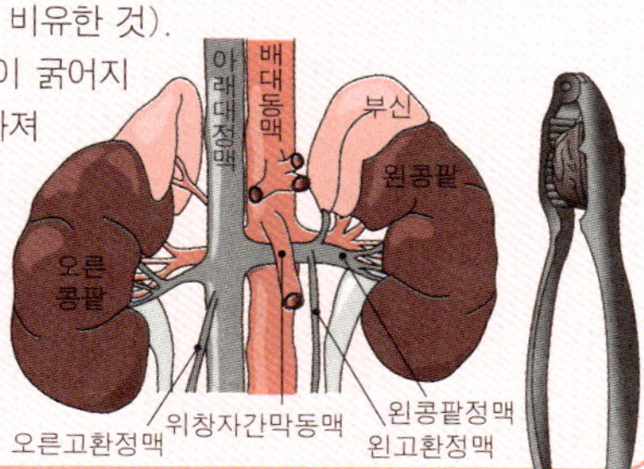

G 팔의 동·정맥

● 위팔의 동맥줄기가 되는 빗장밑동맥·겨드랑동맥·위팔동맥은 위치에 따라 차례로 이름이 바뀐다. 그러나 설명의 편의를 위해 이름을 달리 붙인 것일 뿐, 이 동맥들은 연속된 하나의 구조이다.

G-1 쇄골하동맥 **빗장밑동맥** 오른쪽은 팔머리동맥에서, 왼쪽은 대동맥활에서 일어난다. 첫째갈비뼈 부위에서 겨드랑동맥으로 이름이 바뀐다.

G-2 액와동맥 **겨드랑동맥** 첫째갈비뼈에서 큰원근 아래모서리까지.

G-3 상완동맥 **위팔동맥** 큰원근 아래모서리부터 팔오금까지. 노동맥과 자동맥으로 갈라진다.

G-4 천경동맥 **얕은목동맥** 가로목동맥의 얕은가지라고도 한다.

G-5 경횡동맥 **가로목동맥** 갑상목동맥의 가지. 빗장밑동맥에서 직접 분지하는 경우도 있다.

G-6 배측견갑동맥 **등쪽어깨동맥** 가로목동맥의 깊은가지라고도 한다.

G-7 갑상경동맥 **갑상목동맥** 빗장밑동맥의 가지. 아래갑상동맥, 가로목동맥, 어깨위동맥으로 분지한다.

G-8 견갑상동맥 **어깨위동맥** 갑상목동맥의 가지. 앞목갈비근의 앞면에서 분지한다.

G-9 흉견봉동맥 **가슴봉우리동맥** 작은가슴근 위모서리에서 분지한다. 어깨와 가슴 윗부분의 근육에 분포한다.

G-10 상완회선동맥 **위팔휘돌이동맥** 앞위팔휘돌이동맥(위팔두갈래근, 부리위팔근에 분포)과 뒤위팔휘돌이동맥(어깨세모근, 어깨관절에 분포)이 서로 연결된다.

G-11 최상흉동맥 **위가슴동맥** 빗장밑근, 첫째·둘째갈비사이근, 앞톱니근에 분포한다. 변이가 많은 동맥이다.

G-12 견갑하동맥 **어깨밑동맥** 어깨밑근, 넓은등근, 큰원근에 분포. 변이가 매우 많다.

G-13 외측흉동맥 **가쪽가슴동맥** 겨드랑동맥의 가지. 앞톱니근에 분포.

G-14 상완심동맥 **깊은위팔동맥** 노신경과 함께 노신경고랑을 지난다.

G-15 총골간동맥 **온뼈사이동맥** 자동맥에서 일어나 앞·뒤뼈사이동맥으로 분지한다.

G-16 주관절동맥망 **팔꿉관절그물** 팔꿉관절 주위의 동맥그물.

G-17 척골동맥 **자동맥** 위팔동맥에서 분지하여 원엎침근 위를 지나 손의 동맥그물까지 뻗는다.

G-18 전골간동맥 **앞뼈사이동맥** 뼈사이막 앞면을 따라 등쪽손목그물까지 뻗는다. 뒤뼈사이동맥은 뼈사이막 뒤면을 따라 뻗어 아래팔의 폄근에 분포.

G-19 요골동맥 **노동맥** 위팔동맥에서 분지하여 원엎침근 밑을 지난다. 자쪽손목굽힘근과 나란히 뻗어 얕은손바닥동맥활로 이어진다.

G-20 배측지동맥 **등쪽손가락동맥** 등쪽손허리동맥에서 2개씩의 가지가 나와 손가락의 등쪽부분에 분포한다.

G-21 심장동맥궁 **깊은손바닥동맥활** 노동맥의 종말가지. 긴손가락굽힘근 밑을 지나 자동맥과 연결된다.

G-22 천장동맥궁 **얕은손바닥동맥활** 자동맥의 종말가지. 손바닥널힘줄 밑, 긴손가락굽힘근힘줄 위를 지난다.

G-23 무지주동맥 **엄지으뜸동맥** 노동맥의 가지. 엄지손가락의 굽힘근에 분포.

G-24 총장측지동맥 **온바닥쪽손가락동맥**

G-25 고유장측지동맥 **고유바닥쪽손가락동맥**

빗장밑동맥과 겨드랑동맥의 경계는 첫째갈비뼈의 가쪽모서리로 규정되어 있다. 겨드랑동맥과 위팔동맥의 경계는 왼쪽의 설명에서는 "큰원근 아래모서리"라고 했지만, "큰가슴근의 아래모서리 높이", "넓은등근 아래모서리"라고 설명한 문헌도 있다.

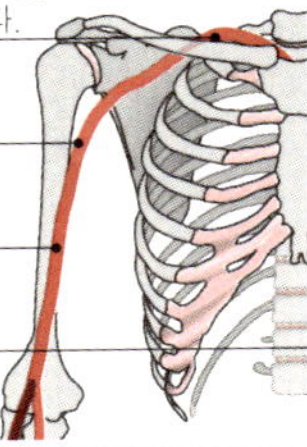

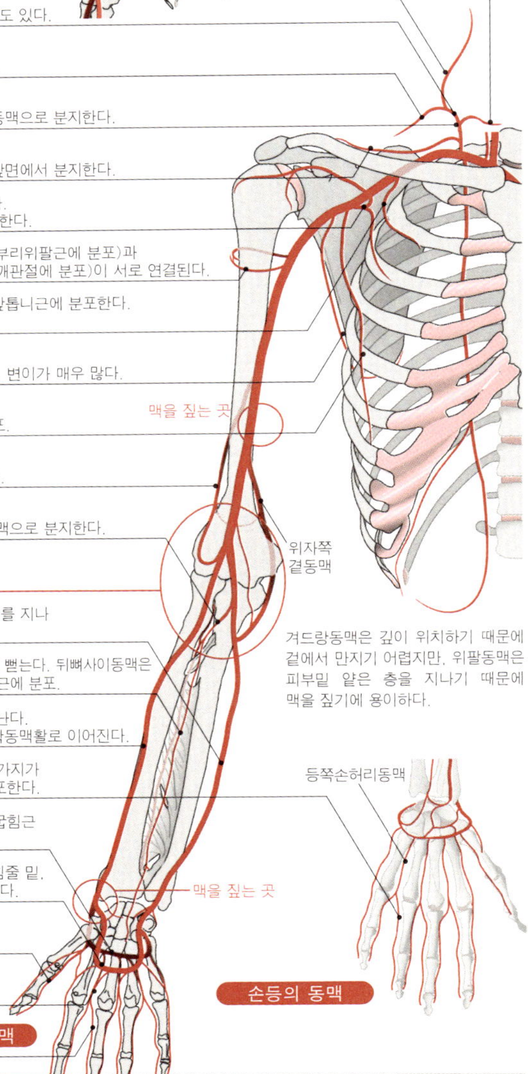

겨드랑동맥은 깊이 위치하기 때문에 겉에서 만지기 어렵지만, 위팔동맥은 피부밑 얕은 층을 지나기 때문에 맥을 짚기에 용이하다.

깊은정맥은 대개의 경우 같은 이름의 동맥과 함께 주행한다. 이것을 "동반정맥", 영어로는 accompanying vein, 라틴어로는 vena comitans라고 한다. 동반정맥은 보통 같은 이름의 동맥보다 굵고, 2개의 정맥이 하나의 동맥을 감싸듯이 양쪽에 위치한다. 동맥과 밀착되어 있기 때문에, 정맥의 순환은 동맥의 박동에 의해 촉진된다.

팔의 피부정맥

피부정맥은 피부밑(피부와 근막 사이)에 위치한 얕은정맥으로, 깊은동·정맥과는 주행경로가 다르다. 여러 곳에서 깊은정맥과 연결되어 있다. 일반적으로 동맥에 비해 정맥의 주행경로는 개인차가 크다.

팔오금과 아래팔의 피부정맥은 정맥내주사나 채혈 시 자주 이용된다(주로 팔오금중간정맥, 노쪽피부정맥을 사용함).

팔의 깊은정맥

동맥과 마찬가지로 위치에 따라 빗장밑정맥, 겨드랑정맥, 위팔정맥으로 이름이 바뀐다.

투석을 할 때 인공적으로 동맥과 정맥을 연결하는 방법을 지름길(션트)이라고 부른다(노쪽피부정맥과 노동맥을 연결하는 경우가 많음). 이 경우, 동맥 혈액이 직접 정맥으로 흘러 들어가 혈관이 굵어지기 때문에, 바늘을 찌르기 쉬워질 뿐 아니라 많은 양의 혈액을 뽑을 수 있게 된다.

팔오금과 아래팔의 피부정맥은 피부밑 얕은 층으로 주행하기 때문에, 겉에서 잘 보이고 주사바늘을 찌르거나 지혈하기 쉽다.

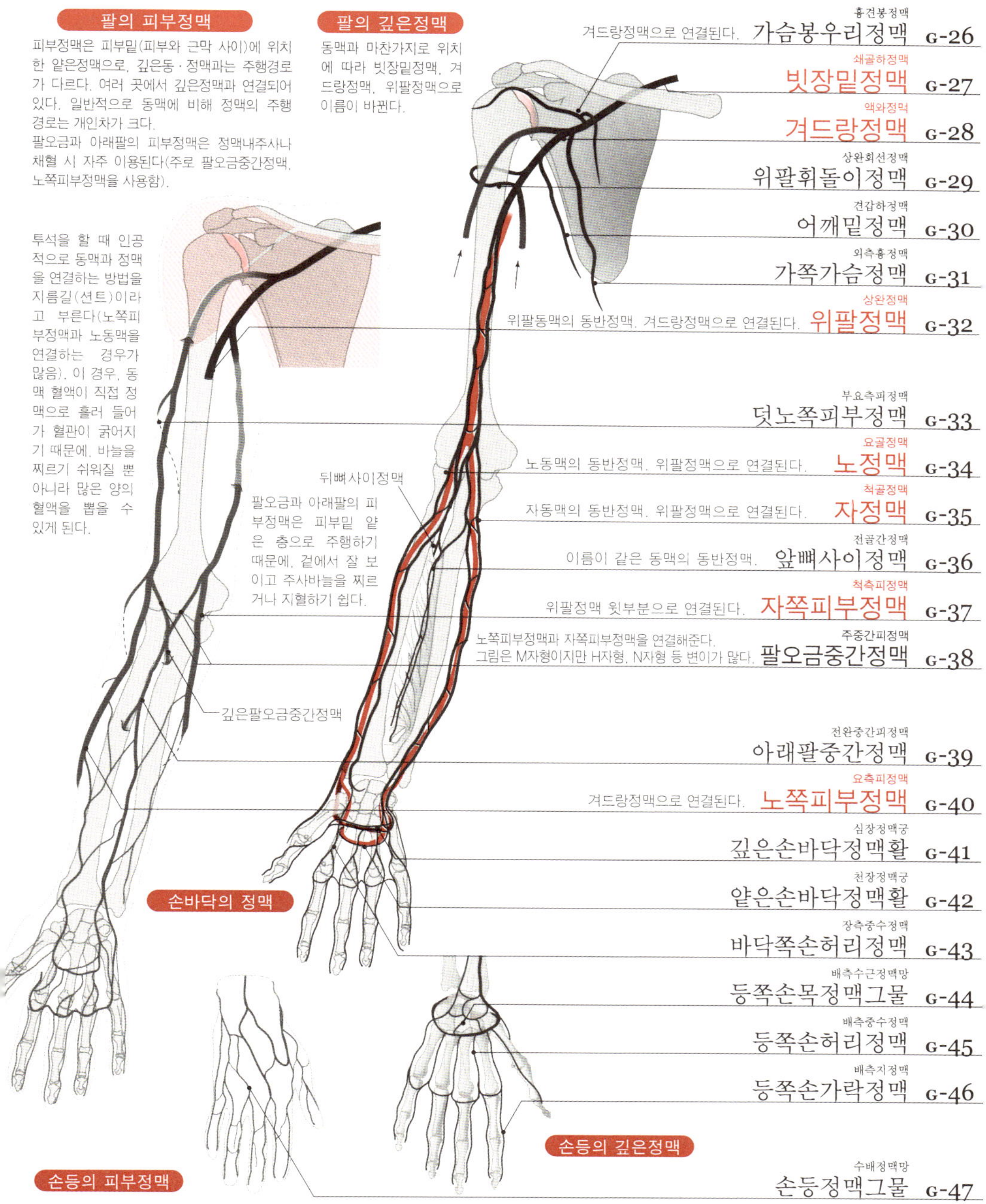

G Arteries & Veins of Upper Limb

G-1 subclavian artery

G-2 axillary artery◆

G-3 brachial artery

G-4 *superficial cervical artery*

G-5 *transverse cervical artery*

G-6 *dorsal scapular artery*

G-7 thyrocervical trunk

G-8 *suprascapular artery*

G-9 *thoraco-acromial artery*

G-10 *circumflex humeral artery*

G-11 *superior / highest thoracic artery*

G-12 *subscapular artery*

G-13 *lateral thoracic artery*

G-14 deep brachial artery◆

G-15 common interosseous artery

G-16 *cubital anastomosis*◆

G-17 ulnar artery

G-18 *anterior interosseous artery*

G-19 radial artery◆

G-20 *dorsal digital artery*

G-21 *deep palmar arterial arch*

G-22 *superficial palmar arch*

G-23 *princeps pollicis artery*◆

G-24 *common palmar digital artery*

G-25 *proper palmar digital artery*

◆**axillary artery 겨드랑동맥(腋窩動脈)** axillary는 axilla「겨드랑」의 형용사. 라틴어 axilla「어깨, 위팔, 겨드랑」에서 유래.

◆**deep brachial artery 깊은위팔동맥(上腕深動脈)** profunda brachii artery라는 별칭이 있다. brachii는 라틴어 brachium (bracchium)「팔」의 속격이다.

◆**cubital anastomosis 팔꿉관절그물(肘關節動脈網)** arterial network of elbow(articular는 「관절의」라는 뜻), arterial anastomoses around elbow 등의 별칭도 있다. arterial은 「동맥의」라는 뜻의 형용사. anastomosis는 「연결」. cubit은 라틴어 cubitum「팔꿉」에서 유래. 이 단어는 인도유럽조어 *keu-「굽히다」에서 유래(팔꿉은 팔의 굽혀진 곳). 이 인도유럽조어에서 cubicle「(기숙사 등의) 작은 침실, 작은 방, 작업장의 작은 구획」이 파생됐다. 이것은 몸을 「굽혀서(누워서)」 자는 방이라는 의미에 근원을 두고 있다. 또한, 「함께 눕다」라는 의미에서 영어의 concubine「첩, 내연의 처」라는 단어도 생겨났다.

자쪽피부정맥과 바질, 바실리카 BASILEUS「왕」

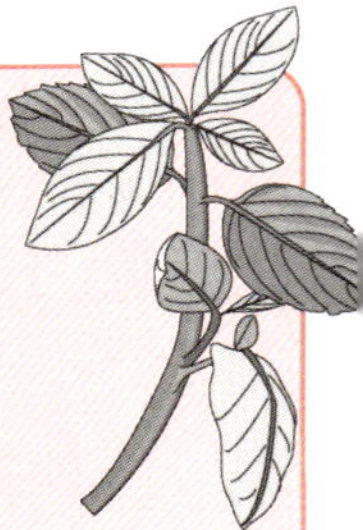

basil 바질

basilic vein「자쪽피부정맥」의 어원에 대해서는 여러 가지 설이 있다. 그중 하나에 의하면, 그리스어 βασιλεύς 바실레우스「왕」에서 유래했다고 한다. 자쪽피부정맥과 「왕」의 관계에 관해서는, 옛날에는 사혈(병을 치료할 목적으로 환자의 혈액을 뽑아냄)이 매우 고가여서 왕후 전용의 치료법이었기 때문이라고 추정하고 있다. 그 외에, 아라비아어 al-basiliq「안쪽의」에서 유래했다는 설도 있다(이 경우 「왕」과는 관계가 없음).

참고로, 그리스어 바실레우스에서 허브 basil「바질」이 파생됐다. 바질을 「향기의 왕」 또는 「왕의 약제」라고 했었던 것에 기인한다.

또한, 고대 로마의 공공건축 양식에 「바실리카 건축」이란 것이 있는데, 이것도 「왕궁」에서 유래한다. 중세 유럽의 교회건축도 이를 모방한 것이 많다.

그리고 basilisk 바실리스크「전설상의 뱀」도 그리스어로 「작은 왕」. 이 뱀이 노려보기만 해도 죽는다는 전설이 있다.

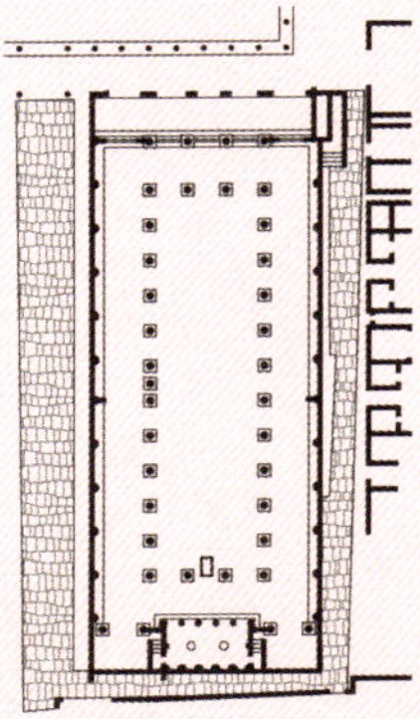

폼페이 유적에서 발굴된 바실리카 건축의 평면도

정맥염을 의미하는 영어 phlebitis는 그리스어 φλέψ 플레푸스「정맥」에서 유래. phlebo-「정맥의」로부터 phlebothrombosis「정맥혈전증」, phleboclysis「정맥주사」, phlebotomy「정맥절개술, 사혈」 등의 용어가 생겨났다. 참고로, leishmaniasis「리슈만편모충증」를 매개하는 *Phlebotomus*도 「흡혈」이라는 특성 때문에 명명된 것이다.

- **radial artery 노동맥(撓骨動脈)** 라틴어 radius「한 점에서 퍼지는 광선, 방사선, 차 바퀴의 바큇살, 노뼈」에서 유래.
- **princeps pollicis artery 엄지으뜸동맥(拇指主動脈)** 라틴어 princeps「원로원장, 수장, 군주」에서 유래. 엄지손가락에 영양을 공급하는 중요한 동맥. 영어 principal「주된, 교장, 주역」도 관련어.
- **dorsal venous network of hand 손등정맥그물(手背靜脈網)** 영어 network는 라틴어에서 기원한 rete「그물, 망」과 치환 가능. 따라서, 라틴어로 rete venosum dorsale manus라고도 한다. 혈관에서는 rete「그물, 망」이 많이 사용되지만, 신경에서는 그물 같은 구조를 지칭할 때 plexus「얼기」라는 단어가 많이 쓰인다. 참고로, 영어의 network라는 단어도 원래는 「망세공(網細工)」을 의미했지만, 현대에 와서는 「그물처럼 뻗은 통신망, 방송망, 네트워크」라는 뜻이 됐다.

왜 팔에 「頭靜脈」?
CEPHALE「머리」

cephalic vein「노쪽피부정맥」은 얼핏 보기에 이해하기 힘든 용어이다. 형용사 cephalic은 그리스어 κεφαλή 케팔레-「머리」에서 유래. 따라서 cephalic이나 연결형 cephalo-를 활용한 용어는 cephalic flexure「머리굽이」, cephalogram「머리방사선사진」, cephalocentesis「머리천자」 등과 같이 모두 「머리」와 관계가 있다. 이 용어에 대한 설명으로, 노쪽피부정맥의 사혈에 의해 「두통」이 낫는다고 믿었었다는 설과 아라비아어 al-kifal「가쪽의」에서 유래했다는 설이 있다. 어쨌건 간에, 피부정맥의 명칭은 사혈과 관계된 것이 많다.

다른 이야기지만, 머리뼈가 매우 두꺼운(15~25cm) 공룡의 화석이 발견되어 pachycephalosaurus「파키케팔로사우루스」라고 명명됐다(pachy는 「두껍다」는 뜻). 이 공룡은 수컷끼리 머리를 부딪쳐 싸웠다거나, 둥그스름한 머리를 부딪치면 미끄러지기 때문에 상대의 배를 들이 받았다고 추정하기도 하는데, 결국에는 둘 다 추측에 불과하다. 의학용어에서도 머리뼈가 비정상적으로 두꺼워진 것을 pachycephalia「머리 뼈비후증」이라고 한다.

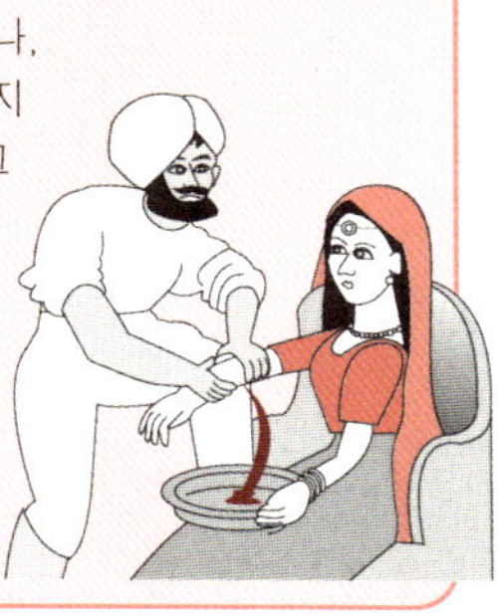

thoraco-acromial vein G-26
subclavian vein G-27
axillary vein G-28
circumflex humeral vein G-29
subscapular vein G-30
lateral thoracic vein G-31
brachial vein G-32
accessory cephalic vein G-33
radial vein G-34
ulnar vein G-35
anterior interosseous vein G-36
basilic vein • G-37
median cubital vein G-38
median antebrachial vein G-39
cephalic vein • G-40
deep palmar venous arch G-41
superficial palmar venous arch G-42
palmar metacarpal vein G-43
dorsal carpal network G-44
dorsal metacarpal vein G-45
dorsal digital vein G-46
dorsal venous network of hand • G-47

H 다리의 동 · 정맥

H-1 장요동맥 **엉덩허리동맥** 속엉덩동맥에서 일어나 골반의 근육에 분포. 깊은엉덩휘돌이동맥과도 연결된다.

H-2 외측천골동맥 **가쪽엉치동맥** 속엉덩동맥에서 일어나 엉치뼈 주위에 분포. 엉치뼈관 속으로 들어가는 척수가지를 낸다.

H-3 상둔동맥 **위볼기동맥** 속엉덩동맥의 가장 굵은 가지. 큰 · 중간 · 작은볼기근에 분포.

H-4 제동맥 **배꼽동맥** 출생 전에는 배꼽을 통해 태반으로 가는 동맥. 폐쇄된 부분은 배꼽동맥인대가 된다.

H-5 하방광동맥 **아래방광동맥** 남성의 고환 · 정관 · 전립샘, 여성의 질에도 분포한다.

H-6 **사관** 폐쇄동맥이 아래배벽동맥에서 일어나는 것처럼 보일 정도로 굵게 연결된 것.

H-7 **폐쇄동맥** 골반벽 속면에 작은 가지를 낸 뒤, 폐쇄관을 지나 폐쇄근 · 모음근 등에 분포.

H-8 중직장동맥 **중간곧창자동맥** 곧창자 중간부분에 분포. 위 · 아래곧창자동맥과 연결된다. 변이가 많다.

H-9 내음부동맥 **속음부동맥** 아래곧창자동맥, 음부동맥, 뒤음낭(음순)동맥, 요도동맥, 음경(질어귀)망울동맥, 깊은음경(음핵)동맥, 음경(음핵)등동맥을 분지.

H-10 하둔동맥 **아래볼기동맥** 엉덩관절과 볼기부위의 근육에 분포. 궁둥신경동반동맥을 분지해낸다. 발생 과정 중에는 다리의 주 동맥이었다.

H-11 내측대퇴회선동맥 **안쪽넙다리휘돌이동맥** 엉덩관절, 넓적다리의 근육에 분포.

H-12 외측대퇴회선동맥 **가쪽넙다리휘돌이동맥** 안쪽넙다리휘돌이동맥, 아래볼기동맥, 위볼기동맥과 연결된다. 엉덩관절에 분포. 내림가지는 넓적다리의 근육에 분포.

H-13 대퇴심동맥 **깊은넙다리동맥** 넙다리동맥의 가장 큰 가지. 앞쪽으로 가쪽 · 안쪽넙다리휘돌이동맥, 뒤쪽으로 관통동맥이 분지되어 나온다.

H-14 대퇴동맥 **넙다리동맥** 바깥엉덩동맥이 샅고랑인대를 지난 뒤의 명칭. 모음근굴을 통과하여 다리오금에서 오금동맥이 된다.

H-15 슬와동맥 **오금동맥** 대퇴동맥의 연속. 오금근 아래모서리에서 앞 · 뒤정강동맥으로 분지한다.

H-16 하행슬동맥 **무릎내림동맥** 모음근굴 속에서 일어나는 넙다리동맥의 가지. 무릎관절 주위에 분포.

H-17 슬관절동맥망 **무릎관절그물**

H-18 비골동맥 **종아리동맥** 뒤정강동맥에서 분지. 종아리근, 가자미근, 뒤정강근, 긴엄지굽힘근, 발의 관절에 분포.

H-19 후경골동맥 **뒤정강동맥** 오금동맥의 두 종말가지 중 오금동맥의 연속처럼 보이는 가지.

H-20 전경골동맥 **앞정강동맥** 오금동맥의 종말가지 중 가느다란 것. 종아리뼈사이막을 관통한 뒤, 앞칸에서 아래로 뻗는다.

H-21 족배동맥 **발등동맥** 앞정강동맥이 발목관절을 지난 부분. 맥을 짚을 수 있다.

H-22 궁상동맥 **활꼴동맥** 발등동맥에서 가쪽을 향해 활 모양으로 휘어지면서 발허리뼈바닥의 등쪽면을 지나는 가지.

H-23 내측족척동맥 **안쪽발바닥동맥** 뒤정강동맥의 두 종말가지 중 안쪽 가지. 발등동맥, 가쪽발바닥동맥과 연결된다.

H-24 외측족척동맥 **가쪽발바닥동맥** 뒤정강동맥의 두 종말가지 중 굵은 것. 발바닥동맥활을 형성한다.

H-25 족척동맥궁 **발바닥동맥활** 발등동맥과 가쪽발바닥동맥을 연결한다. 손의 깊은손바닥동맥활에 해당.

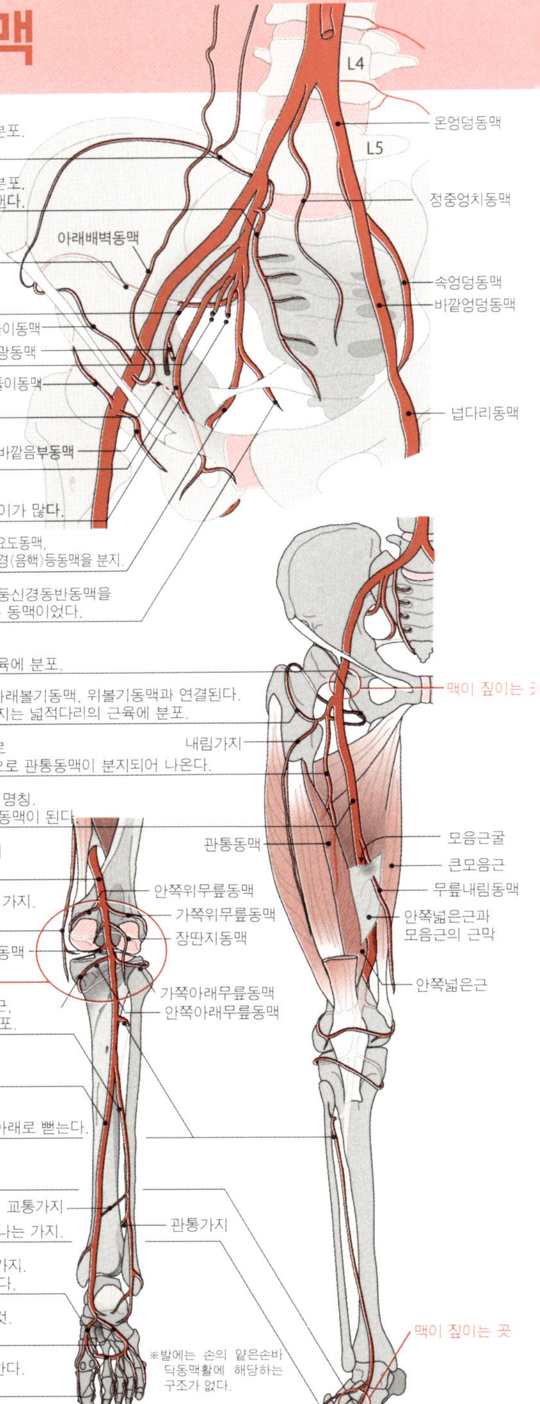

동맥의 연결 유무는 혈관 폐쇄 시 곁순환로 즉, 우회로가 만들어질 수 있는지와 결부되어 있다. 곁순환이 가능한 혈관(속가슴동맥, 노동맥, 위그물막동맥, 큰두렁정맥)은 심장동맥우회로조성술 시 사용되곤 한다. 반면, 오금동맥은 종아리로 가는 혈액의 유일한 경로이기 때문에 이것이 막히거나 손상되면 큰 장애가 초래된다.

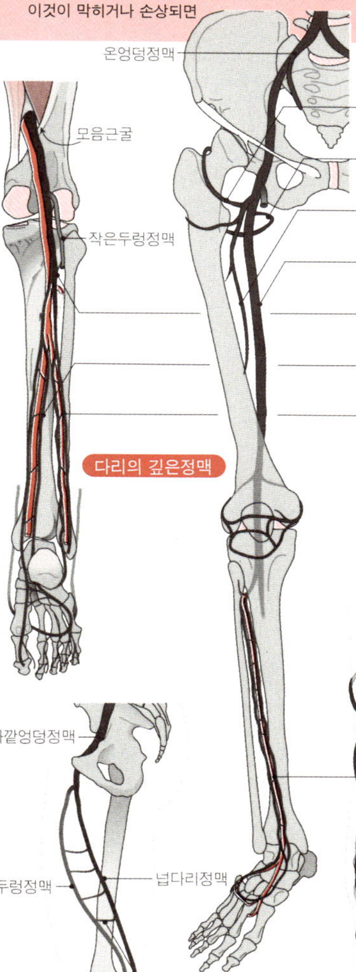

다리의 깊은정맥

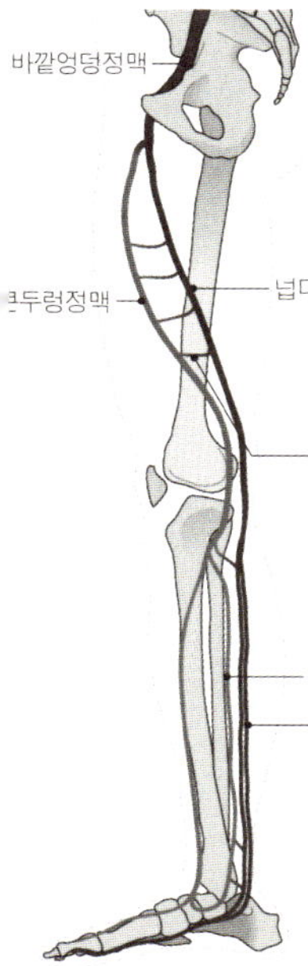

피부정맥과 깊은정맥의 연결

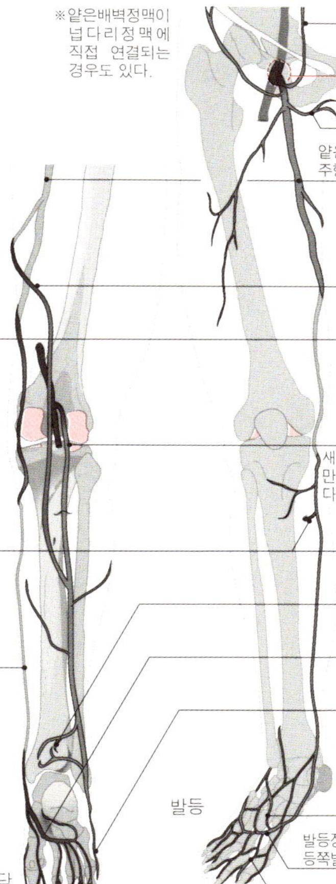

다리의 피부정맥

가쪽넓다리휘돌이동맥의 동반정맥. 대개 넓다리정맥으로 연결된다. — 외측대퇴회선정맥 **가쪽넓다리휘돌이정맥** H-26

안쪽넓다리휘돌이동맥의 동반정맥. — 내측대퇴회선정맥 **안쪽넓다리휘돌이정맥** H-27

깊은넓다리동맥의 동반정맥. 대개 넓다리정맥으로 연결된다. — 대퇴심정맥 **깊은넓다리정맥** H-28

넓다리동맥의 동반정맥. 샅고랑인대를 지나면 바깥엉덩동맥으로 이름이 바뀐다. — 대퇴정맥 **넓다리정맥** H-29

오금근 아래모서리에서 앞정강정맥과 뒤정강정맥이 만나 형성된다. 모음근구멍을 지나 넓다리정맥이 된다. — 슬와정맥 **오금정맥** H-30

뒤정강동맥의 동반정맥. — 후경골정맥 **뒤정강정맥** H-31

종아리동맥의 동반정맥. — 비골정맥 **종아리정맥** H-32

천복벽정맥 **얕은배벽정맥** H-33

※얕은배벽정맥이 넓다리정맥에 직접 연결되는 경우도 있다.

넓다리근막의 구멍 — 복재열공 **두렁정맥구멍** H-34

바깥음부동맥의 동반정맥. — 외음부정맥 **바깥음부정맥** H-35

얕은근막의 표면을 따라 주행하는 큰 피부정맥. — 대복재정맥 **큰두렁정맥** H-36

넓다리뼈 안쪽관절융기의 뒤로 상행하여, 넓다리근막의 두렁정맥구멍을 지나 넓다리정맥으로 연결된다.

부복재정맥 **덧두렁정맥** H-37

앞정강동맥의 동반정맥. — 전경골정맥 **앞정강정맥** H-38

소복재정맥 **작은두렁정맥** H-39

새끼발가락의 등쪽발가락정맥과 발등정맥활이 만난 곳에서 시작하여, 가쪽복사 뒤를 지나 다리오금 아래부분에서 오금정맥으로 연결된다.

관통정맥 H-40

발꿈치그물 H-41

발바닥동맥활의 동반정맥. — **발바닥정맥활** H-42

가쪽모서리정맥 H-43

발등에 퍼져 있는 얕은정맥의 그물. — 족배정맥망 **발등정맥그물** H-44

발등정맥과 등쪽발가락정맥을 연결한다. — 족배정맥궁 **발등정맥활** H-45

배측지정맥 **등쪽발가락정맥** H-46

H Arteries & Veins of Lower Limb

H-1 *iliolumbar artery**

H-2 *lateral sacral artery**

H-3 *superior gluteal artery**

H-4 umbilical artery

H-5 *inferior vesical artery**

H-6 *corona mortis**

H-7 obturator artery*

H-8 *middle rectal artery*

H-9 internal pudendal artery*

H-10 *inferior gluteal artery*

H-11 *medial circumflex femoral artery*

H-12 *lateral circumflex femoral artery*

H-13 deep femoral artery

H-14 femoral artery

H-15 popliteal artery

H-16 *descending genicular artery*

H-17 *genicular anastomosis**

H-18 fibular artery / peroneal～*

H-19 posterior tibial artery

H-20 anterior tibial artery

H-21 dorsalis pedis artery

H-22 *arcuate artery of foot*

H-23 medial plantar artery

H-24 lateral plantar artery

H-25 *deep plantar arch*

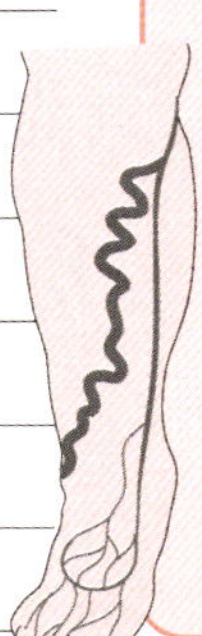

◆**iliolumbar artery 엉덩허리동맥(腸腰動脈)** 라틴어 ilium「엉덩뼈」+lumbus「허리」에서 유래.

◆**lateral sacral artery 가쪽엉치동맥(外側薦骨動脈)** 라틴어 os sacrum「신성한 뼈, 엉치뼈」에서 유래.⇒「골단」p.60.

◆**superior gluteal artery 위볼기동맥(上臀動脈)** 그리스어 γλουτός 글루-토스「궁둥이, 볼기부위」에서 유래.

◆**inferior vesical artery 아래방광동맥(下膀胱動脈)** 라틴어 vesica「주머니, 방광」에서 유래. visceral「내장의」도 동근어.

◆**corona mortis 사관(死冠)** 라틴어 corona「화환, 관, 왕관」에서 유래. mortis는 mors「죽음」의 속격이다. 갈고리인대의 바로 가쪽을 「관 모양」으로 주행하기 때문에 붙여진 이름이다. 넙다리부위의 수술(샅굴탈장 등) 시 손상을 입히면 큰 출혈이 일어나 치명적이다. 사관은 10～15%의 사람에게서 발견된다. 참고로, mortis에서 영어 mortality「사망률」, mortal「죽을 운명의, 치명적인」이 파생됐다. memento mori「죽음을 생각하라」

정맥류와 천연두

VARIUS「다양한」

종아리의 정맥이 확장되어 구불구불하게 튀어나온 것을 "종아리정맥류"라고 부른다(큰두렁정맥, 작은두렁정맥에 잘 생김). 정맥류라고 번역하는 영어 varix, varicosis는 인도유럽조어 *ver-「울퉁불퉁한 반점」에서 유래. 영어 variola「마마, 두창, 천연두」, (라틴어 형용사 varius「잡다한, 다양한」을 거쳐) 영어 various「여러 가지, 다양한」도 여기서 파생됐다.

정맥류가 생겼을 때 다른 증상이 없을 수 있지만, 대개의 경우 부종이나 통증 등의 증상이 나타난다. 정맥류가 다리에 잘 생기는 것은, 다리의 피부정맥이 길고 중력에 역행해서 위로 흘러야 하며(오랜 시간 서서 일하는 사람에게 잘 생김), 다리에서 올라온 정맥이 골반의 내장에 의해 눌리기 쉽기 때문이다(임산부에 많음). 정맥에는 "깊은정맥"과 얕은 "피부정맥"이 있는데, 이들은 서로 연결되어 있다. 피부정맥의 판막 기능이 저하되어 정맥류가 발생하는 경우도 많다(그 외에도 깊은정맥의 폐쇄 등 다양한 원인이 있음). 원래 피부정 맥에서 깊은정맥으로 혈액이 흐르던 것이 깊은정맥에서 피부정맥으로 역류하면 정맥이 확장된다. 증상이 심한 경우에는 탄력스타킹이나 탄력붕대를 사용할 수도 있고, 피부정맥을 결찰하거나 제거하는 수술을 할 수 있다.

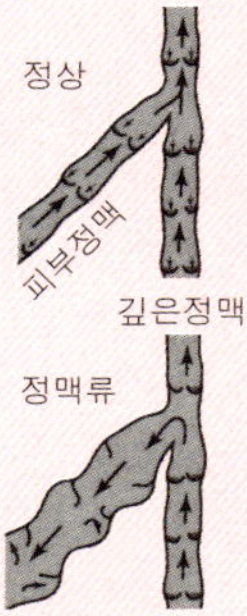

deep femoral vein(깊은넓다리정맥)은 profunda femoris vein이라고도 한다. profunda는 「깊게 위치한다」라는 의미의 라틴어 profundus의 여성형. 이 profunda와 profundus는 혈관뿐 아니라 깊게 위치한 신경, 근육의 명칭에도 사용된다. 영어의 profound「깊은」도 동근어. 반대말은 라틴어 superficialis, 영어 superficial.

(사람은 반드시 죽는 존재임을 잊지 마라)라는 유명한 문구의 mori도 동사 morior「죽다」의 부정사이다.

- **obturator artery 폐쇄동맥(閉鎖動脈)** 라틴어 opturo「폐쇄하다, 닫다」에서 유래.
- **internal pudendal artery 속음부동맥(內陰部動脈)** 라틴어 pudendus「부끄럽다, 부끄러울 만하다」에서 「음부의」라는 뜻이 파생됐다. 영어 pudency「수줍음, 내성적임」도 동근어.
- **genicular anastomosis 무릎관절그물(膝關節動脈網)** articular vascular network of knee, rete articulare genus라고도 한다.
- **fibular artery, peroneal artery 종아리동맥(腓骨動脈)** 라틴어 fibula「물림쇠, 핀」에서 유래. 별칭 peroneal은 그리스어 περόνη 페로네-「물림쇠」에서 유래. 「종아리근」의 경우에는 peroneal 대신 peroneus를 쓴다(peroneus longus「긴종아리근」).
- **great saphenous vein, long saphenous vein 큰두렁정맥(大伏在靜脈)** 정맥의 명칭에는 팔의 정맥에서 다뤘던 「노쪽피부정맥, 자쪽피부정맥」처럼 사혈에서 유래한 것들이 종종 눈에 띈다. 이 큰두렁정맥도 사혈을 하고자 할 때 (특히 몸쪽부분의 경우) 겉에서 잘 보이지 않고 「잠복」해 있기 때문에 붙여진 이름이다. saphenous「잠복해 있는」은 아라비아어 al-safen「잠복」에서 유래했다고 한다. ⇒ 「육단」p.86 참조.

정맥이 동맥과 함께 주행하는 것은 왜일까?

정맥은 혈압이 낮다. 심장보다 위에 있는 머리의 정맥은 중력의 도움으로 순환이 잘 되지만 심장보다 아래인 몸통과 다리의 정맥은 중력에 역행해야만 한다. 이를 위한 장치 중 하나가 왼쪽 칼럼에서 다뤘던 「정맥판막」이다. 동반정맥은 동맥과 나란히 주행하기 때문에, 동맥이 박동할 때마다 정맥이 눌려 판막의 도움으로 혈액이 심장 쪽으로 흐르게 된다.

또한, 다리의 깊은정맥은 근육 사이에 끼어 있어서 근육 수축에 의한 압박이 「펌프」의 역할을 한다. economy class syndrome은 비행기나 버스의 좁은 좌석에 오랜 시간 앉아 있을 때 근육 펌프가 작동하지 않아 다리에 정맥혈액이 고여 정맥혈전증이 생기고, 착륙 후 자리에서 일어설 때 혈전이 떨어져 나와 허파 색전증 등의 문제를 일으키는 것이다.

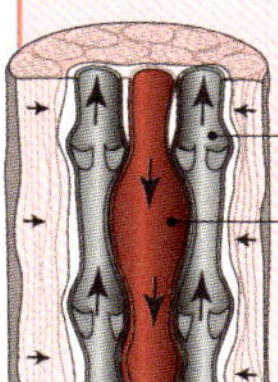

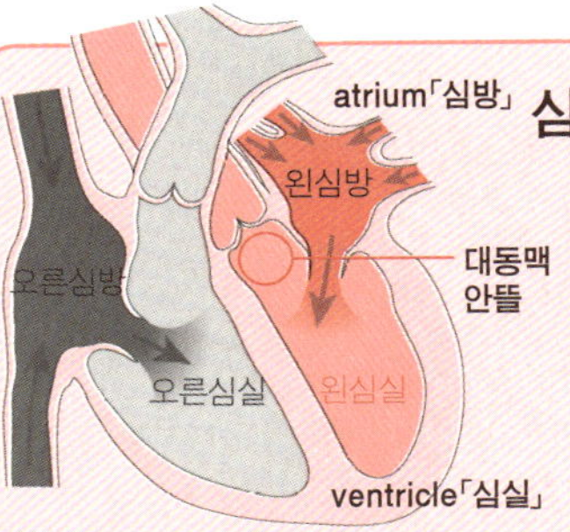

심방과 아내, 에티오피아인과 아트리에
ATRIUM「큰 방, 거실, 마당」

atrium「심방」은, 라틴어 atrium「큰방, 마당」에서 유래했다. 아트리움은 집안의 모든 방과 통하고, 현관으로 들어온 손님을 접대하는 응접실의 역할을 했다. 이런 의미로, 큰혈관에서 혈액이 처음 흘러들어 가는 빈 공간을 atrium「심방」이라고 이름 붙였다. 심방이 atrium이라면 아마 심실은 peristylium「열주랑, 벽이 없고 기둥으로 둘러싸인 공간」. atrium은 생활의 중심이 되는 장소이지만, 더 넓은 peristylium은 분수가 설치된 마당이 있고 약초도 기르는 휴식의 공간이었다.

한글용어 심방의 「房」도 「방」이란 뜻. 참고로 일본어 「女房(아내)」의 「房」도 원래는 헤이안(平安) 시대에 신분이 높은 여자 관리에게 주어진 1인용 공간을 의미했었다. 후에 그 여자 관리를 가리키는 말로 변했고, 아즈치모모야마(安土・桃山) 시대에 와서는 일반인들이 아내를 지칭하는 말이 됐다.

한편, atrium의 기원에 대해서는 여러 가지 설이 있다. 일설에 의하면, 아궁이가 있는 부엌이 아트리움과 통해 있었기 때문에 방이 그을음으로 꺼멓게 됐고, 이 때문에 라틴어 ater「검다, 때묻다」에서 atrium이라는 명칭이 생겼다고 한다. ater는 그리스어 αἴθω 아이트-「(불)타다」에서 유래. Ethiopian「에티오피아인」도 「검게 탄 얼굴」이라는 뜻의 동근어이다.

또한, 아트리움의 지붕 중앙에는 채광을 위한 창이 있었기 때문에 「하늘이 맑다, 밝다」는 뜻의 그리스어 αἴθρος 아이트로스가 기원이라는 설도 있다. 이 아이트로스에서 영어 ether「에테르」(원래는 「하늘을 가득 채운 정기」라는 뜻)도 파생됐다. 실은 하늘이 「불타는(아이트-)」 듯이 밝은 상태를 「맑다(아이트로스)」고 한 것이므로, 어느 쪽이든 결국 같은 어원이 된다. 오늘날, 아트리움은 호텔 로비나 저택 초입의 마당을 뜻하는데, 종종 아트리움에 유리지붕 등으로 자연광이 들어오도록 설계된 것을 볼 수 있다.

그렇다고 해도 아트리움에 「어둡다」와 「밝다」의 두 가지 어원 설이 있다는 것은 흥미롭다. 실제로 사람의 마음(心)이라는 것도 맘먹기에 따라 어둡게도 되고 밝게도 된다. 참고로, atrium과는 조금 철자가 다른 atelier「공방, 화실」는 원래 목재가 쌓인 공장・조선소의 뜻이었으나(옛 프랑스어 astellier「낡은 목재 더미」) 후에 화가・조각가의 공방이라는 뜻이 생겨났다.

※ atrium은 이 건축양식을 만든 고대 Atria 마을의 이름을 딴 것이라는 설도 있다.

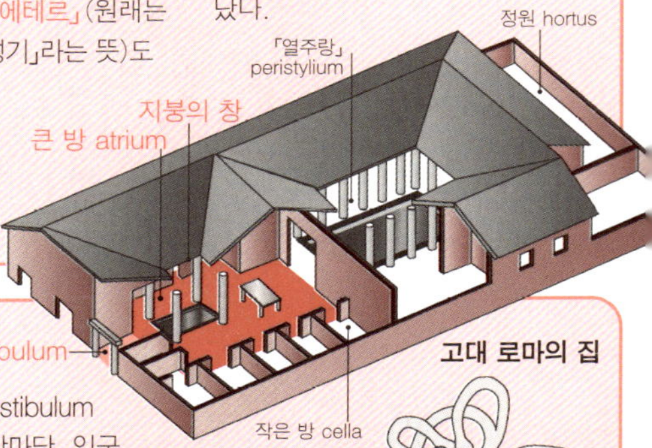

VESTIBULE「앞뜰, 입구」

영어 vestibule「현관」은 해부학에서 관이나 주머니의 입구 근처에 있는 공간이라는 뜻으로 쓰인다. 단독으로는 속귀의 「안뜰」을 가리킨다. 안뜰은 깊은 곳에 위치한 달팽이・반고리관과 연결되어 있다. 그 밖에도 코안뜰, 입안뜰, 그물막주머니안뜰, 대동맥판막 직전의 왼심실 앞위쪽부분을 지칭하는 대동맥안뜰 등의 용어가 있다.

기원이 되는 vestibulum은 로마 저택의 「앞마당, 입구, 현관」을 가리키는 말이었다. 어떤 설에 의하면, 바깥에서 집안으로 들어갈 때 이곳에 외투(라틴어 vestis「옷」)를 걸어 놓은 데서 유래했다고 한다. vestis에서 영어 vest「조끼」가 파생됐다.

그 밖에 로마신화에 등장하는 부엌의 신 Vesta도 관계가 있다고 한다.

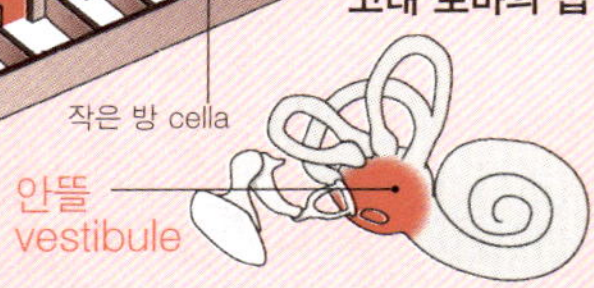

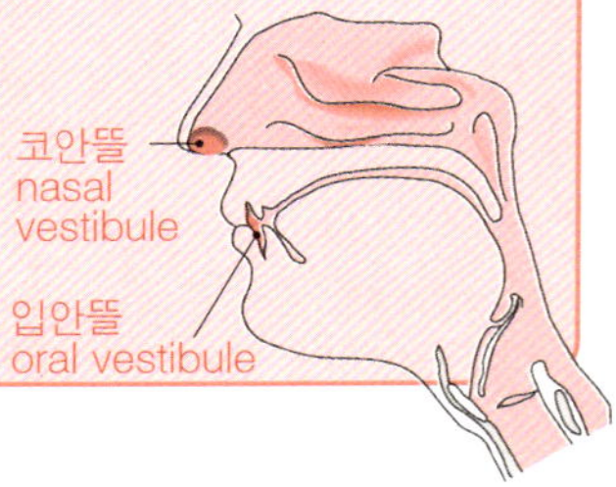

– Chapter 3 –

림프계통
Lymphatic System

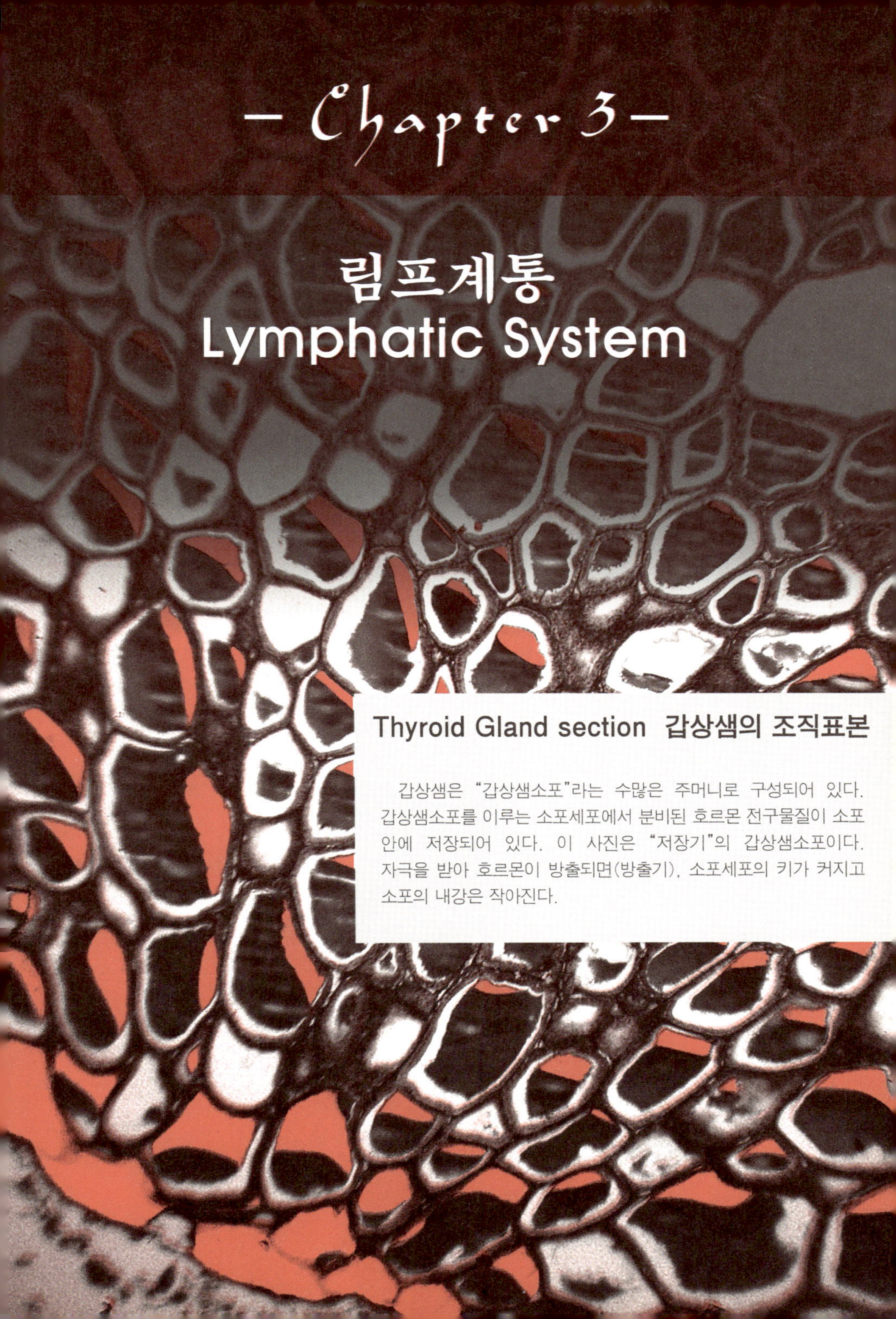

Thyroid Gland section 갑상샘의 조직표본

갑상샘은 "갑상샘소포"라는 수많은 주머니로 구성되어 있다. 갑상샘소포를 이루는 소포세포에서 분비된 호르몬 전구물질이 소포 안에 저장되어 있다. 이 사진은 "저장기"의 갑상샘소포이다. 자극을 받아 호르몬이 방출되면(방출기), 소포세포의 키가 커지고 소포의 내강은 작아진다.

I 림프기관

세동맥과 모세혈관에서 새어 나온 액체 성분 중 90%는 세정맥으로 재흡수되고, 나머지 10%(하루에 약 2~4리터)는 림프관으로 흡수된다. 림프관으로 흡수된 림프는 결국 좌우 빗장밑정맥으로 되돌려보내진다.

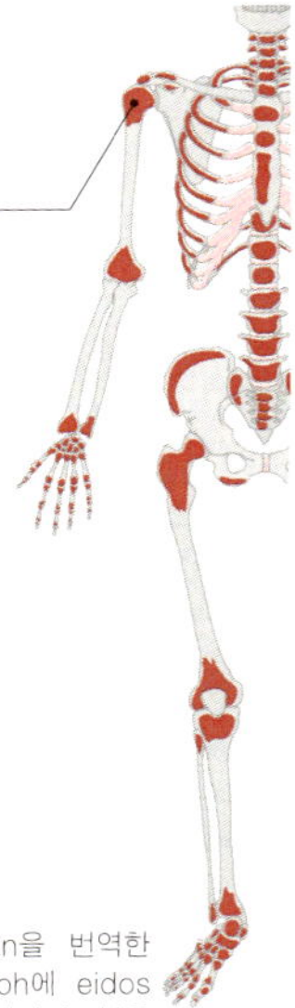

I-1 **일차림프기관** 포유류의 일차림프기관은 가슴샘과 골수, 그리고 태아기의 간을 가리킨다. 조류에서는 파브리시우스주머니도 포함된다.

I-2 **골수** 긴뼈 뼈끝의 해면뼈에는 적색골수가 가득 차 있으며, 여기서 혈구가 생성된다(반면, 뼈몸통에는 지방조직으로 변한 황색골수가 들어 있다).

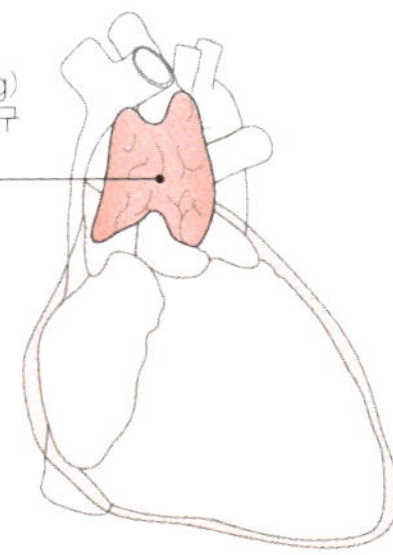

I-3 **가슴샘** (흉선) 어린이의 가슴샘은 매우 발달되어 있고, 사춘기에 최대(약 30~40g)가 되지만, 성인이 되면 퇴화한다. 골수에서 만들어진 림프구전구세포가 이곳에서 증식·분화하여 T림프구가 된다.

I-4 겉질 (피질) T림프구가 가득 차 있다. 정상 자가조직에 반응하는 T림프구는 자멸사한다.

I-5 속질 (수질) T림프구는 분화 과정 중 겉질에서 속질로 이동한다. 가슴샘소체가 존재한다.

I-6 소엽 가슴샘은 오른엽과 왼엽으로 구분되며, 각 엽은 지름 2mm 정도의 여러 소엽으로 나뉜다.

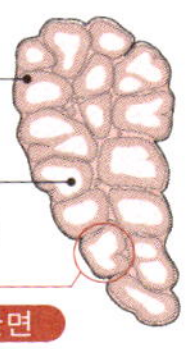

가슴샘의 단면

I-7 **이차림프기관** 인두편도, 목구멍편도 등의 상피성 림프기관(p.67 참조), 무리림프소절 등의 창자연관림프조직, 그리고 림프절과 지라가 여기에 속한다.

I-8 **림프** 혈장과 비슷한 성분의 노르스름한 액체. 혈장에 비해 단백질 함량이 적다.

I-9 **림프관** 말초에서부터 "모세림프관", "집합림프관", "림프줄기"의 순으로 점점 굵어진다. 중간중간에 수많은 림프절이 달려 있다.

I-10 들림프관 (수입림프관) 림프절로 들어가는 림프관을 "들림프관", 나오는 것을 "날림프관"이라고 한다.

일차림프기관은

primary lymphoid organ을 번역한 것이다. lymphoid는 lymph에 eidos「~같은」이라는 뜻의 접미사가 붙은 것이다. lymph의 단순한 형용사형은 lymphatic이다.

일차림프기관은 다른 림프기관이 아직 발달하지 않은 시기에 면역의 핵심 기능을 담당한다는 뜻에서 붙여진 이름이다.

I-11 **림프절**

I-12 겉질 (피질)

I-13 림프소절 B림프구가 많이 분포한다.

I-14 속겉질 T림프구가 많이 분포한다.

I-15 속질 (수질) 큰포식세포와 림프구가 많이 분포한다.

I-16 날림프관 (수출림프관)

I-17 림프관판막

I-18 속질굴

I-19 소절주위굴

I-20 잔기둥

I-21 피막밑굴

I-22 피막

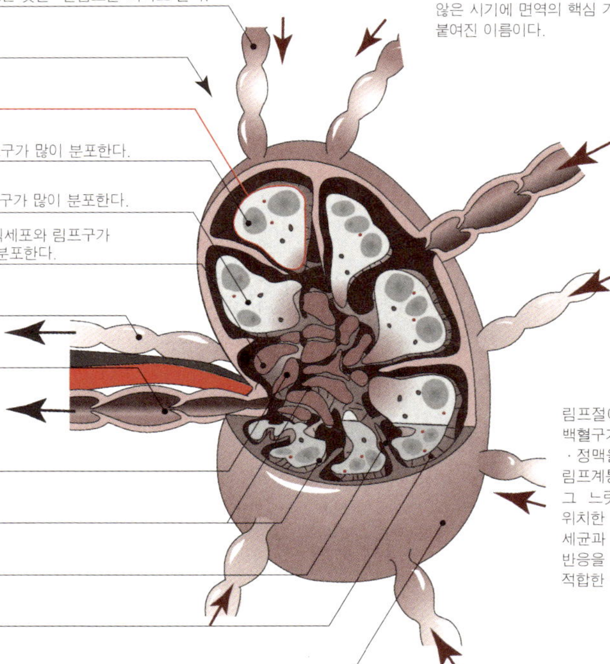

림프절에는 림프구라고 하는 백혈구가 많이 들어 있다. 동맥·정맥을 흐르는 순환에 비해, 림프계통의 순환은 매우 느리다. 그 느릿느릿한 순환의 곳곳에 위치한 림프절은 체내로 침입한 세균과 바이러스에 대해 면역 반응을 일으켜 감염과 싸우기에 적합한 곳에 자리 잡고 있다.

사람과 생쥐의 가슴샘은 가슴에 위치한다. 돼지와 기니픽의 가슴샘은 목부위에 있기 때문에 "목샘"이라고 해야 할 것 같지만, 실제로는 똑같이 "가슴샘"이라고 부른다(영어의 thymus에는 "가슴"이라는 의미가 담겨 있지 않으므로 문제가 되지 않는다). 가슴샘은 원래는 좌우 셋째인두주머니에서 발생하지만, 반드시 사람처럼 가슴세로칸까지 이동하는 것은 아니어서 동물의 종에 따라 위치가 다르다.

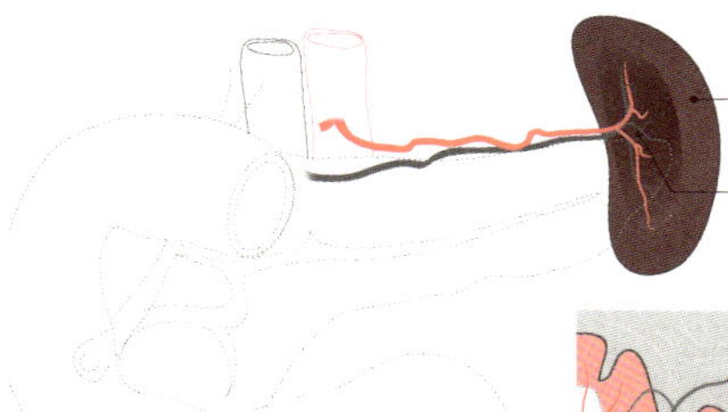

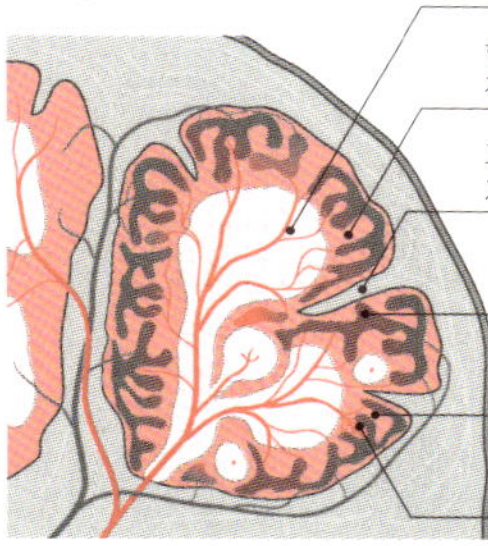

비장
지라 I-23
지라의 적색속질은 늙은 적혈구를 처리하는 곳이다. 철분을 저장하여 재활용할 수 있도록 되어 있다. 지라는 혈액·혈소판의 저장소로, 전체 혈소판의 약 1/3이 지라에 들어 있다.

지라문 I-24
지라의 동맥, 정맥, 신경, 림프관이 출입하는 곳.

백색수질
백색속질 I-25
중심동맥 주위를 둘러싸는 림프구, 큰포식세포 등으로 이루어진 림프조직.

적색수질
적색속질 I-26
혈액이 가득 찬 지라굴과 지라끈으로 구성. 적혈구가 많아서 암적색을 띤다.

지라잔기둥 I-27
피막의 섬유조직이 지라 내부로 뻗은 것. 지라를 구조적으로 지지하고 있다.

지라굴 I-28
특수한 굴맥관. 지라굴의 벽에 존재하는 큰포식세포들이 늙은 적혈구를 포식한다.

지라끈 I-29
지라굴의 경계를 이루는 지라의 실질.

붓털동맥 I-30
적색속질 안에서 분지하는 동맥.

bilateral left-sideness는 원래 좌우대칭이 아닌 장기가 양쪽에서 발생하는 증후군이다. 지라가 여러 개 있는 여러지라증(polysplenia) 환자에서, 왼심방과 오른심방이 모두 왼심방의 형태를 띠는 심장기형이 동반된 경우가 많다.
지라가 없는 지라없음증(asplenia) 환자는, 양쪽 심방이 모두 오른심방의 형태를 띠는 심장기형이 동반된 경우가 많다.

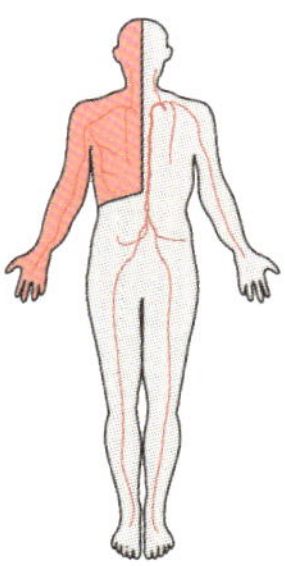

하반신(가로막보다 아래)의 림프는 모두 가슴림프관으로 모여, 왼빗장밑정맥으로 운반된다(회색 부분).
오른림프관으로 모인 림프(분홍색 부분)는 오른빗장밑정맥으로 운반된다.

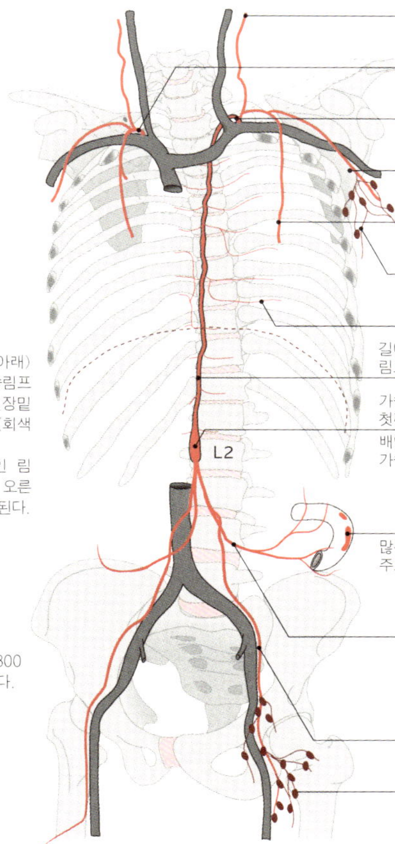

경임파본간
목림프줄기 I-31

우임파본간
오른림프관 I-32

가슴림프관활 I-33
왼빗장밑정맥과 왼속목정맥이 만나는 지점(왼정맥각)으로 연결된다.

기관지종격임파본간
기관지세로칸림프줄기 I-34

쇄골하임파본간
빗장밑림프줄기 I-35

액와림프절
겨드랑림프절 I-36

늑간림프관
갈비사이림프관 I-37

흉관
가슴림프관 I-38
길이 40cm, 지름 2~3mm. 림프관 중 가장 굵다.

유미조
가슴림프관팽대 I-39
가슴림프관 아래끝의 팽대부. 첫째·둘째허리뼈 앞에 위치한다.
배안 내장과 다리의 림프가 이곳으로 모인다. 가슴림프관 아래끝이 팽대되어 있지 않은 경우도 있다.

집합임파소절
무리림프소절 I-40
많은 림프소절이 불규칙한 타원형 구역에 모여 있는 것. 주로 돌창자에 발달되어 있다.

장임파본간
창자림프줄기 I-41
창자 등의 장기로부터 림프를 받는 림프줄기이지만, 성인에서는 잘 관찰되지 않는다.

온몸에 약 300~800개의 림프절이 있다.

요임파본간
허리림프줄기 I-42

서혜림프절
샅고랑림프절 I-43
넙다리근막보다 깊은 곳에 위치한 "깊은샅고랑림프절"과 얕은 곳에 위치한 "얕은샅고랑림프절"로 구분된다.

I Lymphoid Organs

I-1 primary lymphoid organs

I-2 bone marrow/medulla*

I-3 thymus

I-4 cortex*

I-5 medulla*

I-6 *lobule*

I-7 secondary lymphoid organs

I-8 lymph*

I-9 lymphatic vessel

I-10 afferent lymphatic

I-11 lymph node

I-12 cortex

I-13 *lymphoid nodule*

I-14 *paracortex / deep cortex*

I-15 medulla

I-16 efferent lymphatic vessel

I-17 *lymphatic valve*

I-18 *medullary sinus*

I-19 *intermediate sinus / cortical ~*

I-20 *trabecula*

I-21 *marginal sinus / subcapsular ~*

I-22 *capsule*

* **marrow 골수(骨髓)** 고대 영어 merg「골수」에서 유래. 참고로 marshmallow「마시멜로」의 mallow는 아욱속의 총칭으로, 골수 marrow와는 관계가 없다. 옛날에는 marsh「늪, 습지」에 서식하는 marsh mallow「서양접시꽃」의 뿌리를 원료로 마시멜로를 만들었다(지금은 계란 흰자위와 설탕으로 만듦).
* **cortex 겉질(皮質)** 라틴어 cortex「나무껍질」에서 유래. 영어의 cork「코르크, 코르크마개」도 동근어.
* **medulla 속질(髓質)** 라틴어 medulla「(풀과 나무의) 속, 중심부」에서 유래. 이 medulla는 medius「중간의」에서 기원되었으며, 해부학에서는 「콩팥속질, 골수」 등 기관의 중심부 구조를 가리키는데 사용된다. 16세기에 베살리우스는 이 단어를 척수를 지칭하는데 사용했으나, 18세기에 와서 척수가 아니라 medulla oblongata 「숨뇌」를 뜻하는 용어로 바뀌었다.

림프와 요정과 유충, 수련과 수선화

NYMPHE「물의 요정」

영어 lymph「림프」는 〔f〕의 발음을 ph, 〔i〕의 발음을 y로 표기하고 있기 때문에 일견 그리스어에서 유래한 것처럼 보인다. 그러나 실은 라틴어 limpa(또는 lumpa)「맑은 물」에서 유래한 것으로 추정된다(limpa의 직접적인 파생어는 영어 limpid「맑은, 투명한」. 모음이 y가 아니라 i임). 하지만 νύμφη 뉨페-「(샘에서 솟아 오르는) 맑은 물, 요정, 물의 요정, 신부, 처녀」라는 뜻의 그리스어가 어원이라고 착각한 학자들에 의해 그리스어풍으로 i→y, p→ph와 같이 라틴어의 철자가 바뀌어 버렸다(limpa→lympha). (이렇게 성급한 언어학자들에 의해 철자가 잘못된 예는 셀 수 없이 많다)

참고로, 그리스어의 뉨페에서 파생된 nymph「요정」에는 「잠자리 유충」이라는 뜻도 있다. 또한, 수련(睡蓮)의 학명도 *Nymphaea*이다. 영어에서 「소음순」을 nympha라고 부르는 것은 요도구멍(물이 흐르는 곳?)과 가깝기 때문이라는 설이 있다. 이와 관련된 의학용어로 nymphomania「여자색정증」이 있다.

그리스신화에서는 요정(님프)에게 구애를 받았으나 이를 매정하게 거절한 미소년 나르키소스(강의 신 케피소스와 요정 사이에서 태어난 아들)는 샘에 비친 자신에게 반해 이룰 수 없는 사랑을 갈망하다가 죽은 뒤 narcissus「수선화」가 됐다고 한다. 이 이야기로부터 narcissism「자기애」라는 말이 생겨났다.

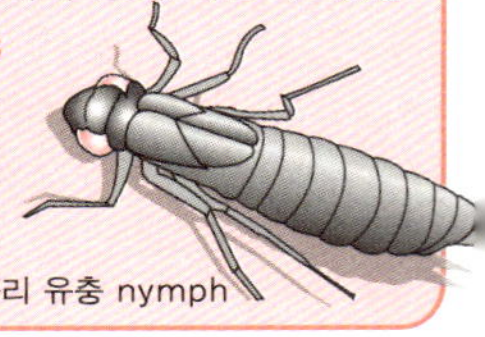

잠자리 유충 nymph

빈창자에서 림프소절은 solitary lymphoid nodule「홀림프소절」의 형태로 존재한다. solitary는 「고립된, 단독의」라는 뜻으로, 혼자 하는 카드놀이 solitaire도 관련어. 외부와 접해 있어서 미생물이 침입하기 쉬운 소화관, 호흡관, 비뇨생식관에는 림프조직이 발달되어 있으며 이를 점막연관림프조직(mucosa-associated lymphoid tissue) 또는 줄여서 MALT라고 부른다.

◆**cisterna chyli, chyle cistern 가슴림프관팽대(乳糜槽)** 한자 糜는 「죽」이라는 뜻(그래서 「米」가 포함되어 있음). 짓무른다는 뜻의 「미란(糜爛)」에도 같은 한자가 사용된다. 암죽(유미)이란 창자에서 흡수된 지방입자(chylomicron「기름죽입자」) 때문에 우유처럼 하얗고 뿌연 림프를 말한다. 영어 chyle「암죽, 유미」는 그리스어 χυλός 큐-로스「즙, 과즙」에서 파생됐다. 다른 그리스어 χυμός 큐-모스도 큐-로스와 마찬가지로 χέω 케오-「흘러들다」에서 유래됐으며, 그리스어에서는 둘 다 비슷한 의미로 사용됐었다(큐-모스는 자연 그대로의 과즙, 큐-로스는 달인 즙이나 가공한 것을 가리키는 데 쓰인 것으로 추정됨). 큐-모스의 파생어 chyme은 「미즙」 즉, 부분적으로 소화된 반유동체 덩어리를 의미한다. 따라서, chyme과 chyle은 소화관에서 흡수되기 전과 후를 명확히 구분해서 부르는 용어이다.

◆**aggregated lymphoid, nodules, Peyer's patch 무리림프소절** aggregate는 「응집하다, 집합하다」라는 뜻. nodule은 node「마디, 결절」에 지소사 -ule이 붙은 것. Johann Peyer(1653-1712)는 스위스의 해부학자. patch는 옷에 「헝겊을 대고 깁다, 기운 헝겊 조각」이란 뜻이며, 여기서 변화하여 「불규칙한 반점, 불규칙한 모양의 밭」이란 뜻으로도 쓰인다.

spleen 1-23
splenic hilum 1-24
white pulp 1-25
red pulp 1-26
splenic trabecula 1-27
splenic sinus 1-28
splenic cord 1-29
penicilli / penicillar arteries ◆ 1-30
jugular (lymphatic) trunk 1-31
right lymphatic duct/trunk 1-32
arch of thoracic duct 1-33
bronchomediastinal (lymphatic) trunk 1-34
subclavian (lymphatic) trunk 1-35
axillary lymph nodes 1-36
intercostal lymphatic vessel 1-37
thoracic duct 1-38
cisterna chyli/chyle cistern ◆ 1-39
※ chyli는 chyle의 속격.
aggregated lymphoid nodules ◆ 1-40
intestinal (lymphatic) trunk 1-41
lumbar (lymphatic) trunk 1-42
inguinal lymph nodes 1-43

붓털동맥과 페니실린, 연필
PENICILLUS「붓」

붓털동맥은 라틴어 penicillus「붓, 솔」(penis「꼬리, 음경」의 축소사)에서 유래. 붓털동맥이 수많은 가지로 갈라져 마치 붓털처럼 보이기 때문이다. 중성형 *Penicillium*은 푸른곰팡이속을 뜻하는데, 이는 분생자자루(分生子柄)가 붓끝처럼 생겼기 때문. 또한 푸른곰팡이에서 발견된 항생물질은 penicillin「페니실린」이라고 이름 붙여졌다(페니실린은 세균의 세포벽 합성을 방해하기 때문에, 사람처럼 세포벽이 없는 진핵생물에게는 독성이 적다). 또한, penicillus→pincel(옛 프랑스어)→pencel(옛 영어)을 거쳐 pencil「연필」이 됐다(다른 설도 있기는 하다). 참고로 pen은 라틴어 penna 펜나 「깃, 깃털」에서 유래한 것이므로, pencil과는 어원상 직접적인 관련은 없다. 재미있게도 이 pen의 영향을 받아 pincel의 i가 e로 변한 것이라고 한다.

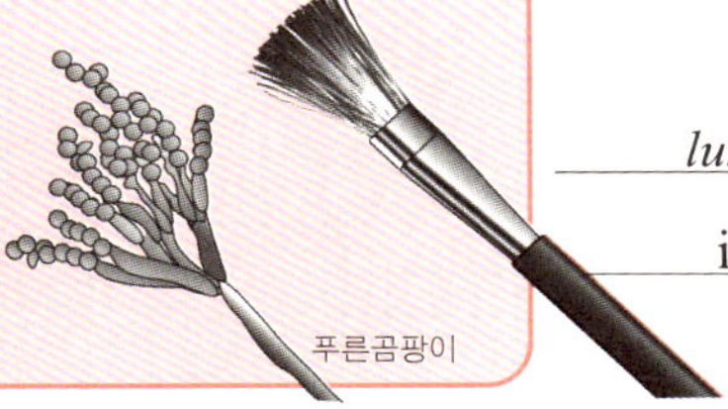

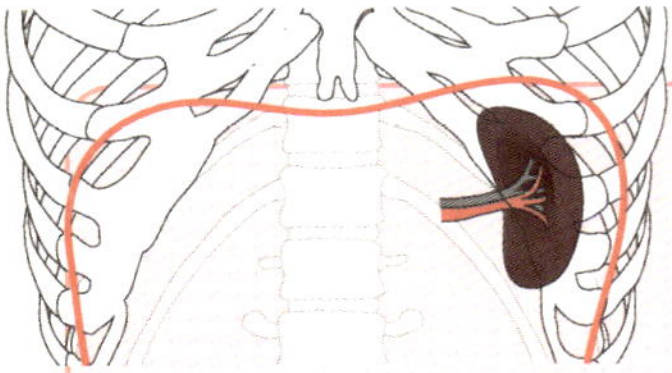

지라와 내장, 머리널판근과 습포
SPLE-「내장」

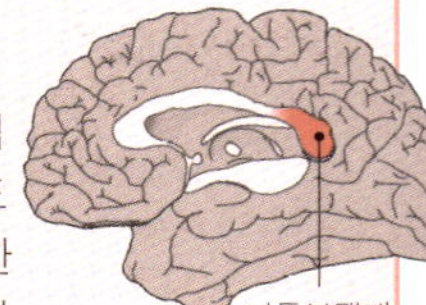

spleen「**지라(비장)**」는 그리스어 σπλήν 스플렌-「지라」에서 유래했다. 라틴어에서는 어두의 자음이 사라져 lien 리엔이 됐다.

이 스플렌-은 그리스어 σπλάγχνον 스플랑크논「내장」과도 관련이 있다. 이 단어에서 splanchnology「내장학」이 파생됐다. 고대 그리스인들은 이 스플랑크논으로 부터 「창자가 떨릴 정도의 감정, 마음 깊은 곳에서 끓어오르는 감정」이라는 의미의 파생어를 만들어 이를 「가엾게 여기다, 동정」을 뜻하는 말로 사용했다(말 그대로 「단장의 슬픔」이다).

꼬리고사리과의 학명은 *Asplenium* 이고, 이 식물이 속한 속명은 spleenwort 「차꼬리고사리속」이다. 꼬리고사리 중 일부가 지라의 병에 효험이 있다고 생각했었기 때문이다. 고사리는 습포의 재료로 개발되어 붕대를 만드는데 사용됐다. 그래서 라틴어로 「붕대, 습포」를 splenium이라고 한다. splenium of corpus callosum 「뇌들보팽대」의 「팽대」는 뇌들보의 뒷부분이 마치 붕대를 감은 것처럼 두껍다는 식의 표현이다. 또한 목 뒷부분 의 splenius capitis「머리 널판근」, sple- nius cervicis「목널판근」의 sple- nius는 라틴어로 「띠 모양, 판 모양」이라는 의미이다(splenium과 관련이 있음). 머리 · 목널판근이 평평하고 폭이 넓으며 띠 · 판 모양일 뿐 아니라, 목을 붕대처럼 둘러 싸기 때문에 이렇게 명명됐다고 한다.

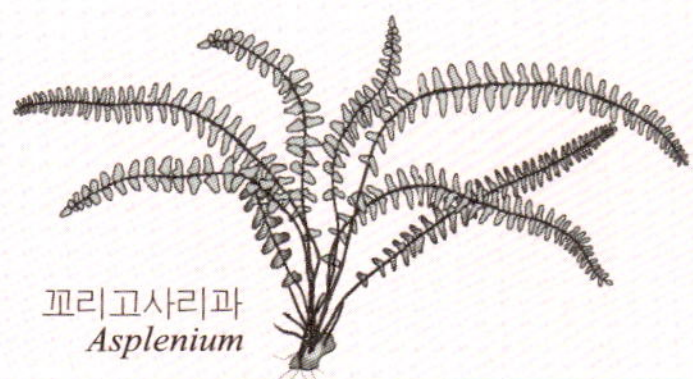
꼬리고사리과
Asplenium

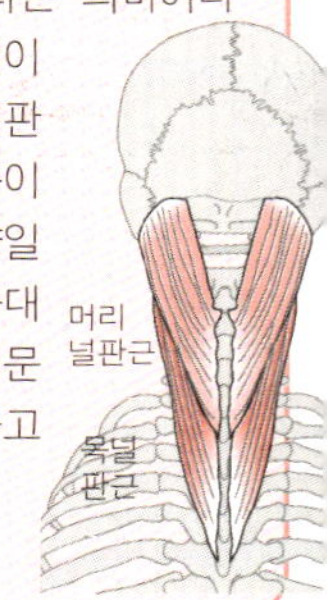

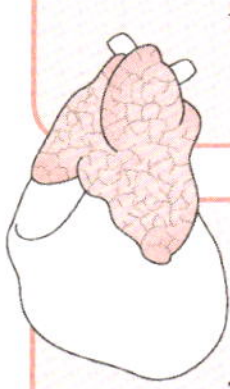
신생아의 가슴샘

가슴샘과 타임(백리향)과의 관계는?

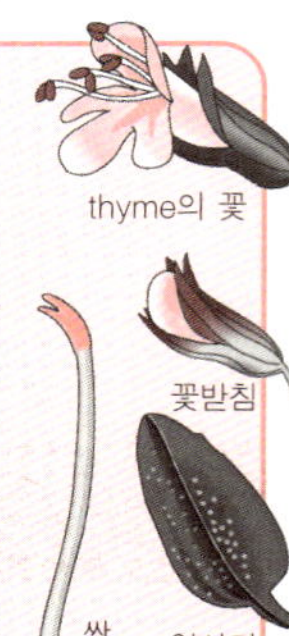

가슴샘(thymus)이라는 용어의 기원에는 여러 가지 학설이 있다. 그중 하나는, 그리스어 θύμον 튜몬「(허브의) thyme」에서 유래했다는 설이다. thyme은 꿀풀과에 속한 낙엽관목으로, 우리나라 말로는 백리향이라고 부른다.

가슴샘과 thyme(백리향)이 어떤 관계가 있는지에 대해, 여러 문헌에서는 허브 thyme의 향기가 가슴샘을 태울 때의 냄새와 비슷하다고 설명하고 있다. 튜몬이라는 말 자체는 그리스어의 「연기를 올리다, 향기를 피우다」라는 동사에서 유래했는데, 이는 thyme이 강한 향기를 내는 것과 관계가 있다. 이 허브는 유럽의 고기 · 생선 요리에 폭넓게 사용되고 있다(time「시간」과는 전혀 관련이 없다).

참고로, 프랑스 요리에서 송아지 가슴샘 요리는 ris de veau「리 · 드 · 보」인데, ris는 「접힌 돛」이란 뜻이며 가슴샘의 모양을 돛을 접은 것에 비유한 것.

그런데 많은 영문 의학어원사전에는 가슴샘과 thyme의 유사점이 「향기」가 아니라 「형태」라고 설명되어 있다. 그러나 thyme의 어떤 부위가 가슴샘과 비슷한지에 대해서는 명확하지가 않다.

어떤 사전은 thyme의 송이(늘어진 주머니 모양의 구조), 어떤 사전은 잎사귀, 또 어떤 사전은 꽃이 비슷하다고 되어 있다. 더욱이, 가슴샘 표면의 요철이 thyme의 꽃받침과 닮았다고 하는 이야기도 있다. 전부다 사실이라면 thyme은 모든 부위가 가슴샘처럼생긴 풀이라는 말인가? 그러나 일반적인 thy-me의 품종은 어디 를 어떻게 봐도 가슴샘과 닮은 구석이 없다. 원래부터 가슴샘의 모양은 개인차가커서 thyme과 비슷한 가슴샘을 가진 사람이 있을 지도 모르겠지만.

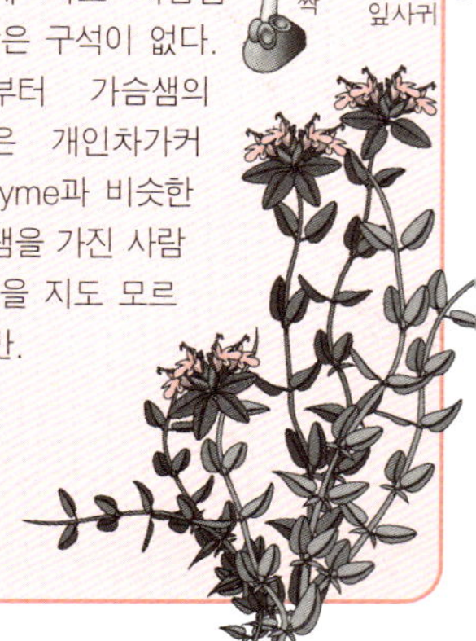

— Chapter 4 —

호흡계통
Respiratory System

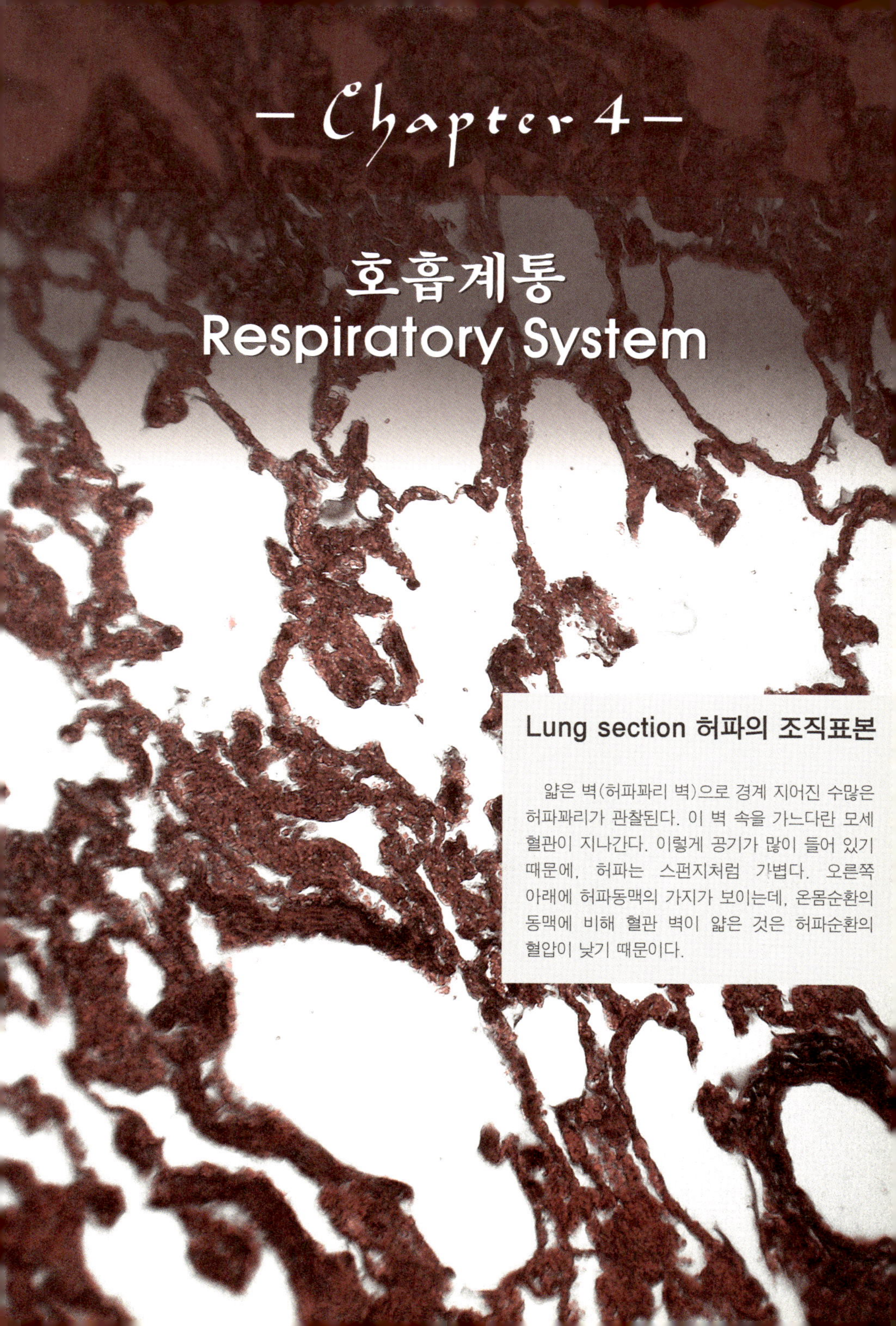

Lung section 허파의 조직표본

얇은 벽(허파꽈리 벽)으로 경계 지어진 수많은 허파꽈리가 관찰된다. 이 벽 속을 가느다란 모세혈관이 지나간다. 이렇게 공기가 많이 들어 있기 때문에, 허파는 스펀지처럼 가볍다. 오른쪽 아래에 허파동맥의 가지가 보이는데, 온몸순환의 동맥에 비해 혈관 벽이 얇은 것은 허파순환의 혈압이 낮기 때문이다.

J 코 · 코안 · 코곁굴

여기서는 코에 대해 공부해보자.

J-1 외비 **코** 얼굴에서 돌출한 부분. 일반적으로 말하는 "코".

J-2 비근 **코뿌리** 코뼈와 위턱뼈 이마돌기가 있는 부분.

J-3 비배 **콧등** 코연골이 있는 부분.

J-4 비첨 **코끝**

J-5 비익 **콧방울** 콧방울연골로 이루어져 있다.

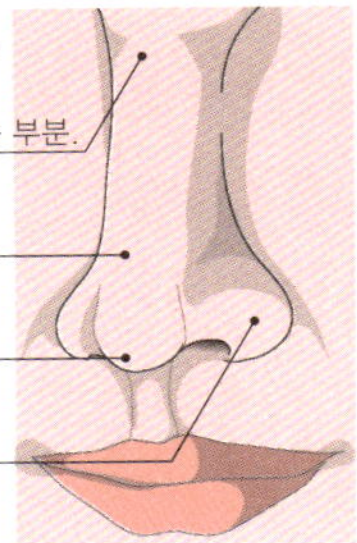

J-6 비연골 **코연골** 콧등의 골격을 이루는 연골.

J-7 외측비연골 **코중격연골 가쪽돌기**

J-8 대비익연골 **큰콧방울연골**

J-9 소비익연골 **작은콧방울연골** 한쪽에 2~3개. 개수는 개인차가 있다.

J-10 비중격연골 **코중격연골**

J-11 후돌기 **뒤돌기**

J-12 서비기 **보습코기관** 사람의 경우 태아기에만 존재. 성인에서 주머니 모양의 흔적구조가 발견될 수 있지만 기능은 없다.

콧구멍은 코점막으로 덮여 있다. 위쪽 1/3의 코점막은 후각에 관여하기 때문에 "후각부위"라고 부른다. 아래쪽 2/3는 "호흡부위"라고 한다. 이곳을 지나는 공기는 따뜻하게 덥혀지고 습도를 보충 받는다.

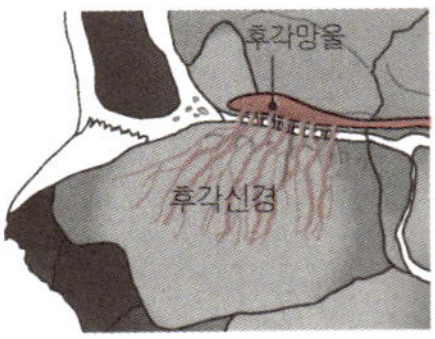

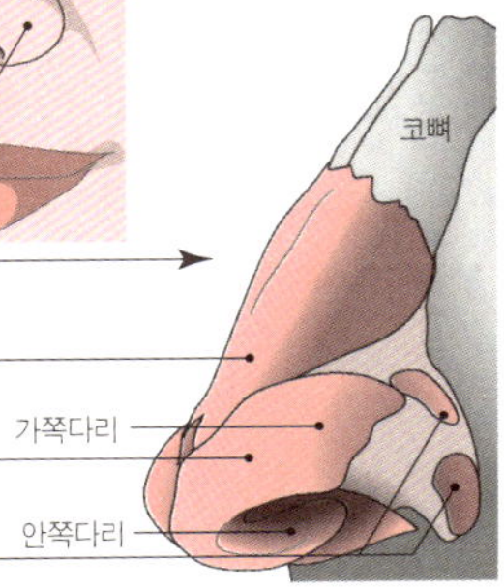

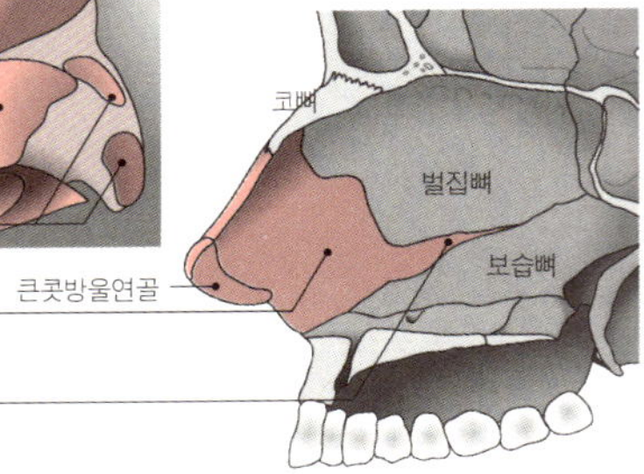

J-13 비강 **코안**

J-14 외비공 **콧구멍**

J-15 비전정 **코안뜰** 코안의 앞부분. 콧방울의 안쪽에 해당한다.

J-16 비역 **코문턱** 코안뜰의 뒤쪽 경계.

J-17 후비공 **뒤콧구멍**

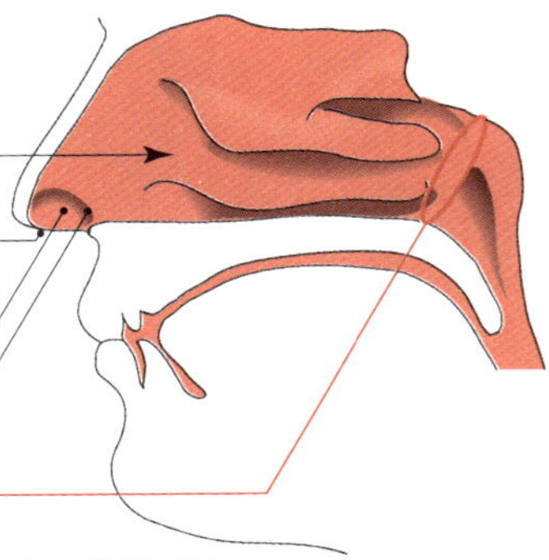

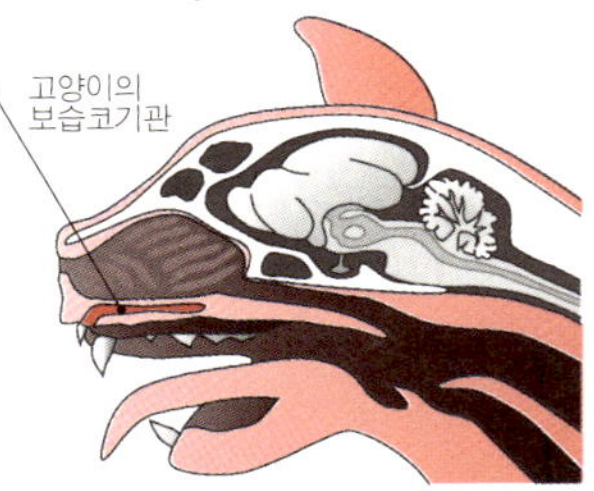

보습코기관

열리는 곳은 종에 따라 다르지만, 포유류의 경우 앞니관을 통해 입안으로 연결된다. 사람, 원숭이 이외의 포유류에서는 페로몬을 감지하는 제2의 후각기관으로 작용한다.

J-18 비중격 **코중격** 좌우 코안을 나눠 준다. 사람의 코중격은 약간 휘어 있는데, 심하게 휜 경우에는 "코중격만곡증"이라고 하여 코막힘의 원인이 된다.

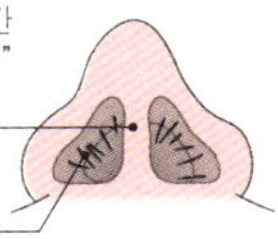

J-19 **코털**

J-20 **키셀바하부위**

코안점막은 전체적으로 혈관 분포가 풍부하나, 특히 코중격의 모세혈관이 많은 부분을 키셀바하부위라고 한다. 코피가 잘 나는 곳이다.

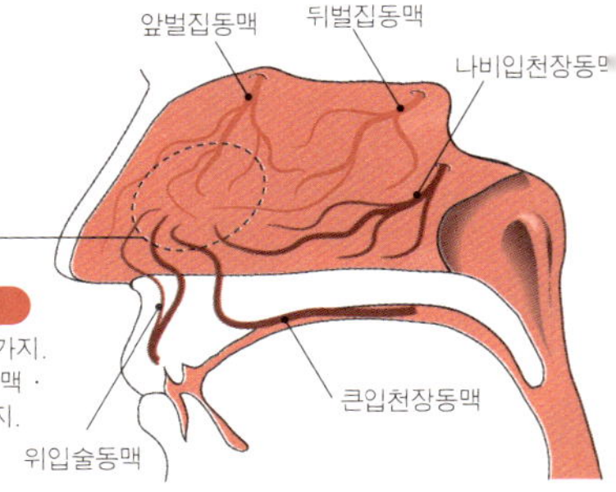

코중격의 동맥

앞 · 뒤벌집동맥은 속목동맥의 가지. 나비입천장동맥 · 큰입천장동맥 · 위입술동맥은 바깥목동맥의 가지.

세균, 바이러스, 꽃가루에 대한 알레르기 등으로 인해 코곁굴의 점막에 염증이 생겨, 코안으로 통하는 배출구가 막히고 고름이나 점액이 코곁굴 속에 고인 것을 코곁굴염(부비동염, 흔히 말하는 축농증)이라고 한다. 약물치료나 분무요법(약을 분무하여 코안점막에 직접 도포함)으로 효과가 없을 경우 수술을 하기도 한다.

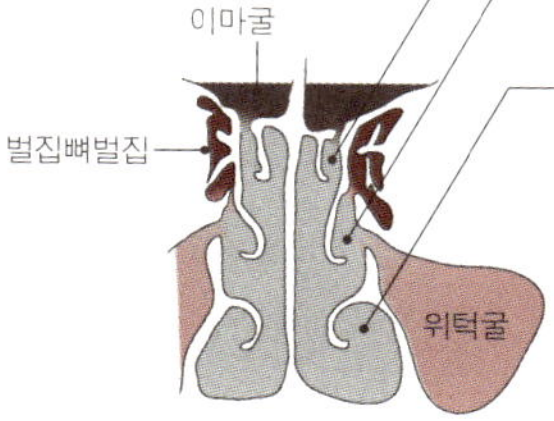

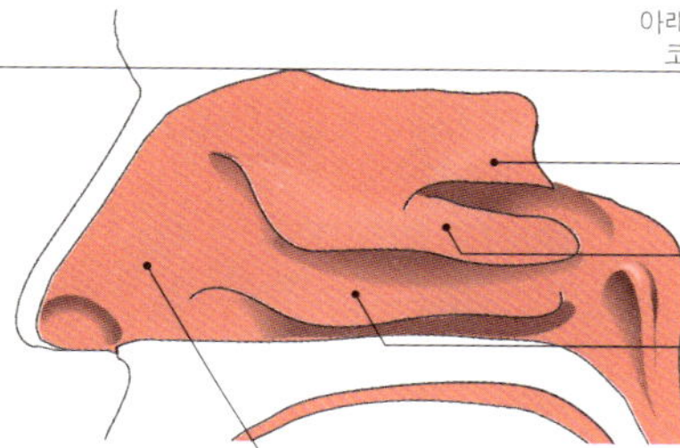

상비도 **위콧길** J-21
위코선반 아래에 위치한다. 벌집뼈 뒤벌집의 구멍이 이곳으로 열린다.

중비도 **중간콧길** J-22
중간코선반으로 덮인 복잡한 모양의 공간. 이마굴, 벌집뼈 앞벌집, 위턱굴이 이곳으로 열린다.

하비도 **아래콧길** J-23
아래코선반의 아래에 위치한다. 코눈물관이 이곳으로 열린다.

상비갑개 **위코선반** J-24
벌집뼈의 돌기로 이루어진 얇은 뼈판.

중비갑개 **중간코선반** J-25
벌집뼈의 돌기로 이루어진 얇은 뼈판.

하비갑개 **아래코선반** J-26
독립된 뼈.

비점막 **코점막** J-27
코안을 덮는 점막. 거짓중층섬모원주상피의 섬모가 인두를 향해 움직인다. 코샘에서 분비된 점액이 표면의 습도를 유지해 준다.

- 위턱굴
  중간콧길로 열림.
- 나비굴
  코안 뒤위쪽 끝 (나비벌집오목)으로 열림.
- 이마굴
  중간콧길로 열림.
- 벌집뼈벌집
  앞벌집, 중간벌집 →중간콧길로 열림.
  뒤벌집 →위콧길로 열림.

※ 빨간 부분이 코선반뼈의 단면.

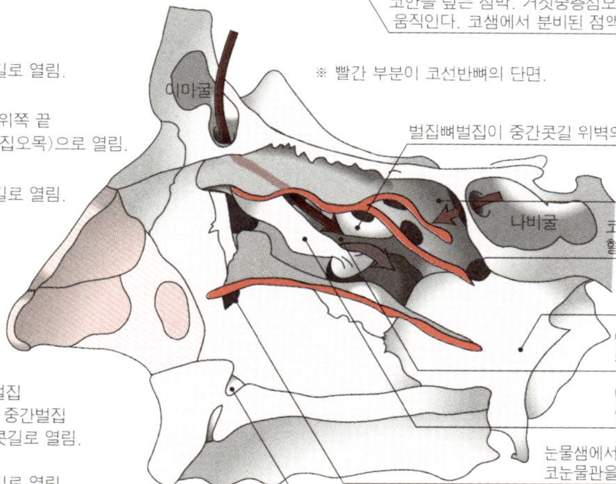

사골포 **벌집뼈융기** J-28
벌집뼈벌집이 중간콧길 위벽의 앞부분으로 융기된 것.

접사함요 **나비벌집오목** J-29
나비굴이 이곳으로 열린다.

접구개공 **나비입천장구멍** J-30
코안 뒤부분에 분포하는 혈관 · 신경의 통로.

비인두 **코인두** J-31

반월열공 **반달틈새** J-32
벌집뼈벌집과 갈고리돌기 사이에 위치한 초승달 모양의 틈새.

구상돌기 **갈고리돌기** J-33
벌집뼈에서 튀어나온 얇고 긴 판 모양의 돌기.

비루관 **코눈물관** J-34
눈물샘에서 분비된 눈물은 눈물주머니와 코눈물관을 통해 아래콧길로 배출된다.

절치관 **앞니관** J-35
코입천장신경, 코입천장동맥이 지나간다.

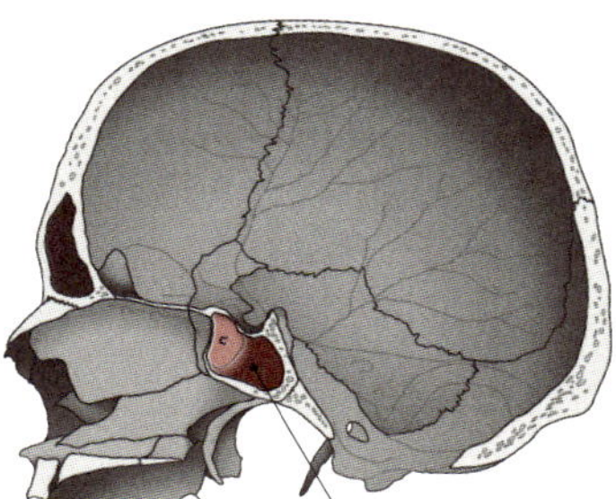

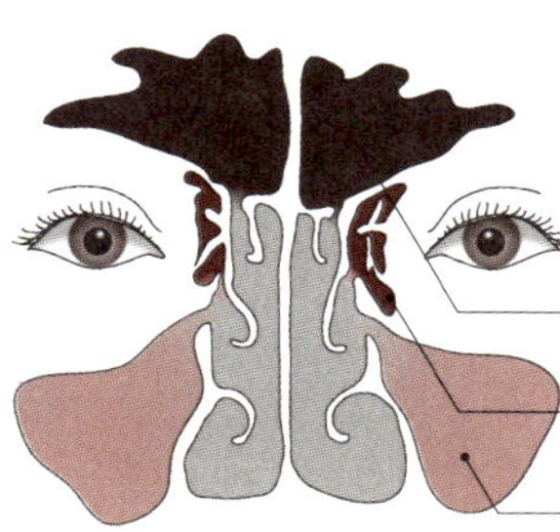

코곁굴의 모식도

부비동 **코곁굴** J-36
얼굴머리뼈 속의 공간. 코안의 위 · 중간 · 아래콧길과 연결되어 있다.

전두동 **이마굴** J-37

사골동(사골봉소) **벌집뼈벌집** J-38

상악동 **위턱굴** J-39

접형골동 **나비굴** J-40

J Nose, Nasal Cavity, Paranasal Sinuses

J-1 nose
J-2 root of nose
J-3 dorsum of nose
J-4 apex / tip of nose*
J-5 ala of nose*
J-6 nasal cartilages*
J-7 *lateral process*
J-8 major alar cartilage
J-9 minor alar cartilage
J-10 septal nasal cartilage
J-11 *posterior process*
J-12 *vomeronasal organ**

- **tip of nose 코끝(鼻尖)** tip「끝, 첨단」은 게르만어 *tupp-「상단」에서 유래했으며, 영어 top과 동근어이다. tip의 다른 뜻인 「가볍게 손을 대다」도 「어떤 물체의 끝 부분을 살짝 만지다」에서 유래했다고 한다. 「팁, 사례금」이라는 뜻의 tip도 「접촉하다→건네주다」라는 의미에서 파생했다는 설이 있다(다른 설도 있음).
- **ala of nose 콧방울(鼻翼)** ala는 라틴어 ala「날개」에서 유래. 이 ala는 해부학에서 날개 모양의 다양한 구조 이름에 사용되고 있다(나비뼈큰날개, 엉덩뼈날개, 볏돌기날개 등). 참고로 건축용어 aisle「통로, 측면의 복도」도 역시 날개라는 뜻에서 유래했다.
- **nasal cartilages 코연골(鼻軟骨)** 라틴어 cartilago「연골」에서 유래.
- **vomeronasal organ 보습코기관(鋤鼻器)** vomero-는 그 형상이 「가래」의 날과 닮은 보습뼈의 연결형. 라틴어 vomer「가래의 날」에서 유래했다. 비교해부학을 전공한 해부학자 · 생리학자 · 군의관 Ludwig L. Jacobson(1783-1843)이 처음 발견했다. Jacobson은 코중격연골과 보습뼈 사이에 있는 보습코연골도 최초로 기술했다.
- **naris, nostril 콧구멍(外鼻孔)** naris는 단수형이므로 양쪽 콧구멍을 가리킬 경우에는 복수형인 nares가 사용된다. nasus는 코 전체를 뜻하지만, naris는 「콧구멍」만을 의미한다.

J-13 nasal cavity
J-14 naris / nostril*
J-15 *nasal vestibule*
J-16 *limen nasi**
J-17 choana* / posterior nasal apertures
※ 복수형은 choanae
J-18 nasal septum
J-19 *nasal hair*
J-20 Kiesselbach area*

코끼리의 코는 위입술?

코가 긴 동물이라고 하면 제일 먼저 **코끼리**가 생각난다. 정확히 말하자면 코끼리의 긴 코는 코와 위입술이 연장된 것으로, 뼈는 없고 극도로 발달된 입꼬리올림근으로 구성되어 있다. 코끼리의 코는 길고 굵기 때문에 nose「코」라고 하지 않고 「(나무)줄기」라는 의미인 trunk라고 부른다. 우리나라 말에서는 사람과 동물의 코를 모두 「코」라고 하지만, 영어에서는 개, 고양이, 소, 말의 코는 muzzle「주둥이, 부리」라고 부른다. 이는 라틴어 musum「동물의 입」에서 유래했으나, 입에서 코로 의미가 변해 버린 것이다. 영어의 muzzle은 동물의 입에 씌우는 「재갈, 부리망」이라는 뜻으로도 쓰인다. 말 그대로, 부리망은 동물의 주둥이(입과 코)에 씌우는 것이다. 그러나 돼지의 튀어나온 코를 지칭할 때에는, 영어 snout이라는 다른 단어가 사용되고 있다(코처럼 돌출한 곤충의 부리도 snout라고 함). 흙 속의 송로버섯을 캘 때 돼지를 이용할 정도로, 돼지는 후각이 예민하다. 사람이 개나 돼지처럼 후각이 발달하고 코끼리처럼 코를 자유롭게 움직일 수 있다면, 어떤 일상생활이 벌어질지 궁금하다.

코끼리물벼룩

코끼리의 코처럼 길게 튀어나온 것은 코가 아니라 촉수이다.

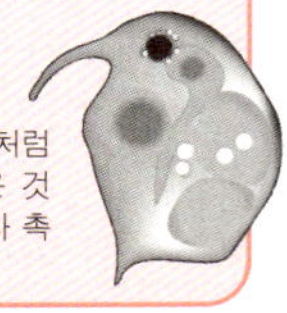

코를 의미하는 영어 nose는 라틴어 nasus「코」에서 유래. 이 라틴어의 연결형 naso-「코의」로부터 이 페이지에 열거한 여러 용어가 만들어졌다. 단, 로마인들은 nasus를 겉에서 보이는 코를 지칭할 때만 사용했으나, 현대 의학용어에서는 코 전체에 적용시켜 사용하고 있다.

- **limen nasi 코문턱(鼻域)** 라틴어 limen은 원래 「문턱, 출입구」란 의미로, 후에 「경계」나 「한계」를 뜻하게 됐다. 그 밖에 limen insulae 「섬문턱」이라는 용어에도 사용된다. 영어 limit「한계」와도 어원적으로 관련이 있다.
- **choana 뒤콧구멍(後鼻孔)** 그리스어 χοάνη 코아네-「깔때기」에서 유래.
- **Kiesselbach area 키셀바하부위** 모세혈관이 그물처럼 발달되어 있어서 코피가 나기 쉽다. Wilhelm Kiesselbach(1839-1902)는 독일의 이비인후과 의사.
- **nasal mucosa, mucous membrane 코점막(鼻粘膜)** 라틴어 mucus는 「콧물, 점액」이란 뜻. nasal mucosa라고 하면 「콧물」이라는 뜻이 아닐까 생각할 수도 있겠지만, 여기서의 mucosa는 membrana mucosa 「점액의 막」의 줄임말. 어원은 콧물이지만, 점액으로 덮인 몸속의 막을 가리킨다. 영어에서는 mucosa는 「점막」, mucus는 「점액」, mucous는 「점액성의」로 구분해서 사용한다. 참고로, 다당류 mucin도 mucus에서 유래된 단어이며, 실제로 mucin도 점액에 포함된다.

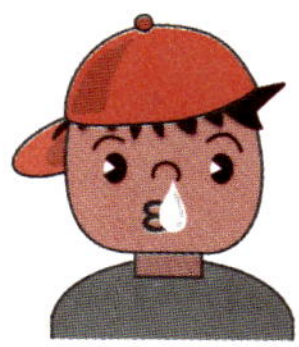

superior nasal meatus J-21
middle nasal meatus J-22
inferior nasal meatus J-23
superior nasal concha J-24
middle nasal concha J-25
inferior nasal concha J-26
nasal mucosa / mucous membrane • J-27
ethmoidal bulla J-28
spheno-ethmoidal recess J-29
sphenopalatine foramen J-30
nasopharyngeal meatus J-31
semilunar hiatus J-32
uncinate process J-33
nasolacrimal duct J-34
incisive duct J-35
paranasal sinuses J-36
frontal sinus J-37
ethmoidal cells / ～ sinuses J-38
maxillary sinus J-39
sphenoidal sinus J-40

스릴, 드릴, 노스트릴
THYREL「구멍」

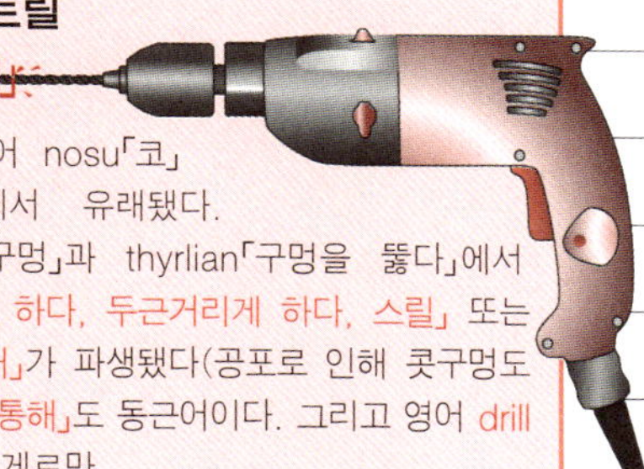

nostril「콧구멍」은 고대 영어 nosu「코」+thyrel(또는 thyrl)「구멍」에서 유래됐다. 참고로, 고대 영어 thyrel「구멍」과 thyrlian「구멍을 뚫다」에서 「마음을 뚫다」→thrill「전율하게 하다, 두근거리게 하다, 스릴」 또는 thriller「스릴을 주는 것, 스릴러」가 파생됐다(공포로 인해 콧구멍도 커지나?). 또한 through「~을 통해」도 동근어이다. 그리고 영어 drill「구멍을 뚫다, 관통하다」도 게르만 조어까지 거슬러 올라가면 결국 같은 기원이라는 설도 있다.

흥미로운 사실은, 사람의 콧구멍도 처음에는 머리의 표면층이 함입되어 형성된 nasal pit「코오목」으로부터 발생된다. 이것이 점차 깊어져 입안의 천장 근처에 도달하면, oronasal membrane「입코사이막」이 생긴다. 후에 이 막이 뚫려 입안과 연결됨으로써 primitive choana「원시뒤콧구멍」이 만들어지게 된다.

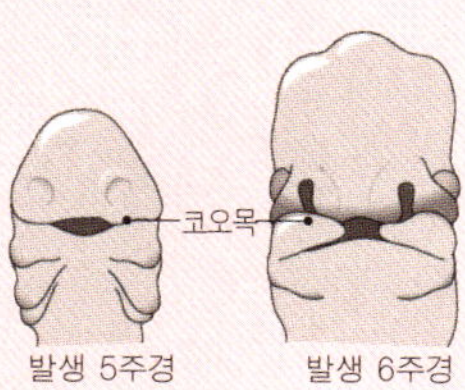

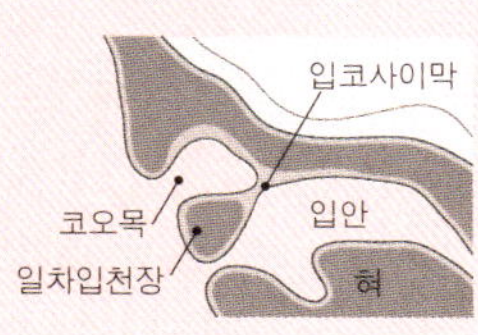

K 후두

후두는 인두와 기관을 연결하는 기도의 일부분으로, 발성과 호흡을 조절하는 기능을 한다. 후두는 연골로 이루어진 골격에 여러 인대와 근육이 붙은 구조이다. 특히 모뿔연골은 여러 근육의 작용으로 복잡하게 움직여 발성을 조절한다. 후두의 연골에 대해서는 「골단」p.107, 후두근육에 대해서는 「육단」p.15 참조.

K-1 후두개연골
후두덮개연골 탄력연골. 많은 구멍이 뚫려 있고, 이곳으로 혈관과 샘조직이 통과한다.

K-2 갑상연골
방패연골

K-3 상갑상절흔
위방패패임

K-4 **후두융기** 남성에서 뚜렷하다.

K-5 윤상연골
반지연골

K-6 갑상설골막
방패목뿔막

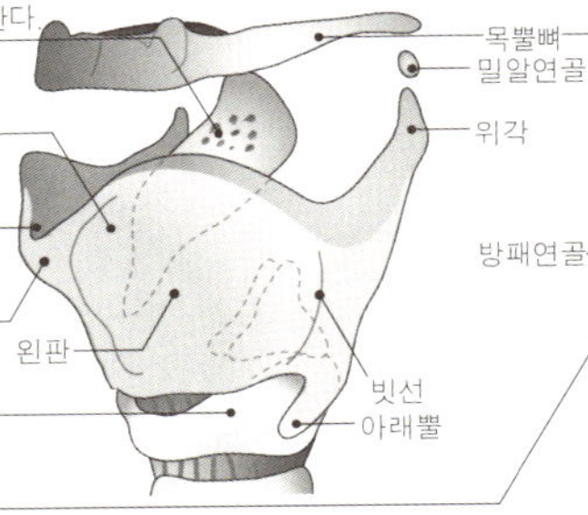

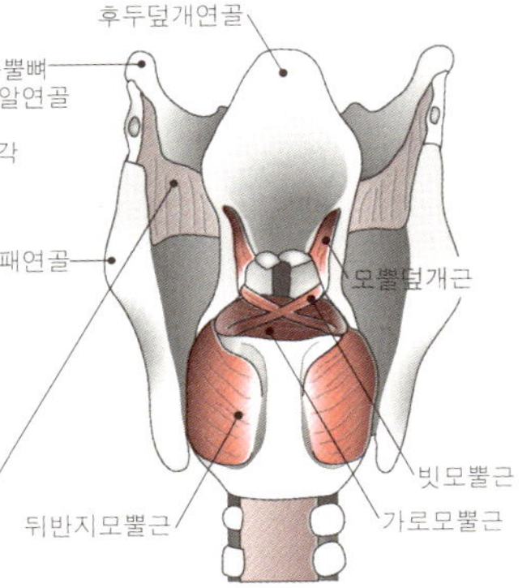

후두의 인대

K-7 외측갑상설골인대
가쪽방패목뿔인대

K-8 설골후두개인대
목뿔덮개인대

K-9 정중갑상설골인대
정중방패목뿔인대

K-10 갑상후두개인대
방패덮개인대

K-11 실인대
안뜰인대 안뜰주름을 형성한다.

K-12 **성대인대** 성대주름을 형성한다.

K-13 탄성원추
탄력원뿔

K-14 윤상기관인대
반지기관인대

K-15 윤상갑상관절낭
반지방패관절주머니

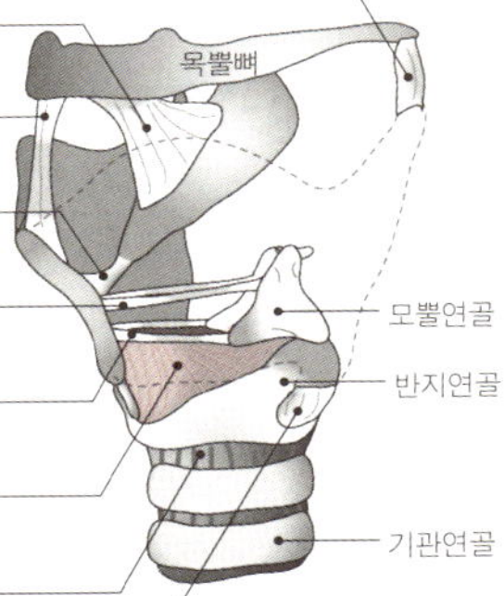

후두근육

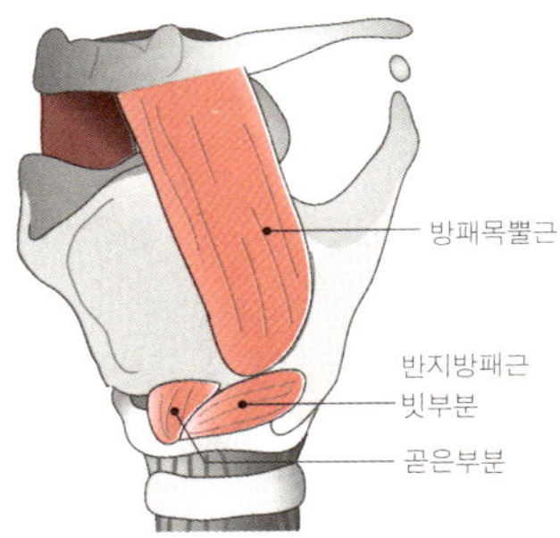

K-16 후두개경
후두덮개꼭지

K-17 사각막
네모막
후두덮개, 모뿔덮개주름, 안뜰주름의 사이에 넓게 펼쳐져 있는 막

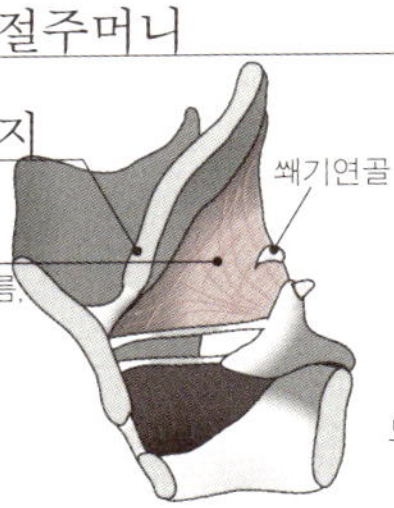

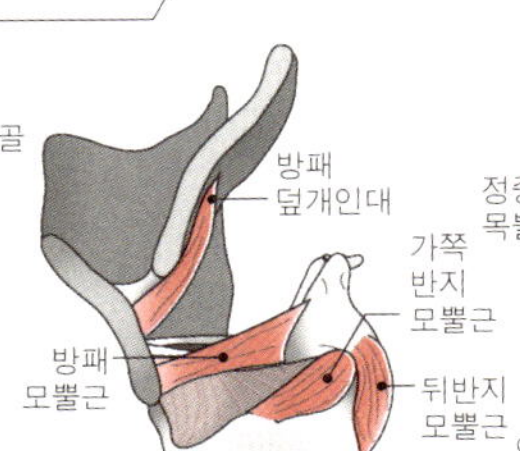

음식을 삼킬 때에는, 후두덮개가 후두의 입구를 막아 음식이 기관으로 들어가지 않게 해준다.

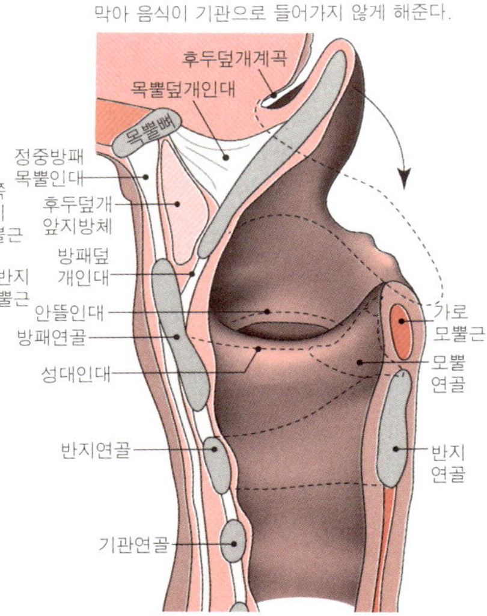

K-18 소각연골
잔뿔연골

K-19 피열연골
모뿔연골

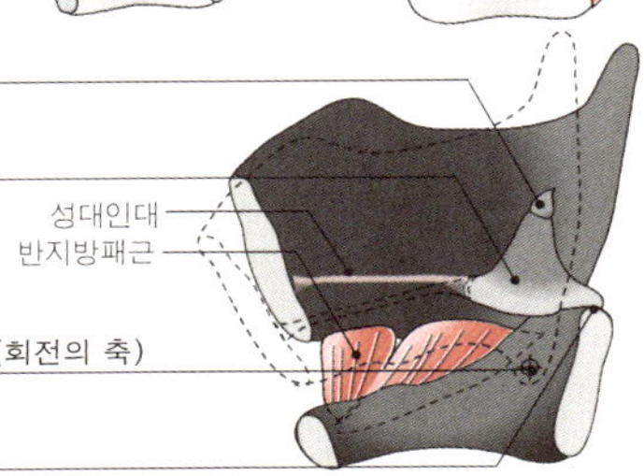

K-20 윤상갑상관절
반지방패관절 (회전의 축)

K-21 윤상피열관절
반지모뿔관절

후두의 "후(喉)"는 "목구멍"이라는 뜻. 한자의 오른쪽 부분 侯는 "들여다보다"라는 뜻으로, 겉에서 그 형태가 보이기 때문에 붙은 의미 요소이다. 반면, 인두의 "인(咽)"은 오른쪽 부분이 "인하다, 의존하다"라는 뜻의 因(원인의 인)인데, 이는 목구멍(咽)이 입(口)의 옆에 기대듯이 붙어 있다는 의미가 된다.

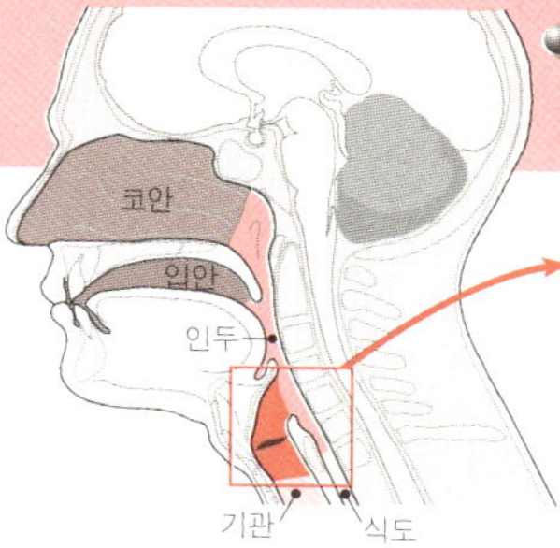

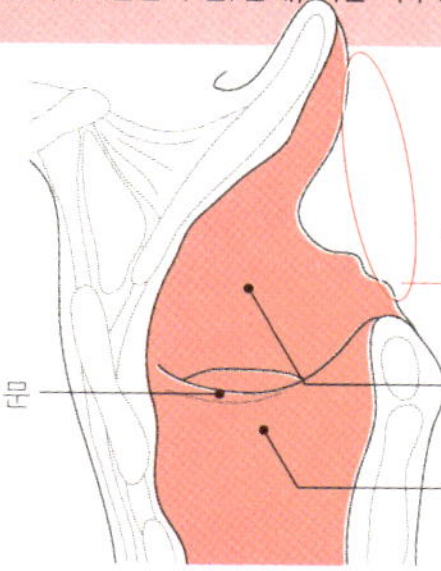

- 후두강 **후두안** K-22
- 후두구 **후두어귀** K-23
- 후두전정 **후두안뜰** K-24
- 성문하강 **성대문아래공간** K-25

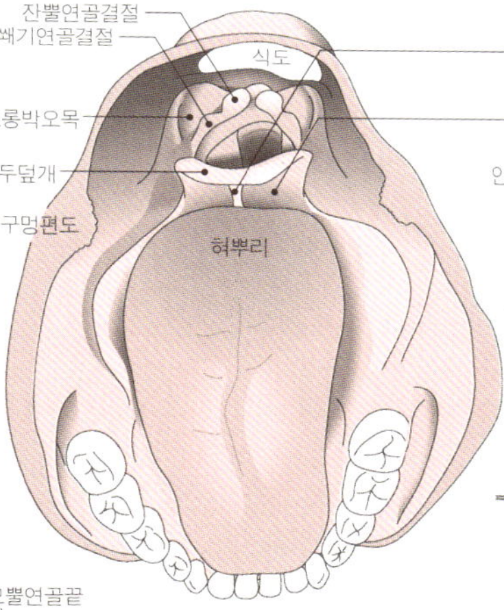

- 정중설후두개주름 **정중혀덮개주름** K-26
- 후두개곡 **후두덮개계곡** K-27

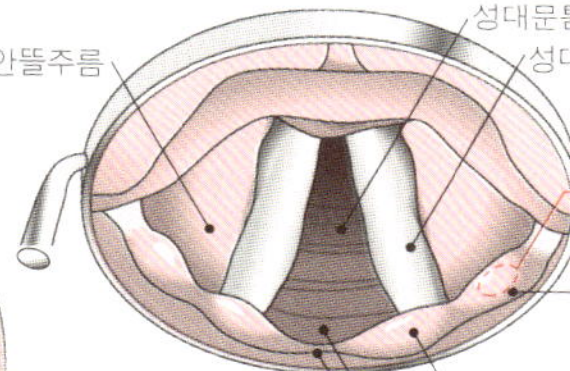

- 설상연골 **쐐기연골** K-28
- 설상결절 **쐐기연골결절** K-29
- 소각결절 **잔뿔연골결절** K-30
- 피열간절흔 **모뿔사이패임** K-31
- 피열간주름 **모뿔사이주름** K-32

후두경

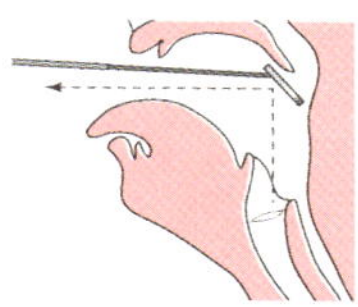

후두경으로 관찰한 모습.
좌우는 실제 구조와 일치하지만,
위아래는 뒤집혀 있다.

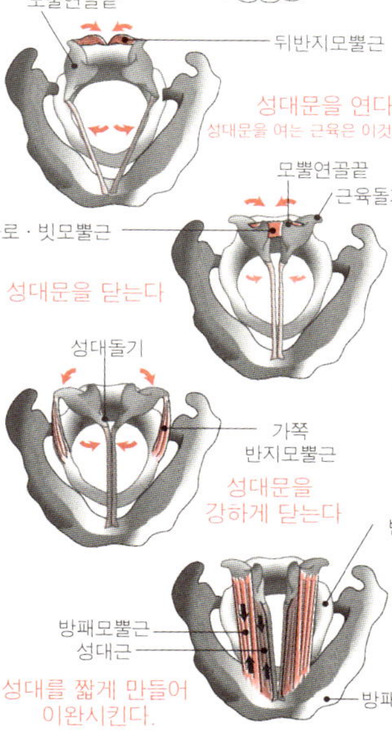

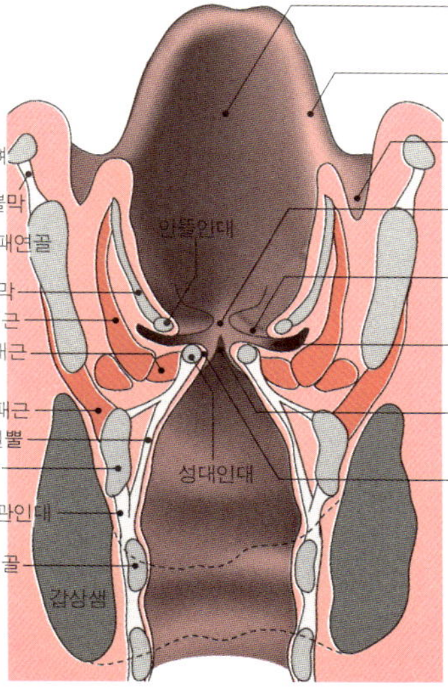

- 후두개 **후두덮개** K-33
- 피열후두개주름 **모뿔덮개주름** K-34
- 이상함요 **조롱박오목** K-35
- 전정열 **안뜰틈새** K-36
- 전정주름 **안뜰주름** K-37 (거짓성대라고도 한다.)
- **후두실** K-38
- 성문열 **성대문틈새** K-39
- **성대주름** K-40
- 성문 **성대문** K-41 (성대주름과 성대문틈새를 합쳐서 성대문이라고 한다.)

K Larynx

larynx「후두」와 pharynx「인두」는 비슷한 위치에 있어서 조금 혼동스럽다. 고대 그리스인들은 이 두 단어를 별 구분 없이 「목구멍」이라는 의미로 사용했었다. 그러나 오늘날에 와서는 두 단어가 엄밀히 구분되고 있다.

K-1 epiglottic cartilage

K-2 thyroid cartilage

K-3 *superior thyroid notch*

K-4 laryngeal prominence

K-5 cricoid cartilage

K-6 *thyrohyoid membrane*

K-7 *lateral thyrohyoid ligament*

K-8 *hyo-epiglottic ligament*

K-9 *median thyrohyoid ligament*

K-10 *thyro-epiglottic ligament*

K-11 *vestibular ligament*

K-12 vocal ligament◆

K-13 conus elasticus / *cricovocal membrane*◆

K-14 *cricotracheal ligament*

K-15 *capsule of cricothyroid joint*

K-16 *stalk of epiglottis*◆

K-17 quadrangular membrane

K-18 corniculate cartilage

K-19 arytenoid cartilage◆

K-20 cricothyroid joint

K-21 crico-arytenoid joint

◆**larynx 후두(喉頭)** 그리스어 λάρυγξ 라륑크스「후두」에서 유래. laryngotomy「후두절개술」도 관련어. 영어 larynx의 형용사는 laryngeal.

◆**vocal ligament 성대인대(聲帶靭帶)** 라틴어로 vox「목소리」에서 유래.

◆**conus elasticus, cricovocal membrane 탄력원뿔(彈性圓錐)** conus는 그리스어 κῶνος 코-노스「솔방울」→「원뿔 모양」에서 유래. 아이스크림의 원뿔형 부분 cone도 동근어이다. elasticus는 「탄성의」라는 뜻으로, 여기서 영어의 elastic「신축성이 있는, 탄력 있는」이 파생됐다. crico-는 그리스어 κρίκος 크리코스「반지」에서 유래. 크리코스로부터 라틴어 circus가 파생됐다. circulation「유통, (혈액)순환」도 파생어의 하나이다.

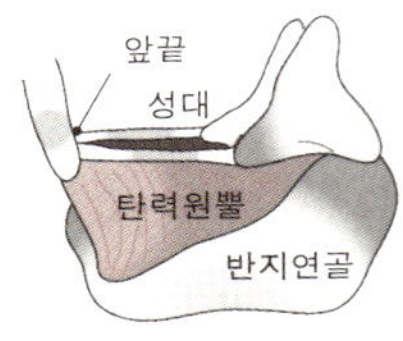

탄력원뿔은 성대의 앞끝이 꼭지점 반지연골 위모서리가 밑면인 원뿔 모양이다.

◆**arytenoid cartilage 모뿔연골(披裂軟骨)** 그리스어 ἀρύταινα 아뤼타이나「국자」에서 유래.

◆**stalk of epiglottis 후두덮개꼭지(喉頭蓋莖)** stalk은 식물의 「줄기, 자루」를 의미한다(게르만어에서 기원되었으며, 「손잡이」라는 뜻을 가짐). 후두덮개는 「주걱」같은 모양인데, 후두덮개꼭지는 이 주걱의 손잡이 부분에 해당한다. 영어 stalk에는 동사로서 「살금살금 걷다, 사냥감에 몰래 접근하다」라는 의미도 있는데, 이는 전혀 다른 어원으로부터 파생됐다(인도유럽조어 *ster-「훔치다, 빼앗다」). 이 *ster-의 파생어 중에는 영어 steal「훔치다」, stealth「비밀, 스텔스기」 등의 단어가 있다. 또한 stalker「스토커」는 「살그머니 다가가는 사람」이라는 뜻이다. 사실, stalk에는 「미행, 살금살금 걷는다」와는 정반대로 「활보하다, 대담하게 걷다」라는 의미도 있는데, 이는 일설에 의하면 최초로 올라온 「가늘고 긴 줄기」라는 의미에서 파생된 것이라고 한다(긴 다리로 대담하게 걷는다는 뜻).

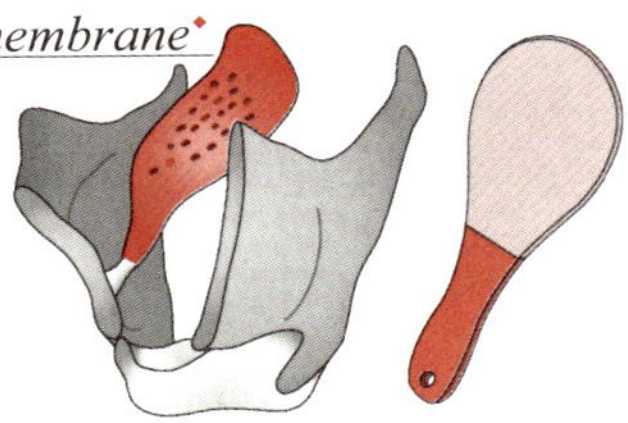

후두덮개연골 주걱

◆**epiglottic vallecula 후두덮개계곡(喉頭蓋谷)** 라틴어 valles「계곡」에 지소사 -cula가 붙은 것. 후두덮개계곡은 혀와 후두덮개 사이의 매우 「작은 계곡」이라는 뜻이다. 영어 valley「계곡」도 라틴어 valles로부터 생겨났다.

목구멍을 의미하는 영어 throat는 인도유럽조어 *(s)treu-「늘어난 것, 팽창한 것」에서 유래했다. 즉, 목구멍은 음식물을 삼킬 때 「늘어나는」 부분이라는 뜻. 「목구멍」이라고 번역하는 영어 gullet은 인두 또는 식도를 가리키는 단어이다. 이 gullet은 라틴어 gula「목구멍」에서 유래했다. 영어 glutton「대식가」도 관련어일 가능성이 있다.

- **piriform fossa 조롱박오목(梨狀陷凹)** 라틴어 pirum「(먹는)배」에서 유래(영어 pear「서양배」도 관련어). 조롱박오목은 물고기의 뼈가 잘 걸리는 곳. 절대로 pyriform fossa라고 해서는 안 된다. pyri-는 접두사 「불, 불꽃」이므로 전혀 다른 뜻이 되어 버린다.
- **rima vestibuli, false glottis 안뜰틈새(前庭裂)** 라틴어 rima「갈라진 틈」에서 유래. 해부학에서는 rima pudendi「대음순틈새」, rima palpebrarum「눈꺼풀틈새」와 같이 갈라진 틈을 가리키는 용어로 사용되고 있다.
- **vocal fold 성대주름(聲帶주름)** 여러 가지 별칭이 있다. plica vocalis(라틴어로 plica는 「주름」이라는 뜻), Ferrein cord (Ferrein은 성대가 발성에 있어서 중요함을 밝힌 프랑스 해부학자), labium vocal, chorda vocalis, vocal cord, vocal shelf(shelf는 「선반」이라는 뜻) 등이 있다.

laryngeal cavity K-22

laryngeal inlet K-23

laryngeal vestibule K-24

infraglottic cavity K-25

median glosso-epiglottic fold K-26

epiglottic vallecula * K-27

cuneiform cartilage K-28

cuneiform tubercle K-29

corniculate tubercle K-30

interarytenoid notch K-31

interarytenoid fold K-32

epiglottis K-33

ary-epiglottic fold K-34

piriform fossa / ~ recess * K-35

rima vestibuli / false glottis * K-36

vestibular fold K-37

laryngeal ventricle K-38

rima glottidis / true glottis K-39

vocal fold * K-40

glottis K-41

후두덮개가 혀보다 위쪽에?

GLOSSA「혀」

후두덮개를 의미하는 epiglottis가 그리스어 γλῶσσα 글롯사「혀」(또는 아티카방언[아테네지방의 방언] γλῶττα 글롯타)에서 유래했다고 해서, 「혀 위쪽의 덮개」로 착각해서는 안 된다. 영어의 tongue이 「혀」와 동시에 「언어」를 의미하는 것과 마찬가지로, 글롯타도 혀뿐 아니라 「언어」를 뜻하는 말이었다. 여기서 「언어의 발성기관」이라는 의미로 γλωττίς 글롯티스「성대문」이라는 단어가 생겨났다. 여기에 접두사 epi-「~의 위」가 붙어서 만들어진 것이 바로 성대문의 위쪽에 있는 「후두덮개」인 것이다. 옛날에 아리스토텔레스는 후두덮개를 혀의 일부라고 기술했었다.

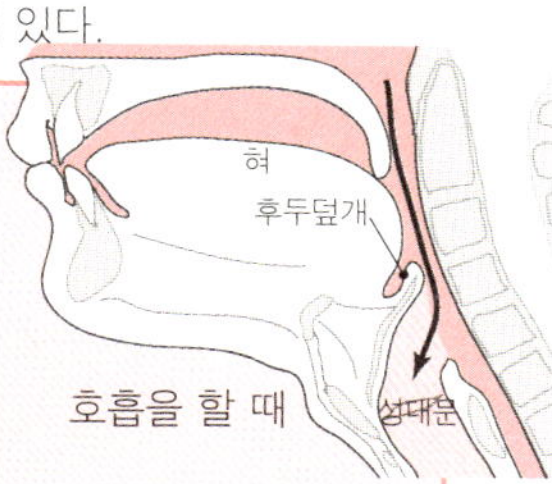

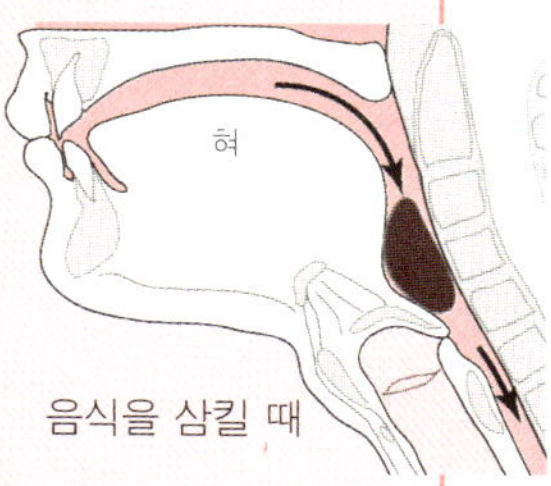

후두덮개는 「혀의 아래」, 「성대문의 위」에 있다. 음식을 삼킬 때, 후두가 위로 올라가서 후두덮개가 뚜껑을 덮은 것처럼 후두의 입구를 막아 준다.

이렇게 해부학용어에서는 그리스어의 이오니아방언이 「혀」를(예: glossal「혀의」, glosso-「혀-」), 아티카방언이 「성대문」을 의미하는(예: glottal「성대문의」) 단어로 구분하여 사용된 것처럼 보인다(예외도 있음). 참고로, 글롯사로부터는 영어 glossary「용어집, 어휘해설」이라는 단어가, 글롯타로부터는 polyglot「여러 나라 말을 아는 사람, 여러 나라 말로 쓴 서적」 등이 파생됐다.

L 기관, 허파

여기서는 기관과 허파에 대해 공부해보자.

L-1 기관 — 반지연골의 아래에서 기관갈림까지 뻗어 있는 길이 10~12cm의 관.

L-2 기관경부 기관 목부분 — C6~C7 높이.

L-3 기관흉부 기관 가슴부분 — T1~T5 높이. 목부분보다 길다.

L-4 기관용골
기관갈림 위치에서,
기관의 관내강으로 돌출된 부분.

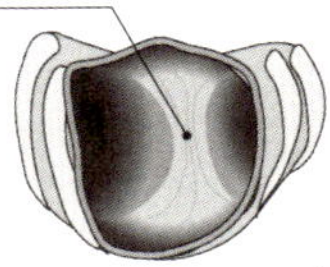

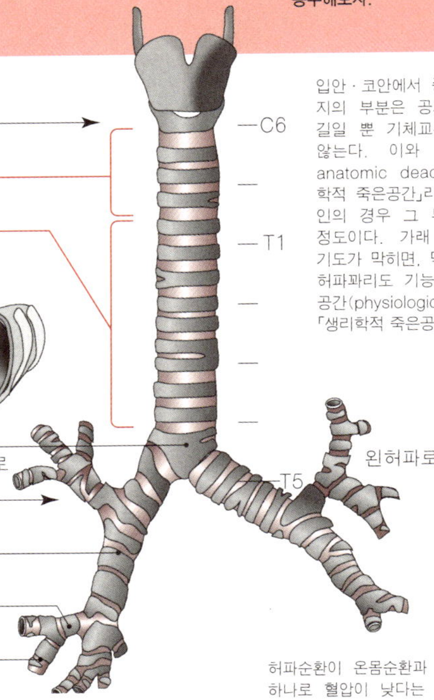

입안 · 코안에서 종말세기관지까지의 부분은 공기가 지나가는 길일 뿐 기체교환은 일어나지 않는다. 이와 같은 부분을 anatomic dead space「해부학적 죽은공간」라고 부른다. 성인의 경우 그 부피는 150ml 정도이다. 가래 등으로 인해 기도가 막히면, 막힌 곳 말단의 허파꽈리도 기능적으로는 죽은 공간(physiologic dead space「생리학적 죽은공간」)이 된다.

L-5 기관분기부 기관갈림

L-6 기관지 — 분지 회수에 따라 아래와 같이 구분된다.

L-7 (주)기관지 — 1번째 분지. 속지름 약 10mm.

L-8 엽기관지 — 2번째 분지. 속지름 약 7mm.

L-9 구역기관지 — 3~8번째 분지. 속지름 약 2~7mm. 여기까지 연골로 둘러싸여 있다.

L-10 세기관지 — 9~14번째 분지. 속지름 약 0.5~2mm.

L-11 종말세기관지 — 15~16번째 분지. 속지름 약 0.5mm. 여기까지가 전도부분(기체교환이 일어나지 않음).

L-12 호흡세기관지 — 17~19번째 분지. 속지름 약 0.3mm. 여기부터는 호흡부분(기체교환이 일어남).

L-13 폐포관 허파꽈리관 — 20~22번째 분지. 속지름 약 0.1mm.

L-14 폐포낭 허파꽈리주머니 — 23번째 분지. 속지름 약 0.1mm.

L-15 폐포 허파꽈리

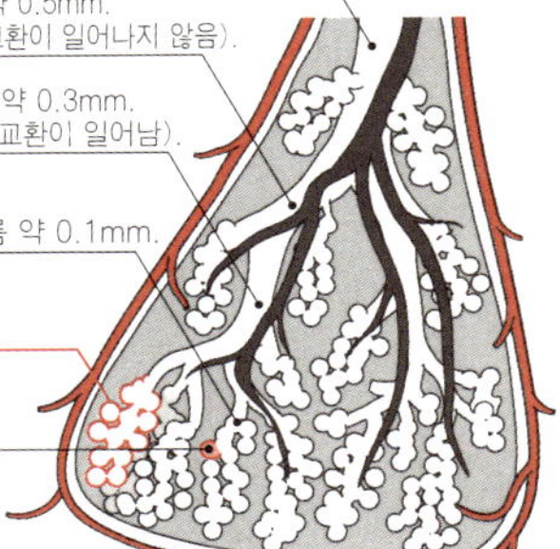

허파순환이 온몸순환과 다른 점 중 하나로 혈압이 낮다는 것을 들 수 있다. 허파동맥의 혈압은 대동맥압의 1/10~1/6 정도에 불과하다.
평상시 허파순환의 모세혈관은 그 일부가 막혀 있어서 혈액이 흐르지 않는다. 운동 등으로 인해 혈류가 증가하면, 막혀 있던 모세혈관이 열려 혈관저항이 낮아지기 때문에 허파동맥압은 크게 상승하지 않는다.

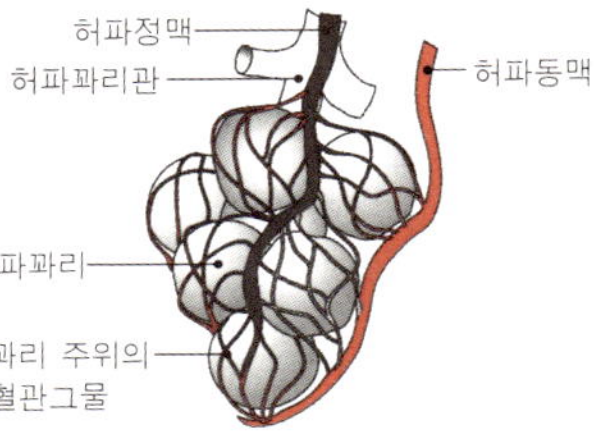

L-16 기관연골

L-17 윤상인대 고리인대

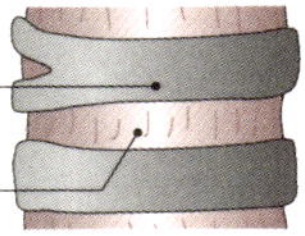

실제 크기
지름 약 2cm

L-18 기관근 — 민무늬근. 교감신경에 의해 이완되고 부교감신경에 의해 수축한다.

L-19 막벽

L-20 점막

L-21 점막밑조직

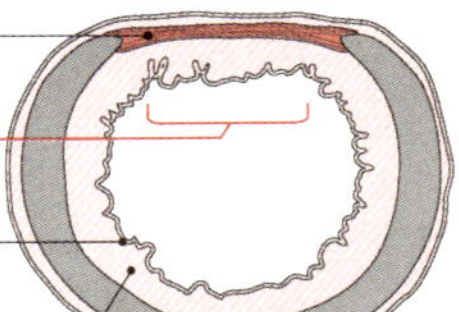

기관과 기관지의 점막은 거짓중층섬모원주상피(주로 섬모세포, 술잔세포로 구성)로 덮여 있다. 섬모세포는 수많은 섬모를 파도치듯 움직여 이물질을 인두 쪽으로 운반한다. 술잔세포는 점액을 분비하여 기관의 건조를 방지하고, 이물질을 흡착하여 가래를 형성한다.

● 한쪽 허파의 무게는 남성의 경우 1000g, 여성의 경우 900g 정도이다. 한쪽 허파에 약 3억 개(양쪽을 합치면 6억 개)의 허파꽈리가 들어 있다. 부피는 3리터 정도이지만, 허파꽈리의 총 표면적은 약 60㎡로, 대략 테니스코트의 면적과 비슷하다. 이렇게 넓은 표면에서 기체교환이 일어난다.

허파 · 앞면

곁에서 봤을 때 오른허파와 왼허파의 차이점은 아래와 같다.

- 왼허파는 오른허파보다 작다(왼허파의 심장패임 부위에 심장이 있기 때문). 따라서 왼기관지가 오른기관지보다 가늘다.
- 왼허파는 2개의 엽, 오른허파는 3개의 엽(중간엽이 있음)으로 이루어져 있다.

허파순환의 혈압이 낮기 때문에, 바로선자세에서 높은 곳에 있는 허파꼭대기는 허파꽈리 속 기압이 동맥압보다 높고, 혈액이 흐르기 어려우며 혈관은 폐쇄되기 쉽다. 그에 반해 허파바닥에 가까울수록 혈류량이 많아지는 경향이 있다.

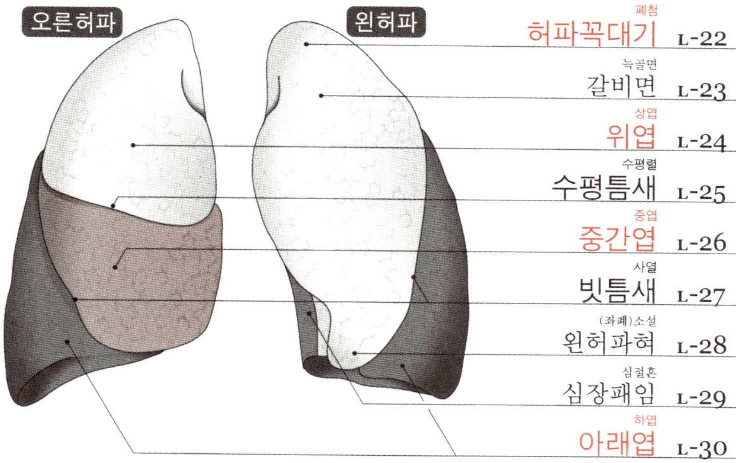

허파 · 세로칸면

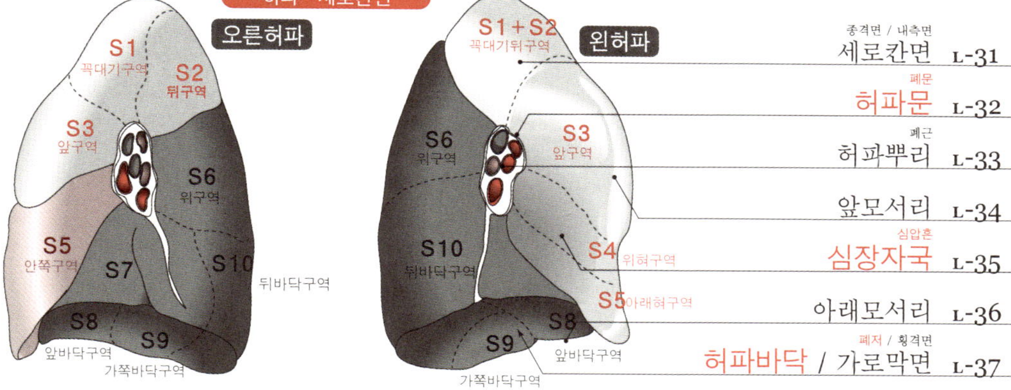

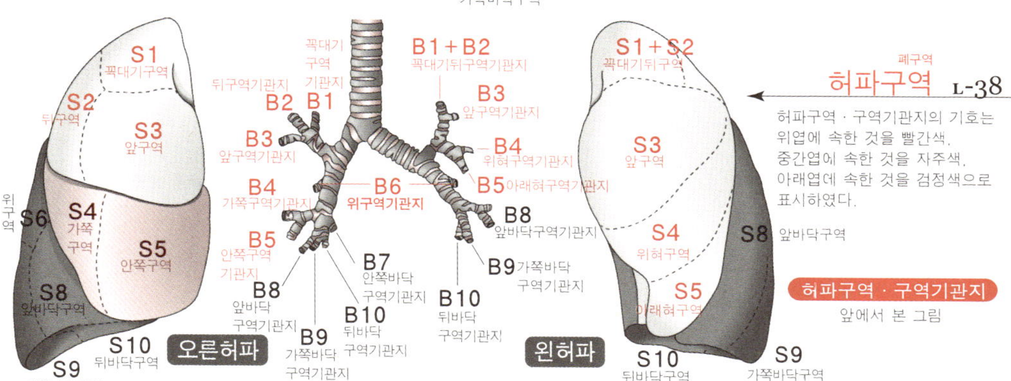

허파구역 · 구역기관지의 기호는 위엽에 속한 것을 빨간색, 중간엽에 속한 것을 자주색, 아래엽에 속한 것을 검정색으로 표시하였다.

허파구역 · 구역기관지
앞에서 본 그림

L Trachea, Lung

airway는 호흡을 할 때 공기가 통과하는 부분 즉, 「기도」를 의미하지만, 마취 또는 소생술을 할 때 기도를 확보하기 위한 기구도 airway라고 부른다.

L-1 trachea•

L-2 cervical part of trachea

L-3 thoracic part of trachea

L-4 carina of trachea•

L-5 tracheal bifurcation•

L-6 bronchus, (복) bronchi•

L-7 main (stem) bronchus

L-8 lobar bronchus

L-9 segmental bronchus

L-10 bronchiole

L-11 terminal bronchiole

L-12 respiratory bronchiole

L-13 alveolar duct

L-14 alveolar sac

L-15 alveolus

L-16 tracheal cartilage

L-17 anular ligaments

L-18 trachealis (muscle)

L-19 membranous wall of trachea

L-20 mucosa

L-21 submucosa of bronchus

•**trachea 기관(氣管)** 그리스어 τραχύς 트라-큐스「거칠거칠하다, 올록볼록하다」에서 유래. 결막이 우둘우둘해지는 각막결막염을 trachoma「트라코마」라고 한다. 참고로, 생선 중에서 전갱이의 학명은 *Trachurus japonicus*인데, 속명 *Trachurus*는 전갱이과의 특징인 꼬리(그리스어로 οὐρα 우-라) 옆줄 위에 있는 딱딱한 비늘(모비늘) 때문에 붙여진 이름이다.

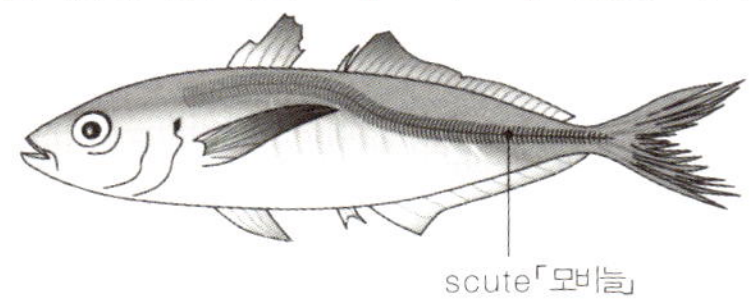

•**tracheal bifurcation 기관갈림(氣管分岐部)** 라틴어 접두사 bi-「둘」+furca「두 갈래 포크」에서 유래. 영어 fork「농업용 갈퀴, 식탁의 포크」도 이 라틴어 furca에서 파생됐다.

•**bronchus 기관지(氣管支)** 그리스어 βρόγχο 브론코스「목구멍, 기관」에서 유래. 일설에 의하면, 이 브론코스는 그리스어

허파와 가벼움, 효모와 애퀄렁
LEGWH-「가벼운」

lung「허파」의 [ŋ]은 모음이 없는 「응」 발음이지만, 독일어에서는 Lunge 룽게「허파」라고 발음하고 있다. 거슬러 올라가면, 인도유럽조어 *legʷh-「가벼운」에서 유래(이 *legʷh-는 문헌에 따라 *legʰᵒ-, *lngqh- 등 가지각색. *표가 붙은 추정형이므로 어쩔 수 없음). 허파는 다른 장기에 비해 매우 가볍고 감촉이 스펀지 같다. 영어 lung의 합성어로 Aqua-Lung이 있는데, 이는 원래 탐험가·해양학자인 프랑스 잭 쿠스토가 개발한 잠수기구의 상품명. 라틴어 aqua「물」을 붙인 합성어로, 「수중 허파」라는 뜻(「물의 허파」가 아님). 참고로, 스쿠버다이빙의 SCUBA는 Self-Contained Underwater Breathing Apparatus「자급자족형 잠수 호흡기구」의 줄임말.

인도유럽조어 *legʷh-「가벼운」에서 유래한 다른 영어로는 light「가벼운」이 있다(빛이라는 뜻의 light는 기원이 다름). 또한, 이 인도유럽조어에서 파생된 라틴어 levis「가벼운」로부터 levity「경솔, 변덕, 경거망동」, leaven「효모, 이스트, 베이킹 파우더」가 생겨났다. 효모(yeast「이스트」)는 밀가루 덩어리를 부풀려서 「가볍게」하는 균이다.

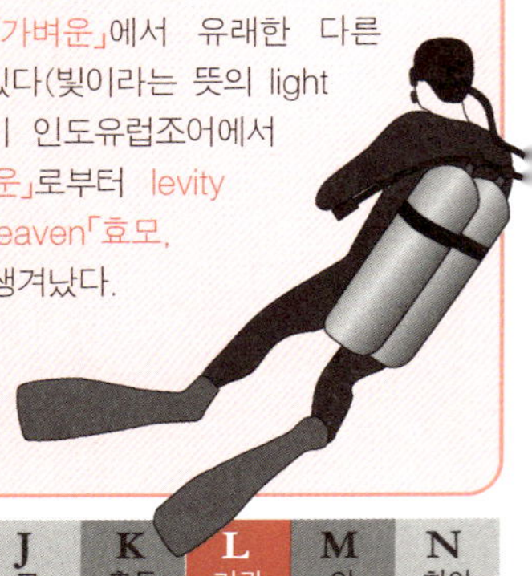

βρέχω 브레코-「표면이 축축하다, 젖어 있다」에 기원을 두고 있다고 한다. 확실히 기관지의 속면은 항상 젖어 있다. **세기관지**라고 번역하는 **bronchiole**은 bronchus에 지소사 -ole이 붙은 것이다.

- **carina of trachea 기관용골(氣管龍骨)** 라틴어 carina「용골, 배」에서 유래. 용골은 뱃머리에서 고물(배의 뒷부분)에 이르는 「keel」을 뜻한다. carina는 새, 두더지 등의 가슴근이 붙는 복장뼈돌기를 가리키는 말로도 사용된다. 새, 두더지는 매우 강력한 가슴근을 갖고 있어서, 복장뼈에 붙는 부분의 면적이 넓어야만 한다.

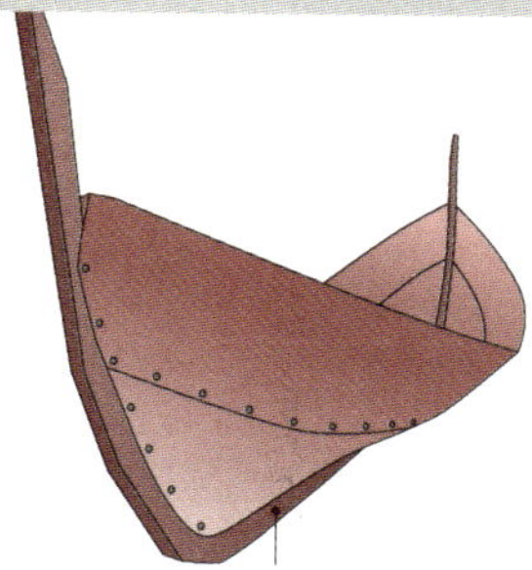

고대 선박의 keel「용골」

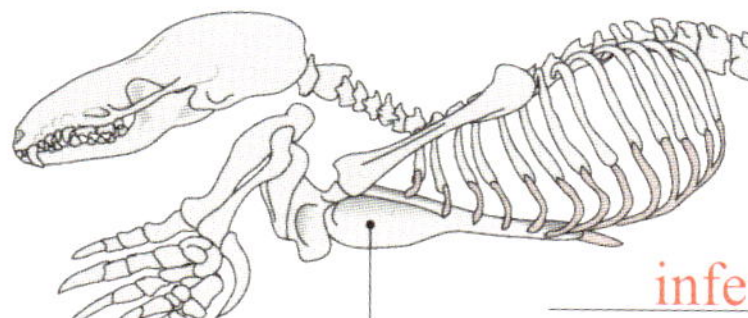

두더지의 복장뼈돌기

- **lingula (of left lung) 왼허파혀(左肺小舌)** 라틴어 lingua「혀」+ 지소사 -ula. 그냥 lingula라고 하면 대개 「소뇌혀」를 가리킨다. 해부학에서는 lingula of mandible「턱뼈혀돌기」, sphenoidal lingula「나비뼈혀돌기」 등 작은 혀 모양의 돌기를 지칭하는 데 사용되고 있다.
- **bronchopulmonary segments 허파구역(肺區域)** 라틴어 segmentum「절단, 절편」에서 유래. 라틴어 동사 seco「자르다, 잘라내다」에서 기원됐으며, 영어 section「절개, 절단, 절편」도 동근어이다. 발생학에서 segmentation은 「난할(=cleavage)」을 의미한다.

apex of lung L-22

costal surface L-23

superior lobe / upper ~ L-24

horizontal fissure * L-25

middle lobe L-26

oblique fissure L-27

lingula (of left lung) * L-28

cardiac notch L-29

inferior lobe / lower ~ L-30

mediastinal surface / medial~ L-31

hilum of lung L-32

root of lung L-33

anterior border L-34

cardiac impression L-35

inferior border L-36

base of lung / *diaphragmatic surface* L-37

bronchopulmonary segments * L-38

수평틈새, 핵분열 FISSURA「갈라진 틈」

horizontal fissure「수평틈새」의 fissure는 라틴어 fissura「갈라진 틈」에서 유래됐다. 해부학에서 fissure는 sulcus 또는 groove「고랑」보다 더 깊게 패인 곳을 가리키는 용어이다. 연결형 fissi-는 「분열」을 의미한다. 영어 fission「분열, 분체」도 관련어이다. 단, 세포분열은 cell division이라고 한다. 물리학에서 fission은 「핵분열」을 의미한다. 영어 fusion도 철자는 비슷하지만, 의미는 「융합, 핵융합」으로 정반대. 이 단어의 동사형은 fuse「녹이다, 융합시키다」이다(fuse「퓨즈, 도화선」이 관련어인지 아닌지는 확실하지 않음). 부디, fission과 fusion을 혼동(confuse, 「함께 녹임」이라는 뜻)하지 말도록!

alveolus「허파꽈리」는 라틴어 alveolus「작은 함몰, 구멍」에서 유래했으며, 「이틀」의 뜻으로도 쓰인다. 고대 로마의 게임판에 말(돌)을 놓기 위한 얕은 함몰부가 나란히 배열되어 있었는데, 이에 비유하여 이틀을 alveolus라고 부르게 됐다.

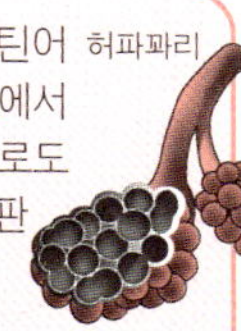

허파꽈리

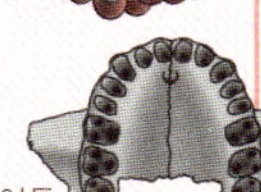

이틀

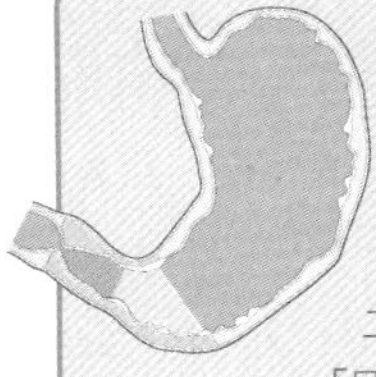

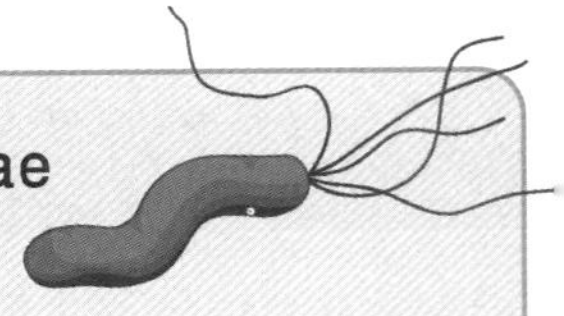

날문과 위나선균, pylon과 Thermopylae
PYLO-「문」

pylorus「날문」은 그리스어 πύλη 퓨레-「문」+οὖρος 우-로스「파수꾼」에서 유래. 위에서 샘창자로 내려가는 음식물을 지키는 파수꾼인 셈. 옛날에는 강산성인 위 속에 서식할 수 있는 균은 없다고 생각했었으나, *Helicobacter pylori*「위나선균, 위염균」의 발견에 의해 그 견해가 무너졌다. 이 균은 위 속의 요소를 암모니아로 분해하여 주위의 산을 중화시키는 것이 특징이며, 위궤양·샘창자궤양의 원인균으로 알려져 있다.

이 퓨레-로부터 그리스어 πυλών 퓨론-「고대 이집트 사원의 탑문」이 파생됐고, 이것이 영어화하여 pylon이 됐다. 탑문의 문이라는 의미가 약해지고 탑이라는 의미가 발전되어, pylon은 「다리의 교각, 고압선용 철탑, 비행장의 목표탑」을 가리키는 단어로 쓰이게 됐다. 현대에 와서는, 이집트의 거대한 탑문과는 비교조차 되지 않는 소형 파일론「플라스틱 공사 표시판」이 도로에 줄줄이 세워져 있다.

퓨레-라는 말이 붙은 지명으로는 Thermopylae 테르모필라이(텔모필레)가 있다. 이는 「열의 문, 뜨거운 통로」라는 뜻으로, 온천이 나오는 산과 바다 사이에 끼인 좁은 고갯길이다. B.C. 480년, 페르시아 전쟁 중 스파르타의 레오니다스 왕이 300명의 정예군을 중심으로 한 6000명 가량의 병사를 이끌고 이곳에서 수십만(그리스 역사가 헤로도토스에 의하면 200만) 페르시아 대군에 맞서 장렬한 전투를 펼친 전장으로 유명하다.

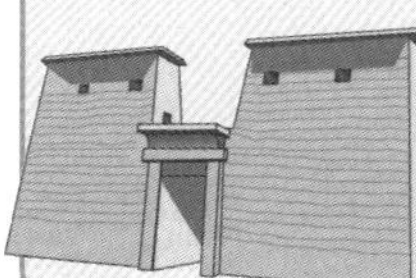

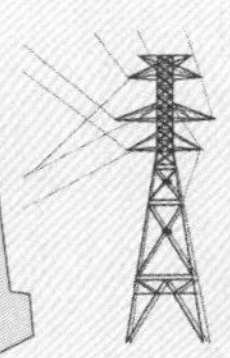

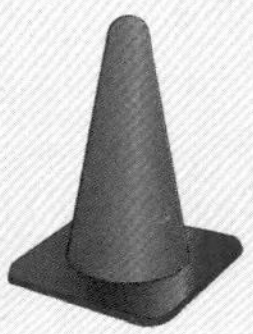

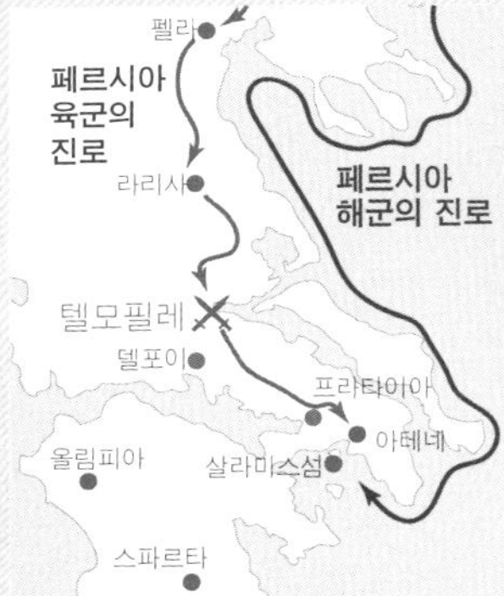

목구멍편도와 아몬드와 이발사 TONCILLAE「편도」

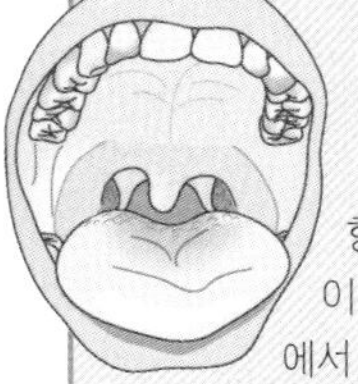

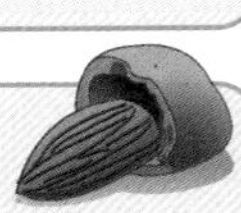

tonsil「편도」는 라틴어 tonsillae「편도」(복수형)에서 유래. 무슨 이유에선지 고대 라틴어에서 이 단어의 단수형은 「배를 정박시키기 위한 말뚝」을 의미했다. 이렇게 구분하여 사용했던 이유에 대해서는 알려져 있지 않다.

편도 자체의 유래에 대해서도 여러 가지 설이 있다. 예를 들면, 목구멍 편도가 인두의 주름(입천장인 두활, 입천장혀활)에 의해 목구멍에 고정되어 있기 때문이라는 설, 라틴어 toles「갑상샘종」의 지소사라는 설(목구멍편도의 염증을 갑상샘종의 축소판에 비유) 등이 있다. 참고로, 라틴어로 tonsor「이발사」와 tonsura「삭발」이 tonsil과 비슷한 것은, 단순한 우연의 일치일까? 그러나 옛날 이발사가 외과의사를 겸하고 있어서, 목구멍 편도의 절제술을 시행했었던 것이 어원이라는 설은 그다지 받아들여지고 있지 않다(tondeo「깎다, 자르다」와의 관련설도 있기는 하다).

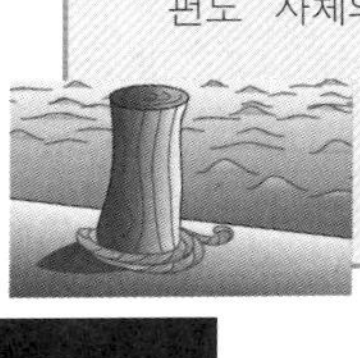

「소뇌편도」에도 tonsil이 쓰이고 있지만, 대뇌의 「편도체」는 전혀 다르게 amygdaloid body라고 한다. 이것은 그리스어 ἀμύγδαλος아뮈그다로스「아몬드」에서 유래했다.

우리나라 말(또는 일본어)의 「편도」는 아몬드를 뜻하는 단어이다. 그러나 혀편도, 인두편도는 목구멍편도와의 연관성 때문에 붙여진 이름일 뿐 아몬드와는 닮은 구석이 없다.

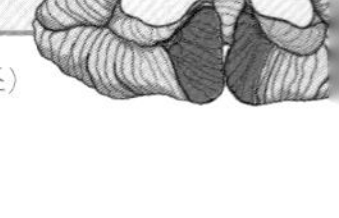

소뇌편도(⇒「뇌단」p.55의 칼럼 참조)

— Chapter 5 —

소화계통
Digestive System

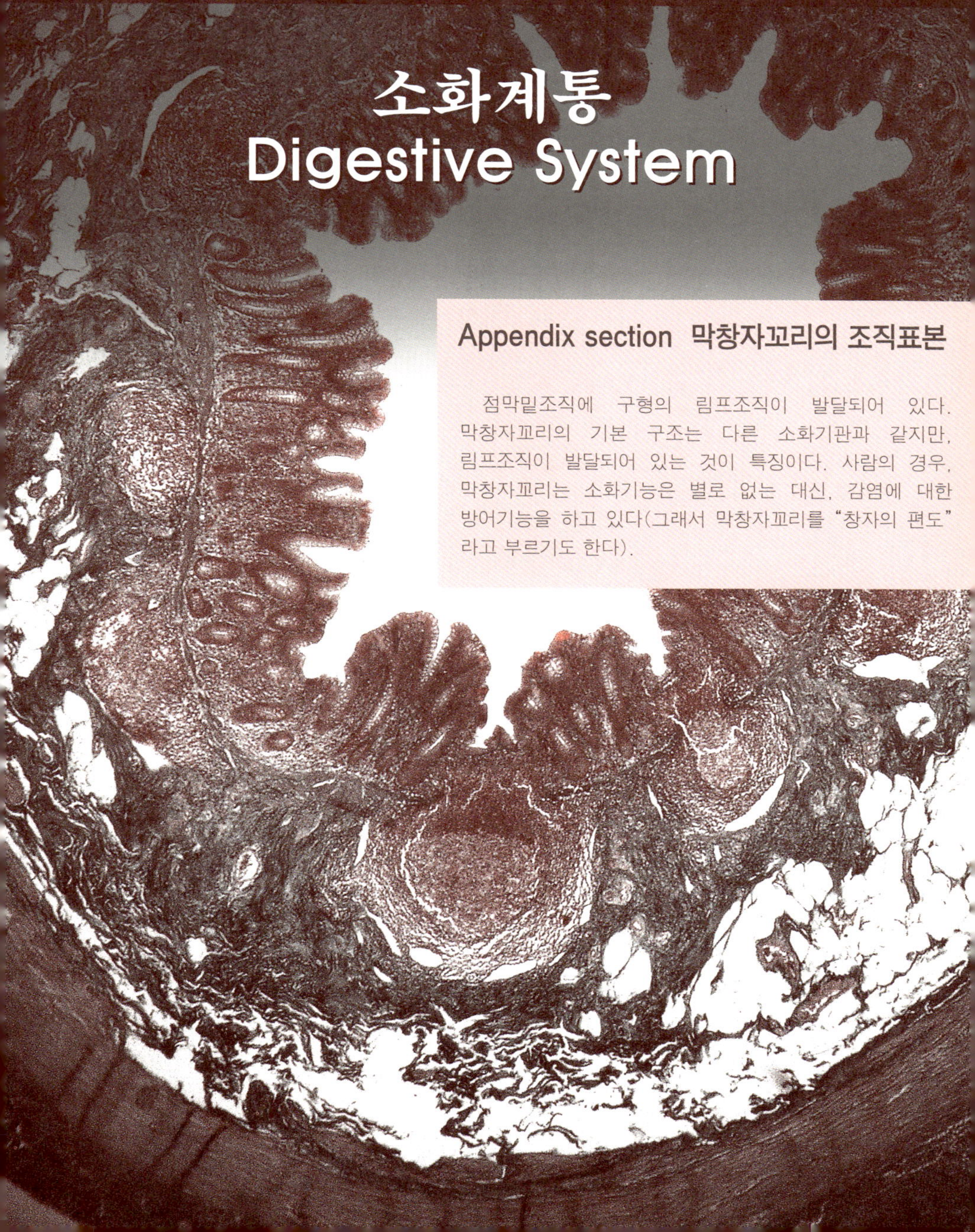

Appendix section 막창자꼬리의 조직표본

점막밑조직에 구형의 림프조직이 발달되어 있다. 막창자꼬리의 기본 구조는 다른 소화기관과 같지만, 림프조직이 발달되어 있는 것이 특징이다. 사람의 경우, 막창자꼬리는 소화기능은 별로 없는 대신, 감염에 대한 방어기능을 하고 있다(그래서 막창자꼬리를 “창자의 편도”라고 부르기도 한다).

여기서는 입과 입안에 대해 공부해보자.

M-1 입술 (구순)

M-2 위입술 (상순)

M-3 입틈새 (구열)

M-4 아래입술 (하순)

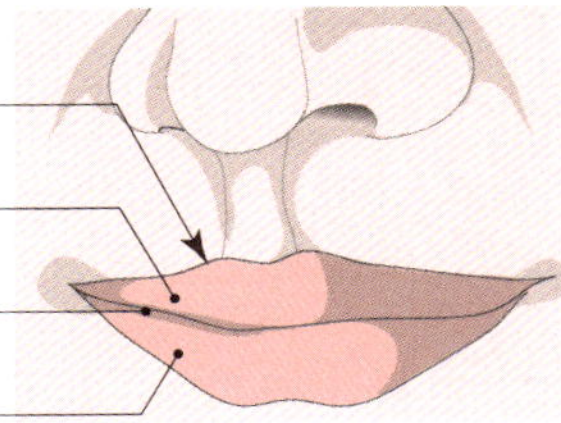

M-5 인중 코 밑의 고랑.

M-6 볼

M-7 코입술고랑 입과 볼의 경계를 이룬다.

M-8 위입술결절 (상순결절)

M-9 입꼬리 (구각)

M-10 턱끝입술고랑

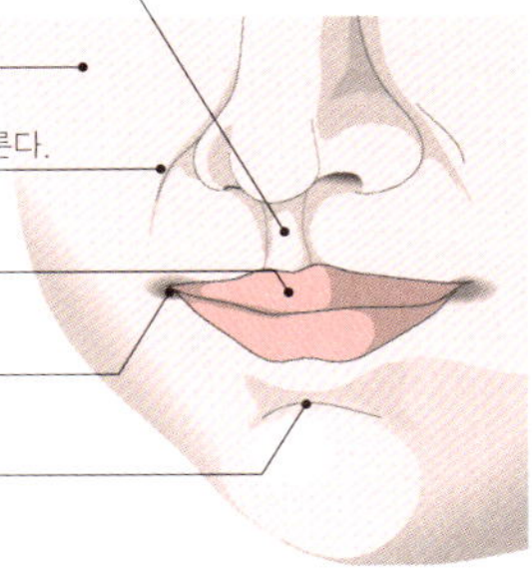

입술과 볼을 움직이는 얼굴근육은 머리뼈에서 일어나 피부에 닿으며, 근육의 미묘한 움직임에 의해 표정이 만들어지기 때문에 표정근이라고 불린다. 표정근의 기본적인 기능은 눈, 코, 입을 여닫는 것이다. 구멍을 닫는 근육(눈둘레근, 입둘레근)은 돌림 방향으로 배열되어 있고, 여는 근육들은 구멍을 중심으로 부챗살 모양으로 배열되어 있다.⇒「육단」p.6~7.

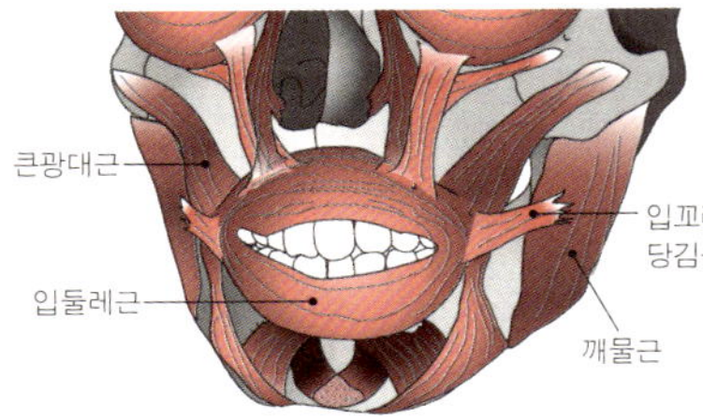

입술 주위의 주요 근육

M-11 입천장 (구개) 입안과 코안의 경계를 형성한다. 물렁입천장과 단단입천장으로 구분된다.

M-12 물렁입천장 (연구개) 입천장의 뒤 1/3. 뼈가 없다.

M-13 단단입천장 (경구개) 입천장의 앞 2/3. 위턱뼈와 입천장뼈로 이루어져 있다.

M-14 입안 (구강) 입안뜰과 고유입안으로 구분된다.

M-15 입안뜰 (구강전정) 가쪽의 볼과 입술, 안쪽의 잇몸과 치아 사이의 공간.

M-16 고유입안 (고유구강) 치아활과 볼 사이의 부분.

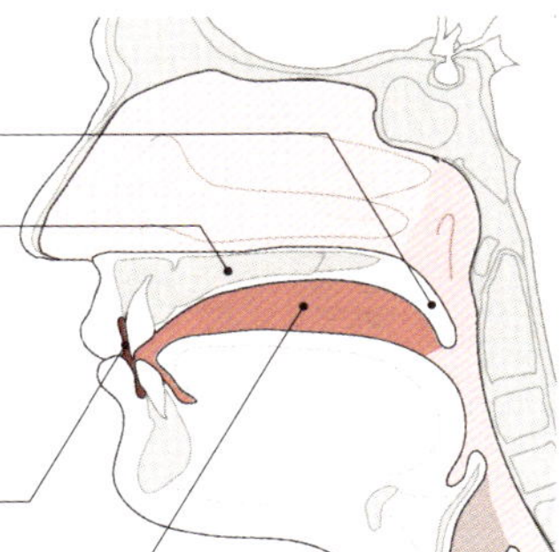

M-17 볼지방체

M-18 입점막 (구강점막) 입안의 속면을 덮고 습도를 유지하며, 음식물의 소화 · 흡수에 기여한다.

M-19 침샘 (타액선) 입안으로 침을 분비하는 크고 작은 침샘이 있다. 각각의 침샘에 대해서는 오른쪽의 설명을 참조.

M-20 볼주름띠 (협소대) 볼 · 입술의 점막과 잇몸 사이에 생길 수 있는 가느다란 주름.

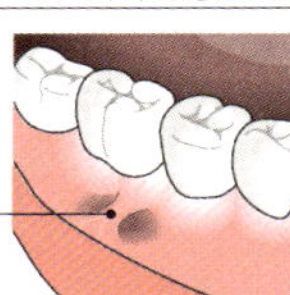

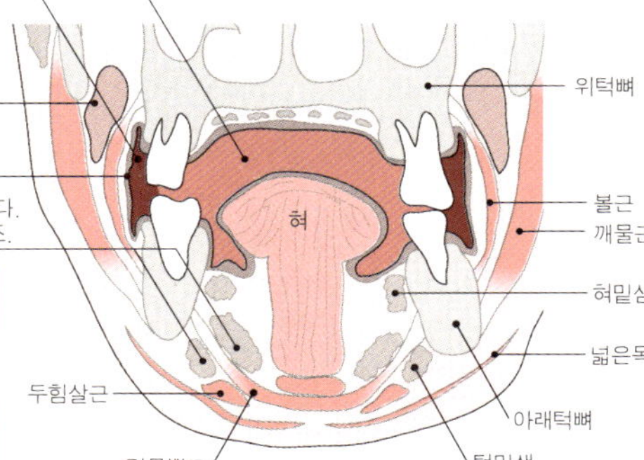

● 침샘은 "점액샘", "장액샘", 그리고 두 가지가 섞인 "혼합샘"으로 구분된다. 침은 소화작용뿐 아니라 음식물의 화학성분을 녹여 미각을 돕고, 항균작용, 입안의 세정작용 등 다양한 기능을 한다. 하루에 1~1.5리터의 침이 분비되는데, 그중 90%는 큰침샘(귀밑샘, 턱밑샘, 혀밑샘)에서 분비되고 나머지 10%는 작은침샘에서 분비된다.

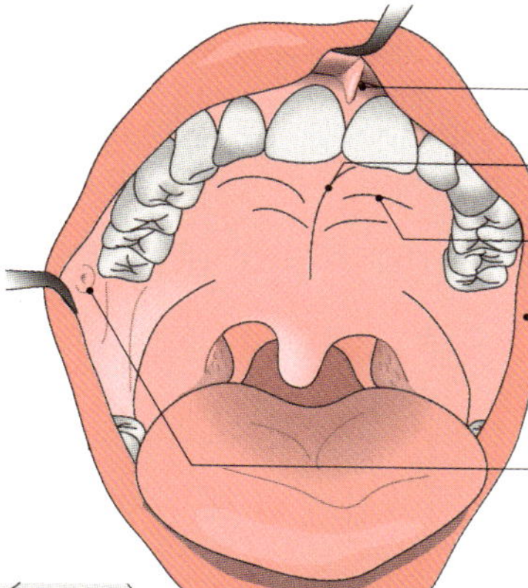

잇몸에서 위입술로 뻗은 정중선상의 점막주름. 상순소대 **위입술주름띠** M-21

단단입천장 중앙의 낮은 융기. 구개봉선 **입천장솔기** M-22

단단입천장에 있는 가로 방향의 주름. 횡구개주름 **가로입천장주름** M-23

입꼬리에서 위입술과 아래입술이 만나는 곳. 순교련 **입술연결** M-24

얼굴신경의 귀밑샘신경얼기가 귀밑샘 내부를 지나간다. ⇒「뇌단」p.88.

위쪽 둘째큰어금니 맞은편에 위치한 귀밑샘관구멍 주위의 융기부. 이하선유두 **귀밑샘관유두** M-25

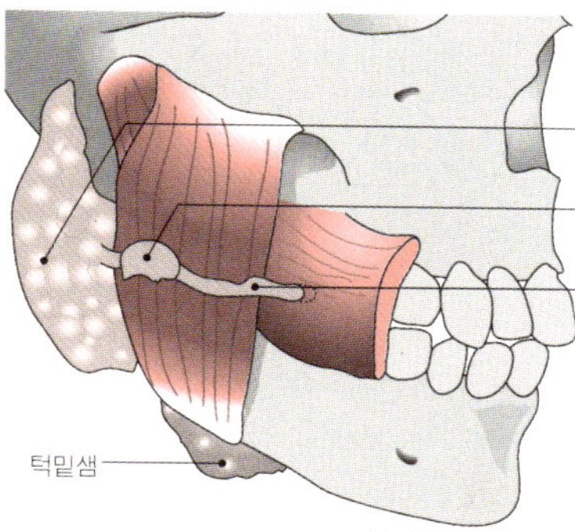

털밑샘

귀밑샘, 턱밑샘, 혀밑샘의 세 침샘을 말한다. 대타액선 **큰침샘** M-26

가장 큰 침샘. 장액을 분비한다. 귀밑샘근막으로 싸여 있다. 이하선 **귀밑샘** M-27

가끔 귀밑샘관 주위에 덧귀밑샘이 발견된다. 부이하선 **덧귀밑샘** M-28

Stensen's duct라고도 한다. 지방체와 근육을 관통하여, 입안뜰의 귀밑샘관유두로 열린다. 이하선관 **귀밑샘관** M-29

귀밑샘유두(귀밑샘관이 열리는 곳)는 위쪽 둘째 큰어금니 맞은편에 위치한다.

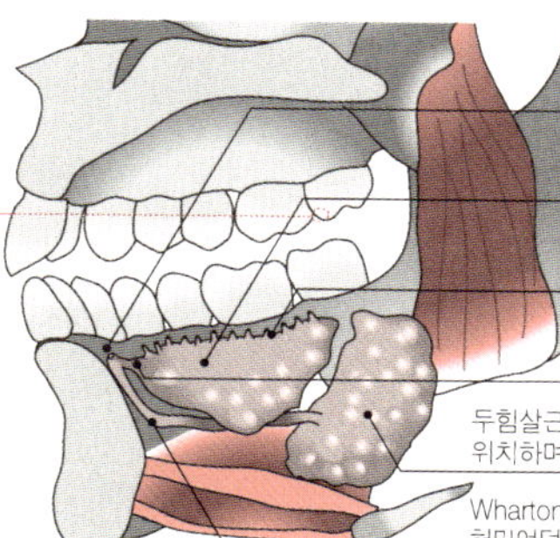

설하소구 **혀밑언덕** M-30

혀 밑에 위치한 침샘. 주로 점액을 분비한다. 설하선 **혀밑샘** M-31

소설하선관 **작은혀밑샘관** M-32

대설하선관 **큰혀밑샘관** M-33

두힘살근과 아래턱뼈 사이에 위치하며, 주로 장액을 분비한다. 악하선 **턱밑샘** M-34

Wharton's duct라고도 한다. 혀밑언덕으로 열린다. 악하선관 **턱밑샘관** M-35

작은침샘

혀샘은 다음과 같이 구분된다.

- **앞혀샘**
  혀끝 아래면에 있는 혼합샘.
- **뒤혀샘**
  혀뿌리와 혀의 가쪽모서리 뒤부분에 있는 점액샘.
- **미각샘(von Ebner's gland)**
  성곽유두 주위의 고랑 바닥과 잎새유두 사이로 열리는 장액샘.

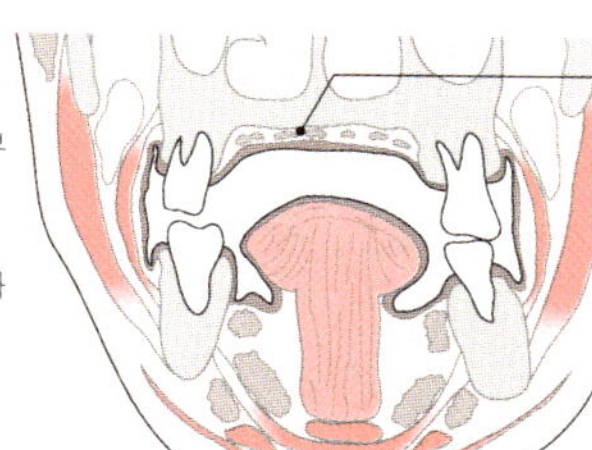

입점막에 흩어져 있으며 직접 입안으로 침을 분비한다. 아래와 같이 구분된다. 소타액선 **작은침샘** M-36

입천장(뒤부분)의 점막밑조직에 흩어져 있는 점액샘. 구개선 **입천장샘** M-37

입술의 점막밑조직에 있는 점액샘. 구순선 **입술샘** M-38

볼 안쪽면의 점막밑조직에 있는 점액샘. 협선 **볼샘** M-39

어금니 근처에 있는 4~5개의 큰 침샘. 구치선 **어금니샘** M-40

혀의 점막밑조직에 있는 몇 종류의 샘. 설선 **혀샘** M-41

M Mouth, Oral Cavity

M-1 lip / labium•, (복) labia

M-2 *upper lip*

M-3 oral fissure / oral opening•

M-4 *lower lip*

M-5 *philtrum*•

M-6 cheek•

M-7 *nasolabial sulcus*

M-8 *tubercle of upper lip*

M-9 angle of mouth•

M-10 *mentolabial sulcus*

M-11 palate•

M-12 soft palate

M-13 hard palate

M-14 oral cavity

M-15 oral vestibule

M-16 oral cavity proper•

M-17 buccal fat pad

M-18 *mucous membrane of mouth*

M-19 glands of mouth

M-20 *buccal frenulum*•

•**lip, labium 입술(口唇)** 영어 lip은 인도유럽조어 *leb-「입술」에서 유래. 라틴어 labium「입술」도, lip과 어원이 같다.

•**oral fissure, oral opening 입틈새(口裂)** oral은 라틴어 os「입」의 형용사형 oralis「입의」에서 유래. 영어 orifice「구멍」(cardial orifice「들문구멍」)도 동근어.

•**cheek 볼** 고대 영어 ceoce「턱(顎)」에서 유래. 후에 턱의 부드러운 부분인 「볼」을 가리키게 됐다. 영어 choke「질식시키다」도 ceoce에서 파생됐다. 볼을 졸라 질식시킨다는 뜻. 참고로, 영어 throttle「질식시키다」는 throat「목구멍」에서 유래. 목구멍을 졸라 질식시킨다는 뜻으로, choke와 같은 발상의 단어이다. 후대에 와서 throttle에 「내연기관의 조절판」이라는 의미도 생겨났다.

•**angle of mouth 입꼬리(口角)** 角은「구석」이라는 뜻. angle에는 「굽은 부분, 각도, 각, 각진 부분」이라는 의미도 있다.

•**palate 입천장(口蓋)** palate는 라틴어 palatum「입천장」에서 유래. 참고로, pallet「주걱, 인두, 화물을 운반하기 위한 받침대, 화가의 팔레트」는 발음은 비슷하지만 어원은 전혀 다르다.

•**oral cavity proper 고유입안(固有口腔)** 어순을 바꿔 proper oral cavity라고 해도 안 될 것은 없다. 그러나 proper를 「엄밀한 의미의」라는 뜻으로 사용하는 경우에는, 라틴어 cavitas oris

인중과 최음제, 철학과 호염기구
PHIL-「좋아하는」

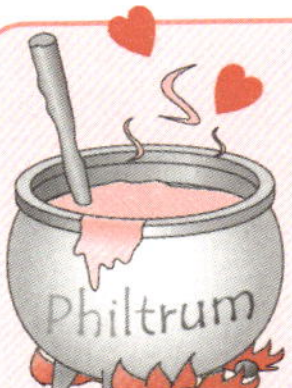

인중은 코와 위입술 사이의 고랑을 가리키는 말이지만, 이 부위가 「사람의 중앙」이라고 불리는 이유는 아주 재미있다. 원나라 말기~명나라 초기의 학자인 도종의(陶宗儀, ?~1369)가 쓴 수필집 「철경(輟耕)」을 보면, 인중 위쪽의 눈·코·귀는 모두 구멍이 2개이지만 인중 아래의 입·요도·항문은 구멍이 하나이기 때문에 인중이 사람의 중심이라고 되어 있다.

반면, **philtrum「인중」**은 그리스어 φίλτρον 피르트론「미약, 최음제」에서 유래. 오늘날에도 영어 philter (philtre)는 「미약, 최음제, 사랑의 주문」을 의미한다. 피르트론은 그리스어 동사 φιλέω 필레오-「좋아하다, 사랑하다」에 접미사 -tron「도구, 장치」가 붙은 것. φιλο「좋아하는」+ σοφός 소포스「지식있는, 현명한」→philosophy「철학」(지식에 대한 사랑), base「염기」+φιλ→basophil「호염기구」 등 많은 파생어가 있다.

최음제와 인중의 관계에 대해서는 여러 가지 설이 있다. 옛날에는 최음제를 인중에 발랐다는 설(키스를 하면 상대가 먹게 되나?), 최음제를 담는 작은 병이 인중과 비슷한 모양이라는 설, 고대 그리스인들은 인중이 이성을 매료시키는 부분이라고 생각했다는 설 등이 있다.

영어 mouth「입」은 인도유럽조어 *men-「돌출하다」에서 유래. 즉, 입은 얼굴에서 돌출한 부분(입을 뾰족하게 만들어야 돌출되긴 하지만). mentolabial sulcus「턱끝입술고랑」의 mento-「턱끝」은 라틴어 mentum「턱끝」의 연결형으로, *men-에서 유래된 것. 사실, 얼굴에서 돌출한 부분은 턱끝이다. 참고로, mountain「산」도 *men-에서 유래했다.

propia와 같이 proper가 수식하는 명사의 뒤에 붙는 것이 보통이다.

- **buccal frenulum 볼주름띠(頰小帶)** 라틴어 bucca「볼」에서 유래. 참고로, bucca로부터 스페인어 boca「입」이 파생됐는데, 자음이 줄어들고(cc→c), 의미도 약간 변해 버렸다.
- **transverse palatine fold, palatine ruga 가로입천장주름(橫口蓋주름)** ruga의 복수형은 rugae. 라틴어 ruga「주름」에서 유래했으며, 주름진 곳을 가리키는 해부학용어로 사용되고 있다.
- **major salivary glands 큰침샘(大唾液腺)** 라틴어 saliva「침」에서 유래(영어 saliva「침」도 관련어).
- **parotid gland 귀밑샘(耳下腺)** parotid는 그리스어 접두사 παρα 파라「곁에, 옆에」+οὖς 우-스「귀」(속격 ὠτός 오-토스)→「귀 옆에」 있는 귀밑샘을 가리킨다. 발음은 같지만 r을 2개로 해서 parroted라고 하면 「앵무새(parrot)처럼 말을 반복하다」라는 동사의 과거형이 되어 버린다.

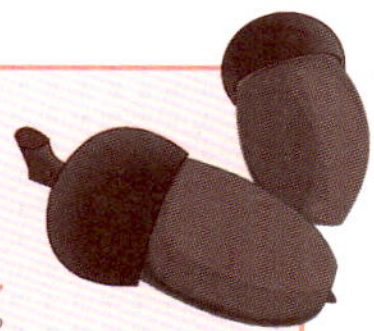

샘과 귀두, 호두와 도토리
GLANS「도토리」

영어 **gland「샘(선)」**은 라틴어 glans「도토리, 견과류」에 지소사 -ula가 붙은 glandula「작은 도토리」에서 유래(프랑스어를 경유하는 동안 어미가 사라졌음). 도토리를 의미하는 그리스어 ἀδήν 아덴-이 작은 도토리 모양의 「림프절」을 가리키기는 용어로 쓰였는데, 그 영향으로 라틴에서도 glandula가 림프절을 의미하게 됐다. 그러나 림프절은 뭔가를 분비하는 「샘」이 아니라는 사실이 나중에 밝혀졌고, 지금은 림프절 대신 분비샘에 gland라는 용어가 사용되고 있다. 한글 의학용어에서도, 예전에는 림프절을 「임파선」이라고 했었다. 아덴-에서 유래한 adeno-는 「림프절의」가 아니라 「샘의」라는 의미(핵산의 일종인 아데닌도 「샘」에서 최초로 분리됐음).

「선(腺)」이라는 한자는 일본 에도(江戶) 시대 후기의 서양의학자 우타카와켄진(宇田川玄真)이 만든 한자이다. 분비물이 샘(泉)처럼 솟아 나온다는 뜻으로 만들졌다는 것이 일반론이지만, 「肉+線」으로 해석하여 「힘줄」을 의미한다고 풀이한 사전도 있다(샘의 실체와는 맞지 않음).

의학용어에서, 라틴어 glans는 음경(또는 음핵) 끝의 「귀두」를 의미한다. 한글용어가 「거북이 머리」라고 되어 있는 것은 어원과는 상관이 없다. 참고로, 「가래나무속, 호두나무속」의 학명 *Juglans*는 로마의 신 유피테르 Jovus(영어 Jupiter 쥬피터)와 glans의 합성어. 호두는 신들이 좋아하는 음식이라는 설, 호두를 견과류의 왕으로 봤다는 설 등이 있다.

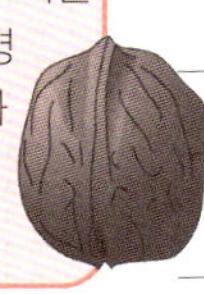

frenulum of upper lip M-21

palatine raphe M-22

transverse palatine fold / palatine ruga •M-23

labial commissure M-24

또는 parotid papilla

papilla of parotid duct M-25

salivatory라고도 한다.

major salivary glands •M-26

parotid gland •M-27

accessory parotid gland M-28

parotid duct M-29

※caruncle에 대해서는 p.111 참조.

sublingual caruncle M-30

sublingual gland M-31

minor sublingual duct M-32

major sublingual duct M-33

submandibular gland M-34

submandibular duct M-35

minor salivary glands M-36

palatine gland M-37

labial gland M-38

buccal gland M-39

molar gland M-40

lingual gland M-41

N 치아

치아를 뜻하는 한자는 "齒"이다. 갑골문자에서는 라고 표기했었고, 후에 "입으로 음식물을 물다"라는 뜻으로 "止"자가 붙어서 "齒"가 됐다("止"가 "줄을 서다, 늘어서다"라는 뜻이라는 설도 있음). "齡(나이)"에 "齒"가 들어 있는 것은, 치아가 균일한 간격으로 늘어서 있는 것을 일정한 간격으로 먹어가는 "연령(年齡)"에 비유했다는 설, 나이를 먹으면서 이가 돋아나고 나이와 함께 이가 빠지기 때문이라는 설 등이 있다.

N-1 치관 **치아머리** 사기질로 덮인 하얀 부분. 「해부치아머리」라고도 한다.

N-2 치경 **치아목** 치아머리와 치아뿌리 사이의 약간 잘록한 부분.

N-3 치근 **치아뿌리** 시멘트질로 덮인 노르스름한 부분. 「해부치아뿌리」라고도 한다.

N-4 임상치관 **임상치아머리** 잇몸 밖으로 노출된 부분.

N-5 임상치근 **임상치아뿌리** 잇몸 속에 묻힌 부분.

N-6 치수 **치아속질** 결합조직으로 이루어져 있고, 이곳을 통해 혈관과 신경이 지나간다. 상아질과의 경계 부위에 상아질모세포가 늘어서 있다.

N-7 에나멜질 **사기질** 인체에서 가장 단단한 물질(96%가 인산칼슘 등의 무기질로 구성됨). 반투명하고 광택이 있다. 외배엽에서 기원한 에나멜상피에서 분화.

N-8 **상아질** 상아질세관이라는 관이 뻗어 있고, 그 속에 상아질모세포의 돌기가 들어 있다. 이 돌기가 자극을 받으면 통증이 유발된다.

N-9 **치아머리속질공간** 치아머리 내부의 치아속질공간.

N-10 치은 **잇몸** 섬유조직과 그 표면의 점막으로 구성되어 있다. 치아목 부위를 둘러싸고 있다.

N-11 치은구 **잇몸고랑** 치아와 잇몸 사이의 고랑(0.5~2mm 정도). 여기에 플라크(석회화되면 치석)가 끼어 있으면 잇몸염이 잘 생긴다.

N-12 치근막 **치아주위조직** 여기에 분포하는 자유신경종말이 치아에 가해진 압력을 감지한다.

N-13 **시멘트질** 치아뿌리를 덮고 있는 뼈와 비슷한 조직(약 60%가 무기질). 치아뿌리를 치아주위조직에 고정시키는 역할을 한다.

N-14 치근관 **치아뿌리관** 치아뿌리의 중앙을 관통한다. 분지하여 2개 이상의 관이 되거나, 그물처럼 복잡한 형태가 되기도 한다.

N-15 치근첨 **치아뿌리끝**

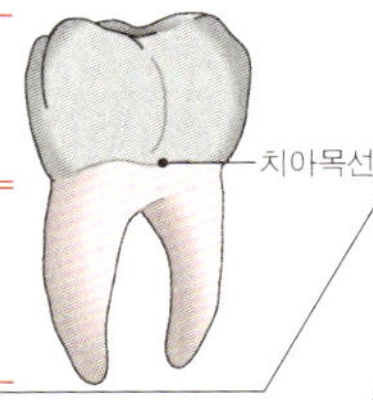

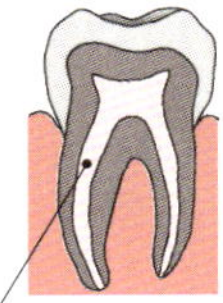

치아속질이 들어 있는 공간을 cavity of pulp(치아속질공간)이라고 한다. 그중 치아머리 부분을 "치아머리속질공간", 뿌리 부분을 "치아뿌리관"이라고 한다.

충치의 진행

C0…사기질 표면이 녹기 시작함.
C1…사기질에 구멍이 남. 아직 통증은 없음.
C2…상아질까지 진행(찬 것을 먹을 때 시림).
C3…치아속질까지 진행(급성인 경우 매우 아픔. 만성이 되면 통증이 사라짐).
C4…치아머리가 붕괴되고 치아뿌리만 남은 상태.
※ C는 Caries의 C.

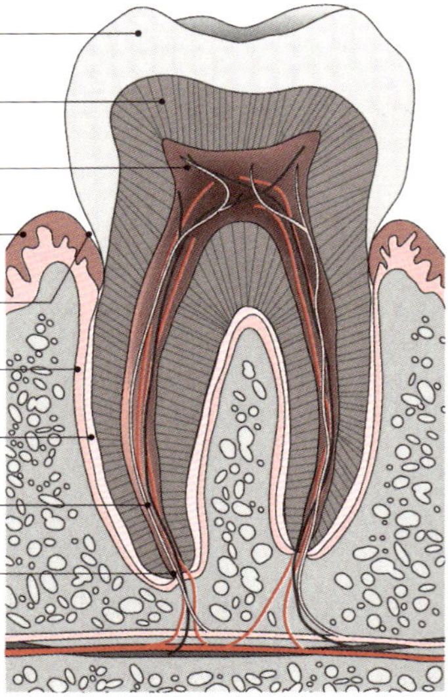

치아 각 부분의 명칭

N-16 절연 **절단모서리**

N-17 치대 **혀면결절** 앞니 좌우의 모서리능선을 잇는 융기부.

N-18 치경선 **치아목선**

N-19 치근첨공 **치아뿌리끝구멍**

N-20 치관결절 / 교두 **결절 / 도드리**

N-21 **모서리능선**

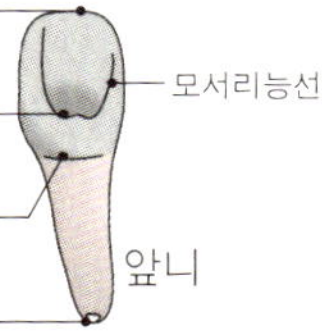

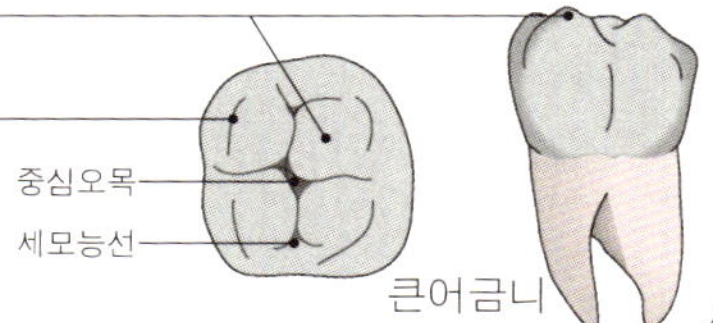

N-22 **교합** 위아래의 치열이 맞물렸을 때 씹는면 간의 접촉, 또는 그 위치관계.

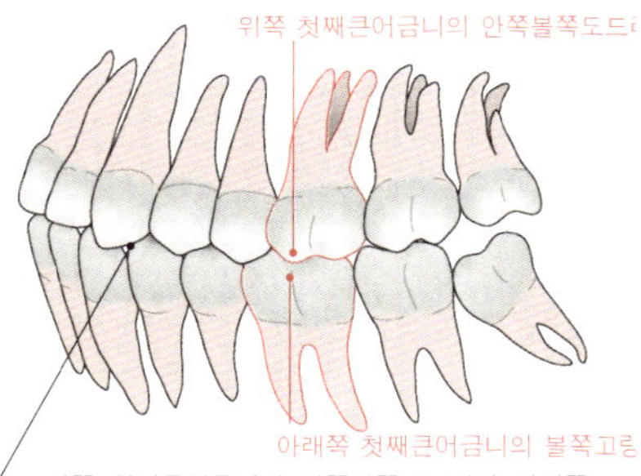

위쪽 첫째큰어금니의 안쪽볼쪽도드리와 아래쪽 첫째큰어금니의 볼쪽고랑이 일치하는 상태가 정상적인 교합관계이며, 이를 "앵글 I 급"이라고 한다. 윗니의 도드리가 아랫니의 볼쪽고랑보다 앞에 있으면 "앵글 II 급"(위턱나옴증), 뒤에 있으면 "앵글 III 급"(턱나옴증)이라고 한다.

충치의 정식 용어는 "치아우식(齒牙齲蝕)"이다. 齲의 오른쪽 부분 "禹"은 벌레의 모양을 딴 것이다. 따라서, "齲"라는 한자 자체가 충치를 의미하고 있는 셈이다. 영어로는 충치를 dental caries(s로 끝나지만 단수형 ⇒ p.137)라고 한다.

간니

빨간 글자는 대략적인 이돋이 시기(평균치)

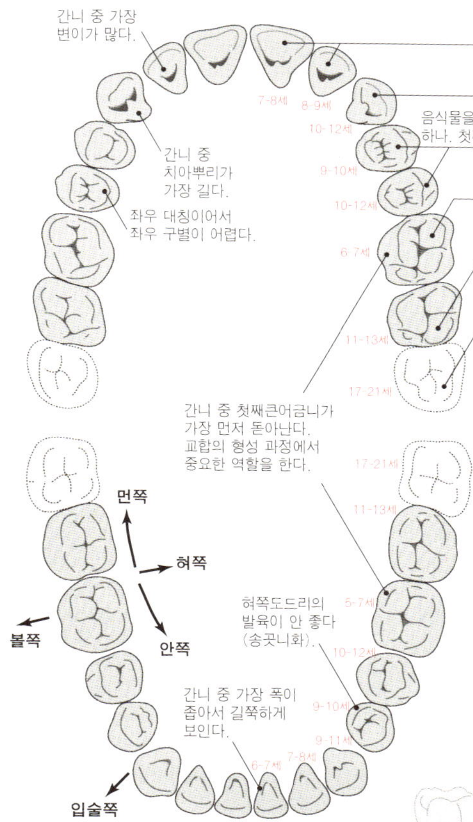

젖니

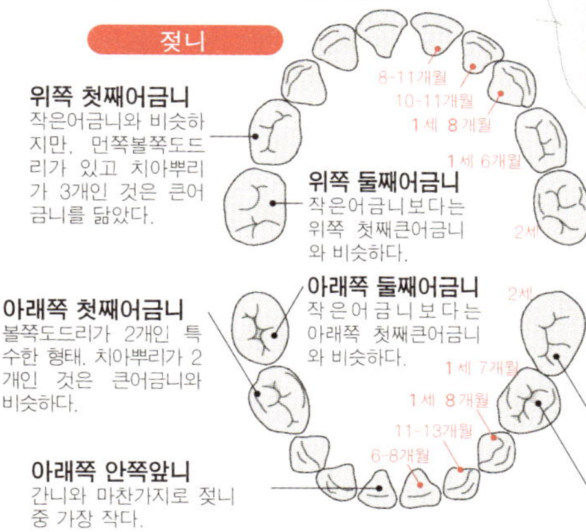

셋째큰어금니(사랑니)를 포함하여 32개. 이돋이는 6세경에 시작해서 12세경에 끝난다.
영구치 **간니** N-23

물어 끊기 좋게, 얇은 날을 가진 끌 또는 삽 모양. 정중면에 가까운 것을 "안쪽앞니", 가쪽 것을 "가쪽앞니"라고 한다.
절치 **앞니** N-24

음식물을 찢기 위한 치아.
견치 **송곳니** N-25

음식물을 분쇄하기 적합한 교합면을 갖고 있다. 치아뿌리는 보통 하나. 첫째작은어금니보다 둘째작은어금니가 작고 둥그스름하다.
소구치 **작은어금니** N-26

여러 개의 도드리가 있고 교합면의 모양이 복잡하다. 치아뿌리도 여러 개여서, 씹을 때의 압력을 잘 견딘다.
대구치 **큰어금니** N-27

다른 치아보다 늦게, 20~30세경에 돋아난다.
셋째큰어금니 / 사랑니 N-28
현대인은 턱이 작아서 옆으로 나거나 아예 돋아나지 않는 경우도 있다.

상치열궁 **위치아활** N-29

하치열궁 **아래치아활** N-30

설면 **혀면** N-31

큰·작은어금니에서는 "볼면", 앞니·송곳니에서는 "입술면"이라고도 한다.
전정면 **안뜰면** N-32

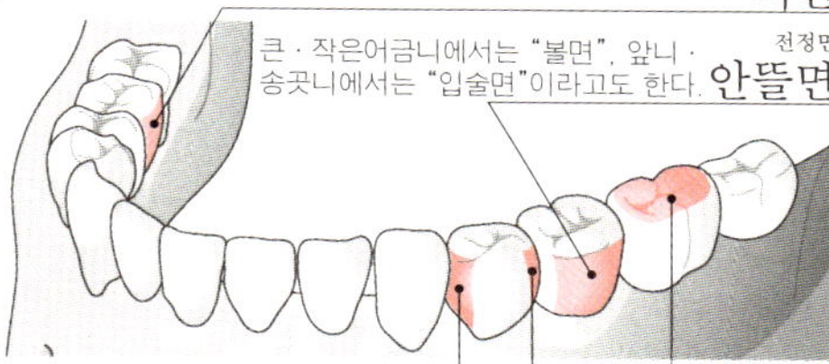

교합면 **씹는면** N-33

원심면 **먼쪽면** N-34

근심면 **안쪽면** N-35

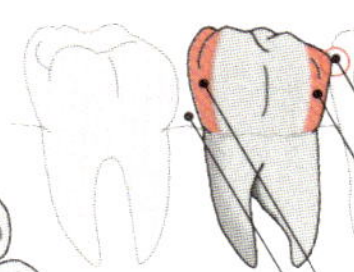

접촉점 **접촉부위** N-36

안쪽면과 먼쪽면을 합쳐 부르는 말 (바로 옆에 치아가 있을 경우).
접촉면 **이웃면** N-37

이웃한 치아 사이의 틈.
치극 **치아틈** N-38

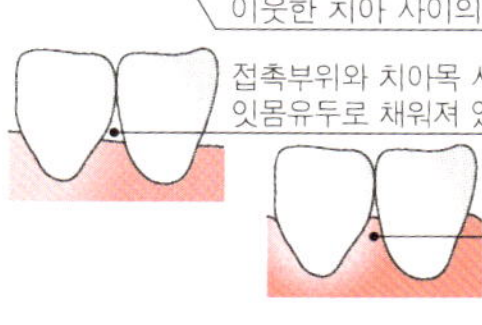

접촉부위와 치아목 사이의 삼각형 틈. 잇몸유두로 채워져 있는 것이 정상.
치간극 **치아사이틈** N-39

치간유두 **잇몸유두** N-40

앞니·송곳니·작은어금니는 처음에 젖니가 났다가 후에 영구치로 대체되지만, 큰어금니는 간니뿐이다.
유치 **젖니** N-41

젖니의 어금니. 간니의 작은어금니와 큰어금니의 특징을 모두 갖고 있다.
유구치 **젖어금니** N-42

N Tooth

● 영어 tooth(복수형은 teeth)는 거슬러 올라가면 인도유럽조어 *dent-에 기원을 두고 있다. 그리고 라틴어 dens도 그리스어 ὀδούς 오두-스도 형태는 조금 다르지만 모두 같은 기원을 갖고 있다.

N-1 crown of tooth•

N-2 neck / cervix of tooth

N-3 root of tooth

N-4 *clinical crown of tooth*

N-5 *clinical root of tooth*

N-6 dental pulp•

N-7 enamel

N-8 dentine•

N-9 pulp cavity of crown

N-10 gingiva / gum•

N-11 *gingival sulcus / ～ groove*

N-12 *periodontium*•

N-13 cementum•

N-14 root canal of tooth / pulp canal

N-15 *root apex of tooth*

N-16 *incisial margin of tooth*

N-17 *cingulum of tooth*

N-18 *cervical line*

N-19 *apical foramen of tooth*

N-20 *tubercle of tooth / cuspid*

N-21 *marginal ridge of tooth*

N-22 occlusion / dental articulation

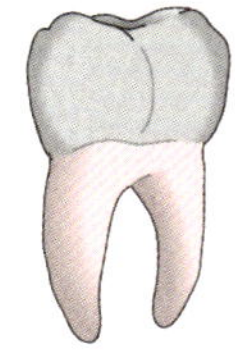

•**crown of tooth 치아머리(齒冠)** crown은 영어로 「관」이라는 뜻. 라틴어 corona 「관」에서 유래. 치아머리는 치아의 머리에 씌운 관 같은 부분.

•**dental pulp 치아속질(齒髓)** 라틴어 pulpa 「과육, 고기, 초목의 중심부분」에서 유래. 「부드럽고 질척한 것」이라는 의미에서 목재를 부숴서 만든 질척한 종이의 원료 「펄프」를 의미하기도 한다.

•**dentine 상아질(象牙質)** 라틴어 dens 「치아」에서 유래. dens는 「치아」라는 뜻 이외에 중쇠뼈의 「치아돌기」를 가리키는 용어로도 쓰인다. 치아의 주요 부분을 구성하는 성분이 상아질이기 때문에 이렇게 명명한 것이다(따라서 영어에는 「상아(象牙)」라는 의미는 내포되어 있지 않음). 이 dens로부터 dental「치아의, 치과의, 치음」, dentist「치과의사」 등의 단어가 파생됐다.

•**gingiva, gum 잇몸(齒齦)** 라틴어 gingiva「잇몸」에서 유래. 영어 gum「잇몸」은 어디에서 기원한 것인지 잘 알려져 있지 않지만, 가까이는 고대 영어 goma「입천장」로부터 파생된 것으로 추정하고 있다. 「고무」라는 뜻의 gum은 전혀 다른 기원을 가진 단어로, 고대 이집트어 kemai가 라틴어 gummi「수지(樹脂)」를 거쳐 변화한 것이다(고무라는 발음은 네덜란드어에서 온 것).

•**periodontium 치아주위조직(齒根膜)** 그리스어 접두사 peri-「주위의」+ὀδούς 오두-스「치아」에서 유래. 치아를 뼈에 고정시키는 「치아 주위의」 막.

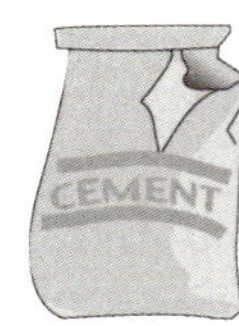

•**cement 시멘트질** 라틴어 caementum「채석장의 돌, 야외에 방치된 돌, 벽을 꾸미는 돌」에서 유래(다음 항목의 caedo「자르다」에서 파생된 말). 이 단어로부터 「돌조각(파편), 갈아서 가루가 된 돌」을 석회와 섞은 「시멘트」가 파생됐다. 후에 cement는 「결합시키는 것」, 「(우정의) 유대」라는 의미도 갖게 됐다. 시멘트질은 말 그대로 치아와 이틀뼈를 단단히 결합시키는 물질이다.

•**incisor (tooth) 앞니(切齒)** 라틴어 caedo「자르다, 치다, 죽이다」에 접두사 in-「안에」가 붙은 것(p.120의 「제왕절개」 칼럼 참조). 영어 incisive「예리한, 신랄한, 통렬한」, scissors「가위」, incisure「벤 상처」도 incisor의 관련어.

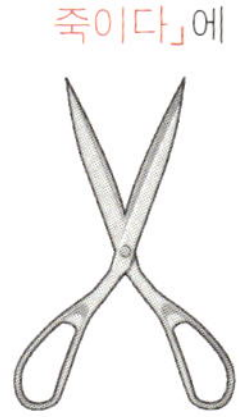

•**canine (tooth) 송곳니(犬齒)** canine은 「개 같은, 개과의, 송곳니의」라는 뜻. 라틴어 canis「개」에서 유래. 별자리 Canis Major「큰개자리」, Canis Minor 「작은개자리」에 라틴어가 그대로 사용되고 있다.

입안에는 수백 종류의 미생물이 살고 있다. 그중 *Streptococcus mutans*는 1924년 클라크가 충치에서 분리했는데, 충치의 주요 원인균이라는 설이 인정받는 데 약 40년이 걸렸다. mutans는 라틴어 muto「움직이다, 변하다」에서 유래. 구형의 알균이 낮은 pH에서는 막대균으로 변하는 특성에서 따온 것이다. mutant「돌연변이체」도 동근어.

- **premolar (tooth) 작은어금니(小臼齒)** 라틴어 접두사 pre-「앞에」+molar「큰어금니」. 큰어금니 앞에 있는 치아라는 뜻.
- **molar (tooth) 큰어금니(大臼齒)** 라틴어 molaris「절구의」에서 유래. 영어 mill「절구」도 비슷한 관련어.
- **third molar tooth 셋째큰어금니(第三大臼齒), wisdom tooth 사랑니** 영어 wisdom은 「지혜」라는 뜻. 지혜가 생길 무렵 즉, 성인이 된 후 돋아나는 것에서 유래했다(20세 정도 나이를 먹어야 지혜가 생기나?).
- **diastema 치아틈(齒隙)** 그리스어 διάστημα 디아스테마「간격」에서 유래. 전분 분해효소인 diastase「디아스타아제, 전분효소」(α-amylase와 β-amylase)도 관련어이다.
- **deciduous teeth 젖니(乳齒)** 라틴어 접두사 de-「떨어져서, 멀어져서」+cado「떨어지다, 하락하다」에서 유래. 식물학에서는 deciduous를 「낙엽성의」라고 번역하고 있다. 영어 decay「부패하다, 썩다」도 동근어.

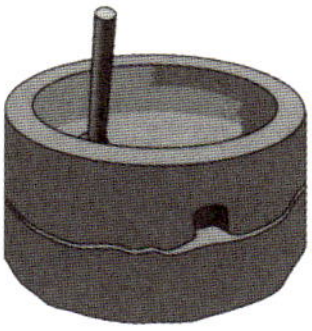

permanent teeth N-23

incisor (tooth)* N-24

canine (tooth)* N-25

premolar (tooth)* N-26

molar (tooth)* N-27

third molar tooth / wisdom tooth* N-28

maxillary dental arcade / upper ~ N-29

mandibular dental arcade / lower ~ N-30

lingual surface N-31

vestibular surface N-32

사기질과 몰트, 멜트다운
SMALT「녹다」

enamel「사기질」은 게르만조어 *smalt「녹다」에서 유래. *smalt→고대 프랑스어 esmail→amail에 en(~의 안에)가 붙은 것. 영어 smelt「금속을 용해하다」나 앞의 자음이 사라진 melt「용해하다」도 관련어이다. 그리고 맥주의 원료인 malt「엿기름, 맥아」도 동근어. malt는 보리를 「발아시켜서 부드럽게」 만든 뒤 말려서 만든다.

에나멜은 금속이나 유리그릇, 질그릇의 표면에 투명하거나 불투명한 유리 성분을 「녹여서」 붙인 것. 우리나라 말로는 붙인 물질의 소재에 따라 「법랑」, 「칠보」, 「유약」이라고 한다. 법랑냄비나 주전자는 철에 유리 성분을 녹여 붙인 것. 한편, 「에나멜 도료」는 니스(varnish)와 안료를 혼합한 도료로서, 광택이 유약과 비슷하다.

치아의 사기질도 옛날에는 「법랑질」이라고 했다. 상아질의 표면을 덮어, 치아가 광택이 나게 한다는 점에서 비슷하다고 하겠다.

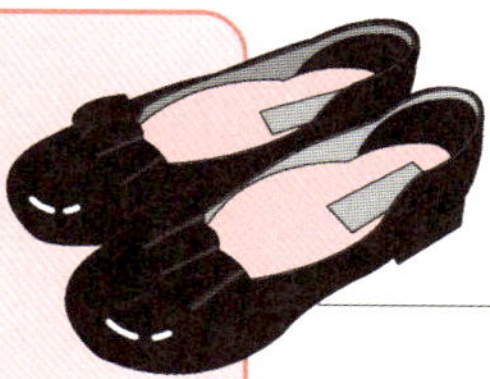

에나멜구두

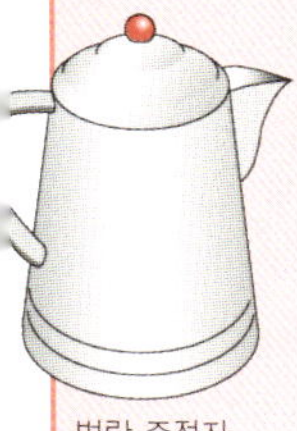

법랑 주전자

occlusal surface N-33

distal surface N-34

proximal surface / mesial ~ N-35

interproximal point N-36

interproximal surface / approximal ~ N-37

diastema* N-38

gingival space N-39

gingival papilla / interdental ~ N-40

※ milk tooth라고도 한다. deciduous teeth* N-41

deciduous molar teeth N-42

O 혀, 목구멍

혀의 근육에 대해서는 「육단」 p.14 참조. 혀뿌리와 혀몸통의 경계는 자료에 따라 정의가 다르지만(혀분계고랑의 앞뒤로 나누는 방법, 입천장의 어느 부분[물렁입천장 · 단단입천장]에 접하는가를 기준으로 하는 방법, 외관상 대충 나누는 방법 등) 혀분계고랑을 기준으로 나누는 경우 "고랑앞부분", "고랑뒤부분"이라고 부르기도 한다.

o-1 설근 **혀뿌리** 혀의 뒤부분.

o-2 설체 **혀몸통** 혀끝과 혀뿌리의 사이.

o-3 설첨 **혀끝** 혀의 앞쪽 끝.

o-4 **림프소절** 혀뿌리에서 관찰되는 사마귀 같은 돌기. 이것들을 합쳐 혀편도라고 부른다.

o-5 설맹공 **혀막구멍** 혀분계고랑 중앙의 홈. 태생기 갑상혀관의 잔유물.

o-6 분계구 **혀분계고랑** 혀막구멍 앞쪽의 V자형 고랑. 이 고랑의 바로 앞에 성곽유두가 나란히 배열되어 있다.

o-7 설연 **혀모서리** 혀의 가쪽모서리.

o-8 설배 **혀등** 입천장에 닿는 혀의 표면.

o-9 설정중구 **혀정중고랑** 혀등의 정중선상에 있는 고랑.

o-10 설유두 **혀유두** 혀등의 표면에 있는 작은 돌기. 아래와 같이 4종류로 구분된다.

o-11 엽상유두 **잎새유두** 혀모서리 뒤부분에 존재. 맛봉오리가 많다.

o-12 유곽유두 **성곽유두** 혀분계고랑의 앞에 나란히 배열되어 있는 커다란 혀유두. 맛봉오리가 많으며, 주위의 고랑 바닥으로 미각샘의 관이 열린다.

o-13 미뢰 **맛봉오리** 미각수용기. 혀 전체에 만 개 정도 있는데, 나이가 들면서 감소한다. 맛봉오리의 대부분은 혀에 있지만 입천장, 인두, 후두에도 조금씩 흩어져 있다.

o-14 사상유두 **실유두** 혀등 전체 표면에 분포한다. 끝이 뾰족하고 각질화되어 있다(그래서 하얗게 보임). 미각이 아니라 촉각에 관여한다.

o-15 심상유두 **버섯유두** 혀끝과 혀모서리에 많다. 가끔 맛봉오리가 발견되지만, 주로 압각 · 온도감각에 관여한다. 각질화되지 않아서 붉게 보인다.

o-16 **혀아래면**

o-17 **술주름** 혀아래면에서 보이는 주름.

o-18 설소대 **혀주름띠** 혀아래면에서 아래턱으로 뻗은 주름.

o-19 설하소구 **혀밑언덕** 턱밑샘관과 큰혀밑샘관이 이곳으로 열린다.

o-20 **혀밑주름** 입안바닥에 있는 가느다란 주름.

o-21 하순소대 **아래입술주름띠**

o-22 설근 **혀근육** 혀를 움직이는 근육(그림 참조).

o-23 설점막 **혀점막**

o-24 설건막 **혀널힘줄** 혀등의 혀점막과 혀근육 사이에 위치하며, 혀근육이 붙는 섬유결합조직판.

o-25 설중격 **혀사이막** 혀의 정중면에 위치하며, 혀를 좌우로 나누는 섬유결합조직판.

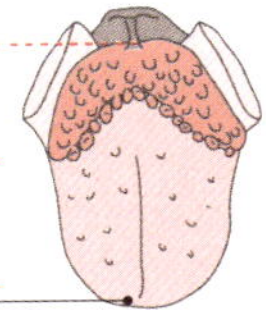

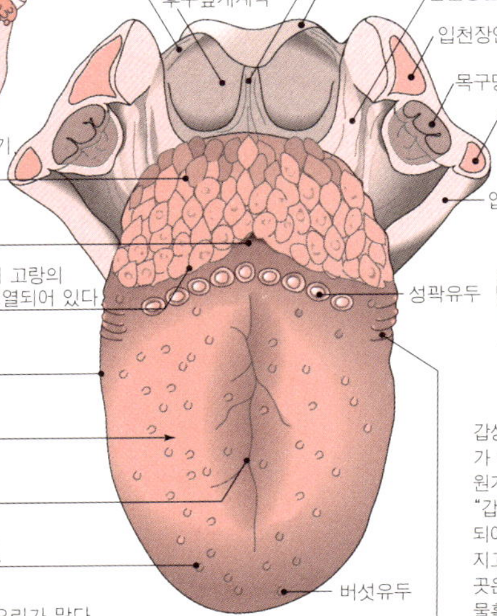

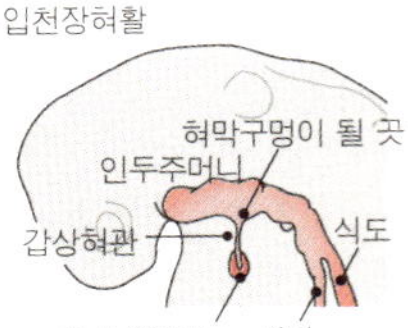

갑상샘은 인두 바닥의 상피세포가 증식하여 만들어진다. 갑상샘원기는 아래쪽으로 이동하지만, "갑상혀관"을 통해 인두와 연결되어 있다. 후에 이 관은 사라지고, 처음에 갑상샘이 발생한 곳은 혀막구멍이 된다. "갑상혀관 물혹"은 갑상혀관의 잔유물.

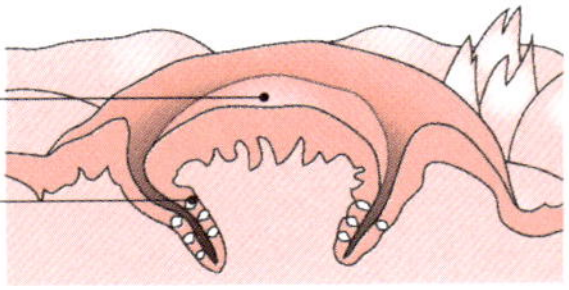

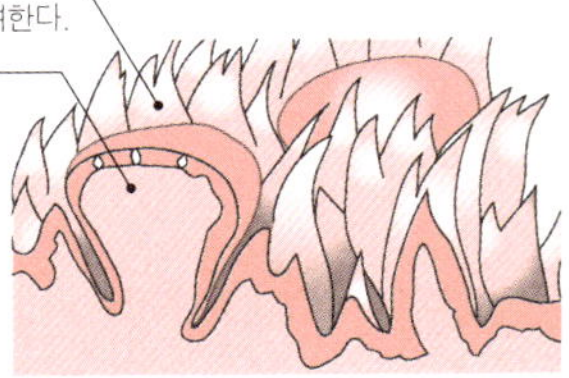

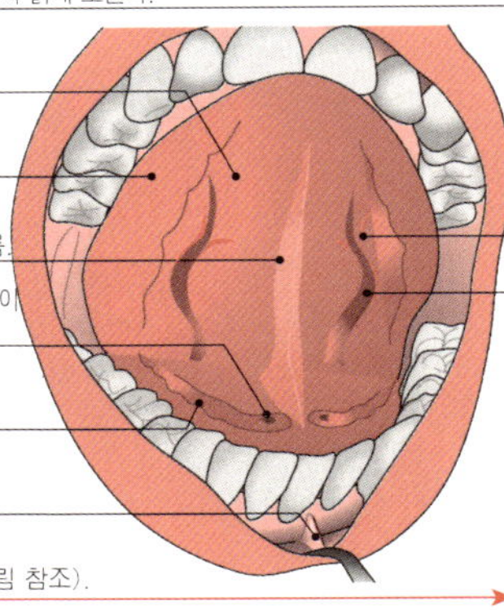

혀근육

빨간 글자는 외래근
검은 글자는 내재근(고유혀근)

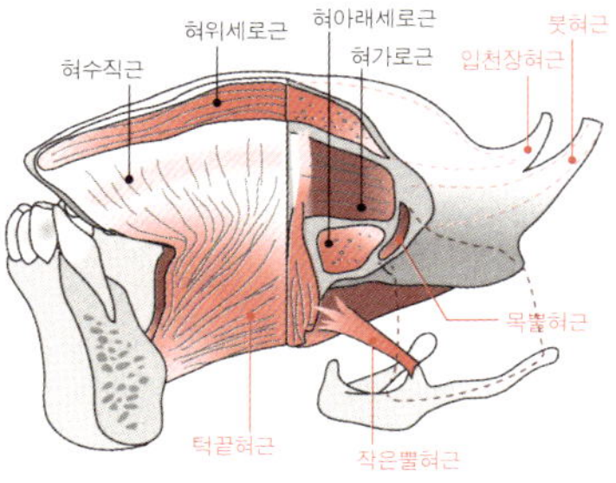

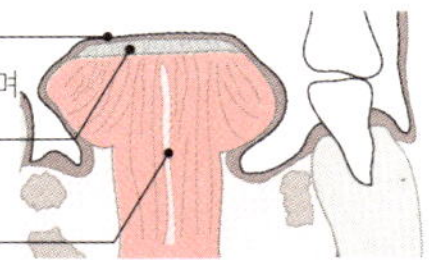

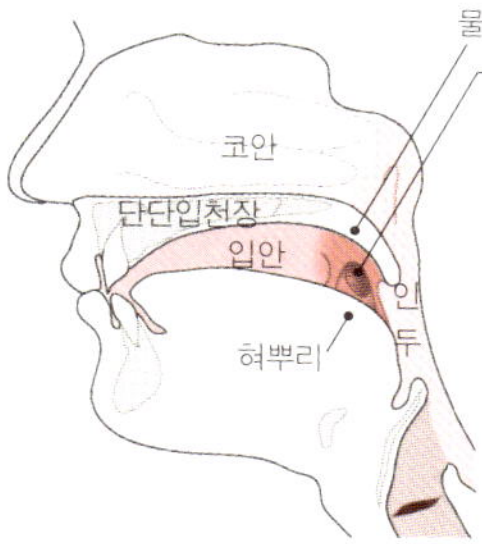

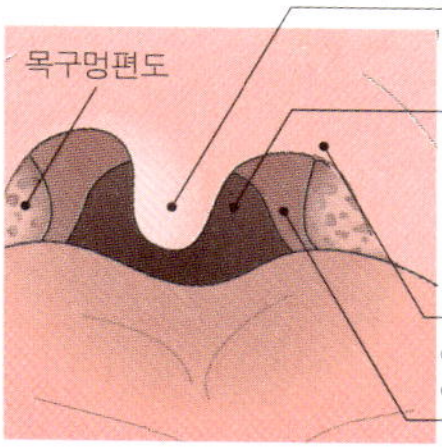

o-26 구협 **목구멍** — 물렁입천장과 혀뿌리 사이의 좁은 공간. 입안과 인두의 경계에 해당한다.

o-27 구개수 **목젖** — "입천장에서 늘어져 내려온 것"이라는 뜻. 잠잘 때 호흡에 따라 목젖과 물렁입천장이 진동하면 코를 골게 된다.

o-28 구협협부 **목구멍잘룩** — 목구멍 중 입천장인두활 · 입천장혀활에 의해 잘록해진 부분.

o-29 구개설궁 **입천장혀활** — 입천장활 중 앞의 것. 속에 들어 있는 입천장혀근이 수축하면 입천장혀활이 더 조여진다.

o-30 구개인두궁 **입천장인두활** — 입천장활 중 뒤의 것. 속에 들어 있는 입천장인두근이 수축하면 입천장인두활이 조여진다.

Waldeyer는 어떤 사람인가?

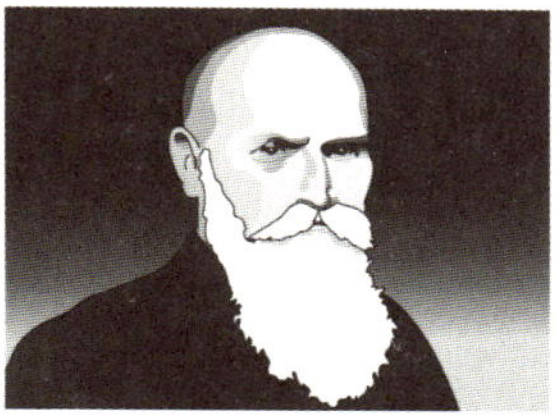

독일의 해부학자 · 병리학자 Heinrich G. von Waldeyer-Hartz(1837-1921)는 괴팅겐(Gehuchten)대학 시절, 수학과 자연과학의 길을 목표로 했었으나, 해부학자 Friedrich Gustav Jacob Henle의 강의를 듣고 영향을 받아 해부학으로 진로를 바꿨다. Waldeyer는 초기에는 암 연구에 몰두하여, 종양조직에서 분비된 어떤 액체에 의해 멀리 떨어진 장기에 전이한다고 생각했던 그 당시의 학설을 뒤집고 세포 자체가 이동해서 암이 전이된다는 설을 최초로 주장했다(암이 상피세포에서 생겨났음을 밝히기도 했다). 또한, hematoxylin 염색의 개발자이고, chromosome「염색체」라는 이름을 만든 것도 그였다(발견은 다른 사람이 했음). 그리고 neuron이라는 명칭과 다수의 발생학용어도 만들었다. 인두의 림프조직을 최초로 기술했으며, 후에 인두림프고리에 그의 이름이 붙게 됐다. 매우 폭넓은 분야를 연구한 학자이면서 동시에 뛰어난 교육자였다.

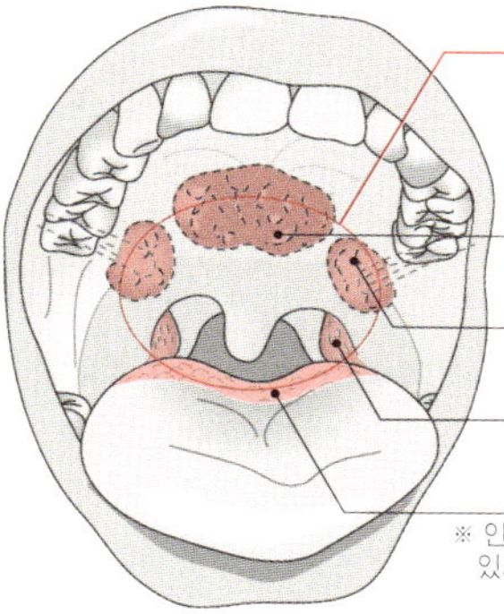

o-31 **인두림프고리** — 인두를 둘러싸는 네 부위의 림프조직. 입으로 들어가는 세균 등에 대항하는 면역방어를 담당한다.

o-32 **인두편도** — 인두천장에 있는 편도.

o-33 이관편도 **귀관편도** — 귀관인두구멍 주위에 있는 편도.

o-34 구개편도 **목구멍편도** — 편도오목에 있는 편도.

o-35 설편도 **혀편도** — 혀뿌리에 있는 편도.

※ 인두편도와 귀관편도는 이 그림의 물렁입천장 뒤편에 있기 때문에, 입으로 들여다봐서는 보이지 않는다.

목구멍편도의 각 부분

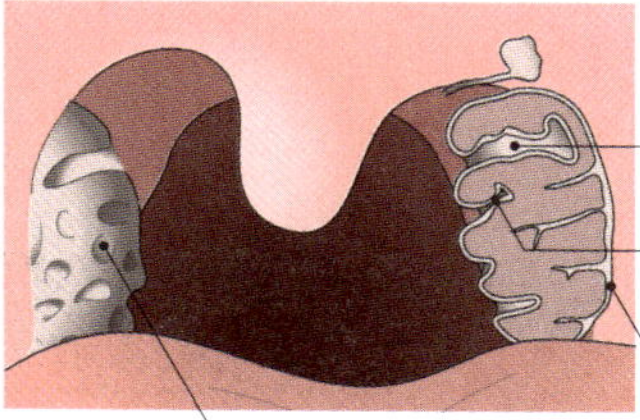

o-36 편도상와 **편도위오목** — 가장 위쪽의 넓은 편도움.

o-37 **편도움** — 목구멍편도 표면의 홈.

o-38 **편도피막**

o-39 **편도움구멍**

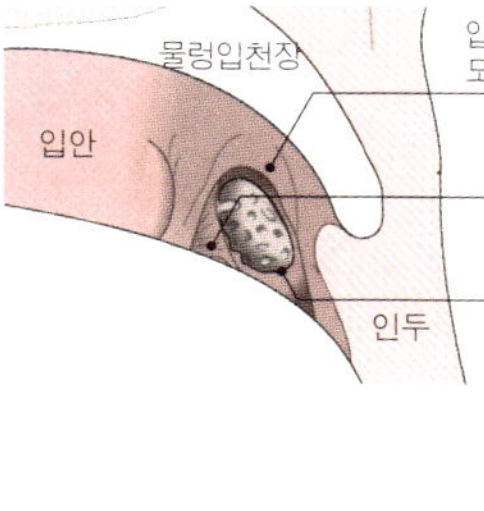

o-40 **반달주름** — 입천장혀활과 입천장인두활 사이의 반달 모양 주름. 편도오목의 위쪽 경계가 된다.

o-41 **세모주름** — 입천장혀활에서 이어진 삼각형 주름. 편도오목의 앞 경계가 된다.

o-42 편도와 **편도오목** — 입천장혀활과 입천장인두활, 반달주름과 세모주름에 의해 경계지어진 오목. 목구멍편도가 여기에 위치한다.

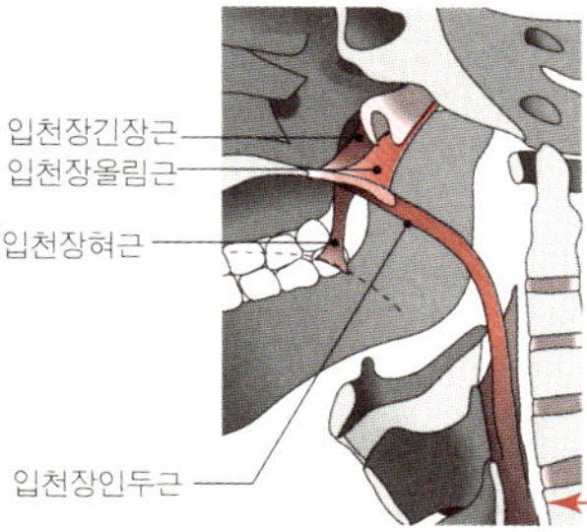

o-43 구개근 **입천장근육** — 입천장혀근, 입천장긴장근, 입천장올림근, 입천장인두근, 목젖근의 총칭. 각각의 근육에 대해서는 「육단」p.14 참조.

O Tongue, Fauces

● 영어 tongue「혀」는 인도유럽조어 *dnghwā-「혀」에서 유래. 라틴어 lingua(영어 language의 기원)도 맨 앞의 자음이 변화한 것이다.

o-1 root of tongue

o-2 body of tongue

o-3 apex of tongue / tip ~

o-4 *lymphoid nodule / lingual follicle*•

o-5 foramen cecum of tongue

o-6 terminal sulcus of tongue

o-7 margin of tongue

o-8 dorsum of tongue•

o-9 midline groove of tongue / median sulcus ~

o-10 lingual papilla

o-11 foliate papillae•

o-12 vallate papillae•

papillae는 복수형. 단수형은 papilla.

o-13 taste bud

o-14 filiform papillae•

o-15 fungiform papillae•

o-16 *inferior surface of tongue*

o-17 *fimbriated fold*

o-18 frenulum of tongue

o-19 sublingual caruncle•

o-20 *sublingual fold*

o-21 *frenulum of lower lip*

o-22 muscles of tongue

o-23 *mucous membrane of tongue*

o-24 *lingual aponeurosis*

o-25 *lingual septum*

•**lingual follicle 림프소절** 라틴어 follis「풀무, 가죽 주머니」에 지소사 -culus가 붙은 것으로, 「작은 주머니」. ⇒ p.116 참조.

•**dorsum of tongue 혀등(舌背)** 라틴어 dorsum「등」에서 유래. 이 단어로부터 영어 endorse「이서하다, 보증하다, 시인하다」가 파생됐다.

•**foliate papilla 잎새유두(葉狀乳頭)** foliate는 라틴어 folium「잎사귀」에서 유래. 소뇌 표면의 잎사귀처럼 폭이 좁은 「소뇌이랑」에도 이 단어가 사용되고 있다. 위에서 언급한 follicle「소포」와 혼동하지 않도록 주의해야 한다. folium의 파생어로는 영어 foliage「(집합적 의미의) 잎, 군엽」, folic「엽산의」(시금치 잎에서 최초로 분리되었음), portfolio「포트폴리오, 서류가방, 종이 집게」(port는 p.85의 칼럼 참조. folio는 한 장의 종이를 뜻함) 등이 있다.

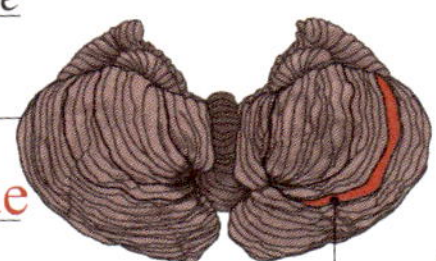

소뇌이랑
cerebellar folium

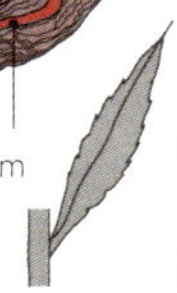

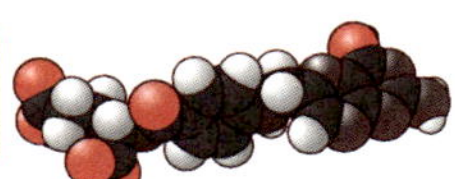

엽산 folic acid

포트폴리오

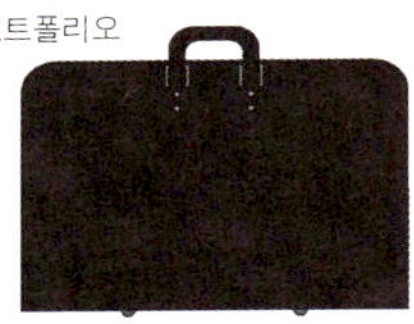

•**vallate papillae 성곽유두(有郭乳頭)** vallate는 라틴어 vallum「흙으로 쌓은 보루, 방어 울타리, 성곽, 벽」에서 유래. 성곽유두는 마치 성곽으로 둘러싸인 성처럼 생겼다. 피부주름으로 이루어진 손(발)톱의 벽을 가리키는 vallum unguis「손(발)톱성곽」에도 vallum이 사용되고 있다. 참고로, 라틴어 valles「골짜기, 언덕으로 둘러싸인 장소」도 vallum에서 유래됐다. 영어 valley「골짜기」도 파생어이다. 실은, 영어 wall「벽」도 관련어이다. valley처럼 비교적 최근(13세기 이후)에 라틴어에서 영어로 편입된 단어의 경우에는 v의 철자가 그대로 남아 있지만, wall처럼 오래 전에 영어로 흡수된 단어(고대 영어)는 v→w로 변화가 일어났다.

손톱성곽 vallum ungu

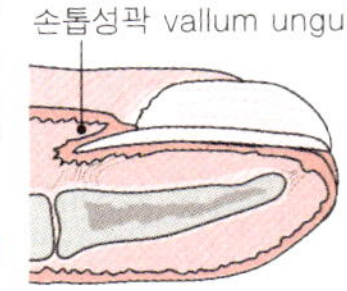

•**filiform papillae 실유두(糸狀乳頭)** 라틴어 filum「실, 실 모양의 물건」에서 유래. 영어 file「실로 철한 서류, 파일」도 동근어. 그러나 영화 film「필름」은 어원이 전혀 달라서, 고영어 filmen「얇은 막, 양피지」에서 유래했다고 한다.

•**fungiform papillae 버섯유두(蕈狀乳頭)** 라틴어 fungus「버섯, 균」+ form「모양」. 이것은 그리스어 σφόγγος(또는 σπόγγος) 스폰고스「해면」의 어두 자음이 탈락한 것. 즉, 「버섯유두」와 「스펀지(옛날에는 해면으로 만들었음)」는 먼 친척뻘 단어이다.

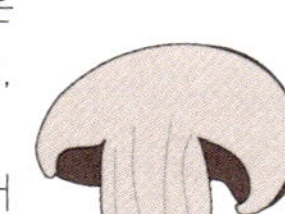

버섯

버섯유두

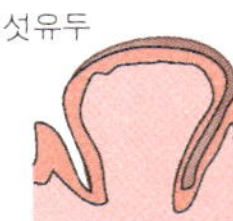

점막의 주름으로 이루어진 frenulum of tongue「혀주름띠」의 frenulum은 라틴어 frenum「말고삐, 띠」에서 유래. 혀주름띠가 짧고 혀의 앞끝에 붙어 있어서 혀의 움직임이 제한을 받는 상태를 ankyloglossia(또는 tongue-tie)「혀유착증」이라고 한다. 성장과 함께 저절로 낫는 경우가 대부분이지만, 심한 경우에는 frenotomy「혀주름띠절개술」이 시행된다.

◆ **sublingual caruncle 혀밑언덕(舌下小丘)** 라틴어 caro「고기」에서 유래했으며, 「작은 고기」라는 뜻.

◆ **fauces 목구멍(口峽)** 영어 fauces는 라틴어 복수형 fauces「좁은 통로」를 차용하여 「인두와 식도 사이의 좁은 통로」라는 뜻으로 사용하고 있다. 항상 복수형으로 쓴다(아마 라틴어의 단수형은 faux였을 것이다). fauces는 라틴어에서는 「코린트 지협」에도 사용되고 있으며, isthmus of fauces「목구멍잘룩」은 「지협의 지협」이란 뜻이 되어 버린다.

◆ **uvula of palate 목젖(口蓋垂)** 라틴어 uvula「작은 포도송이」에서 유래. 이 uvula는 uva「포도송이」에 지소사가 붙은 것. 그러나 목젖은 포도송이라고 하기엔 너무 작다. 이 용어는 프랑스 외과의사 Guy de Chauliac(약 1300-1368)이 비정상적으로 늘어진 목젖을 묘사하기 위해 최초로 사용했던 것이다. 후에, 늘어져 있건 아니건 상관없이 목젖을 의미하게 됐다.

fauces ◆ o-26

uvula of palate ◆ o-27

isthmus of fauces / oropharyngeal isthmus o-28

anterior pillar of fauces라고도 한다.

palatoglossal arch o-29

palatopharyngeal arch o-30

posterior pillar of fauces라고도 한다.

pharyngeal lymphoid ring / Waldeyer's ring o-31

pharyngeal tonsil o-32

tubal tonsil o-33

palatine tonsil o-34

lingual tonsil o-35

faucial tonsil이라고도 한다.

supratonsillar fossa o-36

tonsillar crypt o-37

tonsillar capsule o-38

tonsillar pit/ ~ fossula o-39

semilunar fold o-40

triangular fold o-41

tonsillar sinus/ ~ fossa/~ bed o-42

muscles of soft palate o-43

목구멍잘룩과 코린트지협
ISTHMUS「지협」

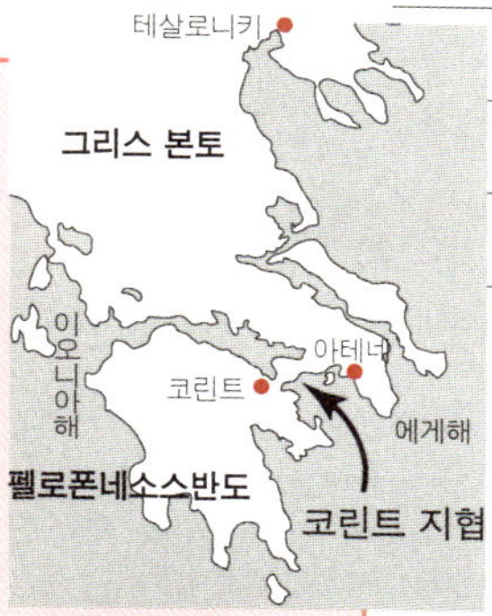

isthmus「목구멍잘룩」은 그리스어 'Ισθμός 이스트모스「코린트지협」에서 유래됐다. 이곳은 그리스 본토와 펠로폰네소스반도(아르카디아 지방)를 연결하는 폭 6km 남짓한 좁은 육로이다. 고대에는, 배를 타고 에게해와 이오니아해를 왕래할 때, 이 지협을 통해 작은 배를 통째로 들어올려 육상으로 수송했다고 한다. 1893년 이곳에 운하가 만들어졌다. 현대에 와서도 Suez Isthmus「수에즈지협」, Panama Isthmus「파나마지협」 등에 isthmus가 사용되고 있다. 참고로, 고대 그리스 올림픽은 올림피아뿐 아니라 (델포이의) 피디아, 이스트미아, 네메아의 네 곳에서 경기가 치뤄졌다. 올림피아 경기대회의 승자에게는 올리브로 만든 관이 수여됐지만, 피디아 경기대회에서는 월계수 관, 이스트미아 경기대회에서는 솔잎 관, 네메아 경기대회에서는 야생 샐러리 관이 수여됐다.

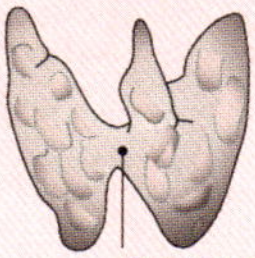
갑상샘잘룩
isthmus of thyroid gland

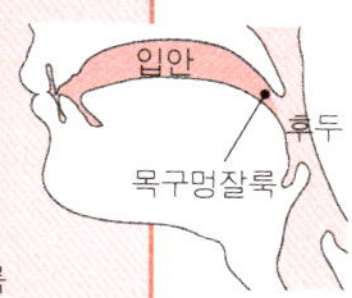

해부학에서는 두 개의 커다란 부분을 연결하는 가느다란 부분을 가리킬 때 이 용어가 사용된다(aortic isthmus「대동맥잘룩」, isthmus of cingulate gyrus「띠이랑잘룩」 등).

P 인두, 소화관, 식도

여기서는 인두와 소화관의 일반적인 특징 및 식도에 대해 공부해보자. 소화관 모든 부위에 나타나는 공통적인 특징과, 각 부위 고유의 특징에 대해 알아보자.

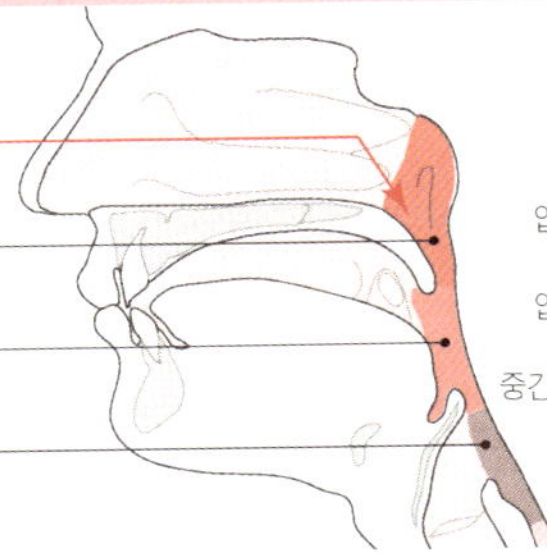

인두강
P-1 인두안 — 인두 안의 빈 공간.

(인두) 비부
P-2 코인두

(인두) 구부
P-3 입인두

(인두) 후두부
P-4 후두인두

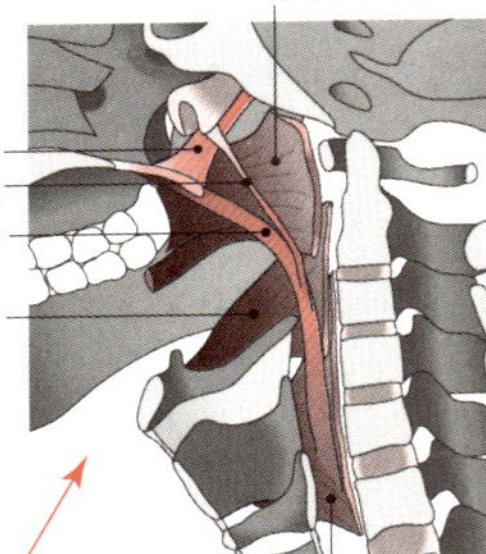

P-5 인두근육 — 귀관인두근, 붓인두근, 입천장인두근, 위인두수축근, 중간인두수축근, 아래인두수축근의 총칭. 각각의 근육에 대해서는 「육단」p.15 참조.

인두원개
P-6 인두천장

이관융기
P-7 귀관융기 — 귀관연골에 의한 융기부.

이관인두구
P-8 귀관인두구멍 — 귀관이 인두로 열리는 구멍.

이관구개주름
P-9 귀관입천장주름

거근융기
P-10 올림근융기

인두함요
P-11 인두오목

이관인두주름
P-12 귀관인두주름

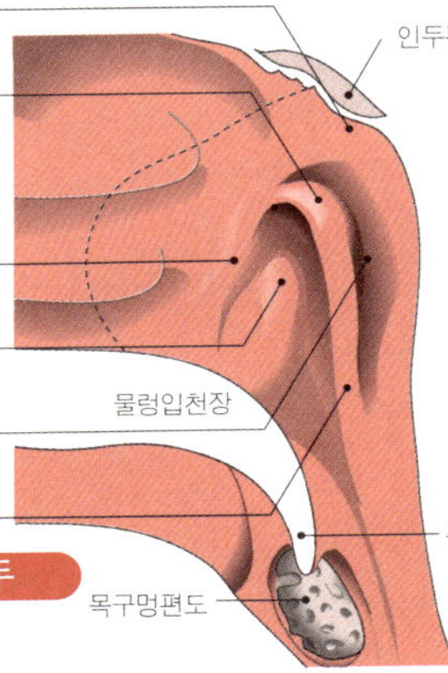

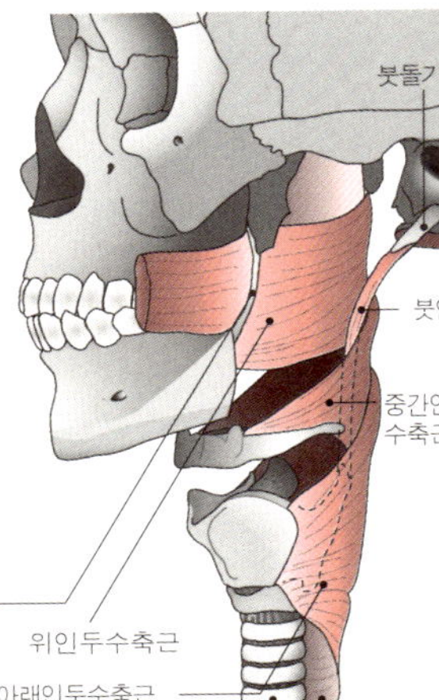

익돌하악봉선
P-13 날개아래턱솔기

후비공
P-14 뒤콧구멍

P-15 로젠뮬러오목

구협
P-16 목구멍

이상함요
P-17 조롱박오목

상후두신경주름
P-18 위후두신경주름

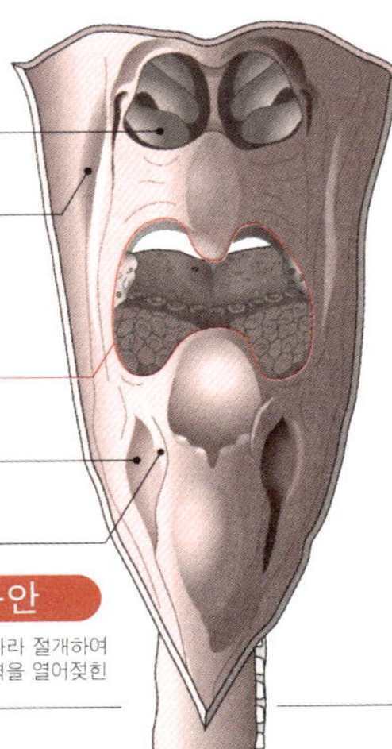

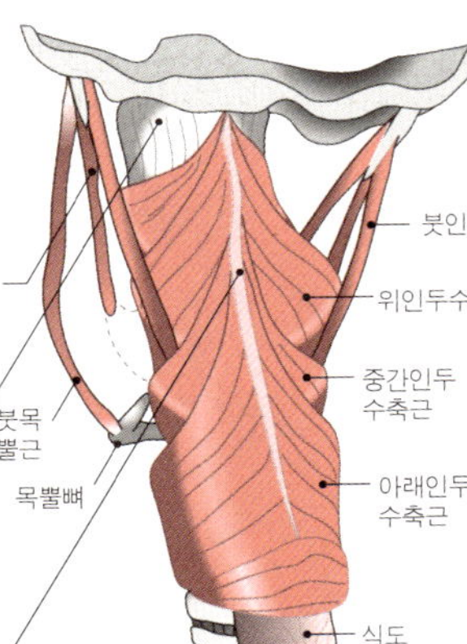

인두두저근막
P-19 인두결절근막

인두봉선
P-20 인두솔기

식도 · 위 · 작은창자 · 큰창자는 각각 구조가 다르지만, 어느 정도 공통된 기본구조를 갖추고 있다. 점막의 상피는 분비와 소화를 담당하며, 고유판은 상피를 구조적으로 지지하고 혈관과 림프관의 통로를 제공한다. 고유판 곳곳에는 림프조직이 발달되어 있다. 비교적 얇은 점막근육판은 소화관 벽의 주름 형성에 기여하고 있다. 점막밑조직에는 혈관과 림프관이 풍부하며, 점막밑신경얼기가 발달되어 있다. 소화관의 샘 중 일부가 점막밑조직에 존재한다.

소화관을 싸고 있는 장막도 「복막」(⇒p.6 B-14)에 속하며, 장액을 분비하여 주위 기관과의 마찰을 줄이는 기능을 한다. 이 장막은 창자간막과 이어져 있다. 창자간막은 소화관을 배벽에 부착시켜 준다.

점막밑신경얼기는 점막근육판을 지배하고 융모의 운동을 조절한다. 선천거대큰창자증은 선천적으로 점막밑신경얼기의 신경세포가 적거나 결여되어 있어서, 창자 속 압력을 감지하지 못하는 질환이다. 배변장애와 심한 복부팽창이 초래된다.

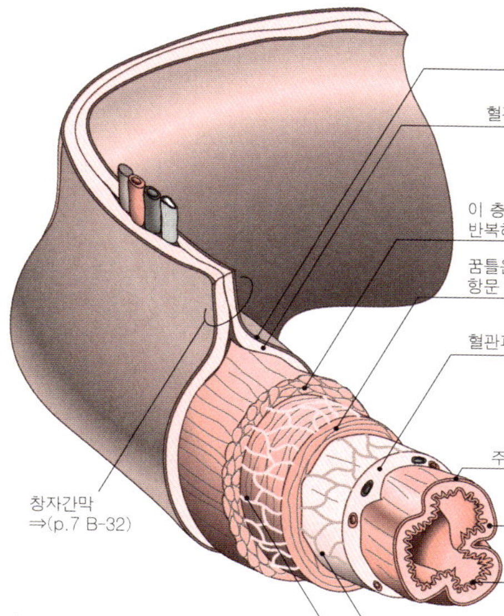

장막 P-21

장막하조직
혈관과 림프관이 풍부하다. 장막밑조직 P-22

아래와 같은 2층으로 구성되어 있다. 근육층 P-23

이 층의 근육이 수축과 이완을 반복하여 내용물을 혼합한다. 세로층 P-24

꿈틀운동을 일으켜, 내용물을 항문 쪽으로 보낸다. 돌림층 P-25

점막하조직
혈관과 림프관이 지나간다. 점막밑조직 P-26

아래와 같은 3층으로 구성되어 있다. 점막 P-27

주름 형성에 기여한다. 점막근육판 P-28

고유판 P-29

상피 P-30

점막하신경총
작은창자와 큰창자에 발달되어 있다. 점막밑신경얼기 P-31

근층간신경총
창자의 꿈틀운동을 조절한다. 근육층신경얼기 P-32

식도는 인두수축근 부위와 lower esophageal sphincter「아래식도조임근, 약자로 LES」 부위의 압력이 높다. LES는 식도의 들문 근처를 조여 위액의 역류를 방지한다. 가로막이탈은 배안에 있는 위가 가로막의 식도구멍을 통해 가슴안으로 삐져 올라온 상태를 말하는데, LES 부위의 압력이 낮아져서 「가슴쓰림」이 생길 수 있다.

LES 부위의 압력은 음식물을 삼킬 때 낮아진다(그렇지 않으면 음식이 지나가지 못함). 식도벽 자율신경의 이상(식도 아래부분의 근육층신경얼기의 변성이나 소실)에 의해 achalasia「이완못함증」이 생기면, 음식물이 식도에서 위로 부드럽게 내려가지 못하게 된다.

참고로, 영어 achalasia는 그리스어 부정의 접두사 ἀ-아에 χαλάω 칼라오-「늦추다」가 붙은 것.

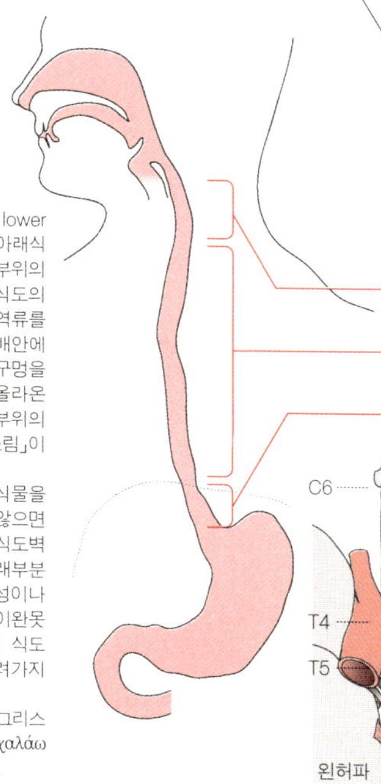

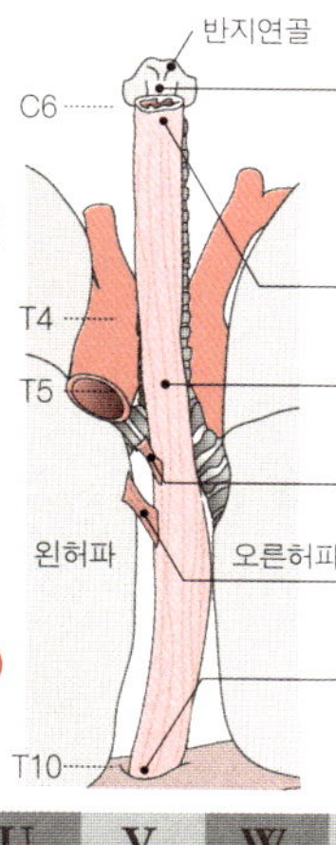

식도
뒤에서 본 모습

아래의 세 부분으로 구분된다. 식도 P-33

(식도) 경부
(식도) 목부분 P-34

(식도) 흉부
(식도) 가슴부분 P-35

(식도) 복부
(식도) 배부분 P-36

윤상식도건
반지식도힘줄 P-37

협착부
식도의 지름이 작은 세 부분. 잘룩 P-38

반지연골에 의한 잘룩. 식도 전체 중 가장 좁다. 인두식도잘룩 P-39

대동맥활과 왼기관지에 의한 잘룩. 기관지대동맥잘룩 P-40

기관지식도근 P-41

흉막식도근
가슴막식도근 P-42

가로막 식도구멍을 지나는 부분. 가로막잘룩 P-43

P Pharyx, Digestive Tract, Esophagus

P-1 cavity of pharynx

P-2 nasopharynx•

P-3 oropharynx•

P-4 laryngopharynx•

P-5 pharyngeal muscles

P-6 *vault of pharynx*•

P-7 torus tubarius•

P-8 pharyngeal opening of auditory tube

P-9 *salpingopalatine fold*

P-10 *torus levatorius*

P-11 *pharyngeal recess*

P-12 *salpingopharyngeal fold*•

P-13 *pterygomandibular raphe*

P-14 choanae

P-15 *Rosenmüller recess*

P-16 fauces

P-17 piriform fossa / ~ recess

P-18 *fold of superior laryngeal nerve*

P-19 *pharyngobasilar fascia*

P-20 *pharyngeal raphe*

•**nasopharynx 코인두(咽頭鼻部)** 라틴어 nasus「코」의 연결형 naso-+그리스어 φάρυγξ 파링스「목구멍, 인두, 피리의 입을 대고 부는 구멍」에서 유래. 코를 의미하는 그리스어의 연결형 rhino-를 사용한 rhinopharynx가 그리스어끼리의 조합이므로 문법적으로는 더 정확하지만, nose「코」를 연상하기 쉬워서인지 nasopharynx가 더 많이 쓰이고 있다.

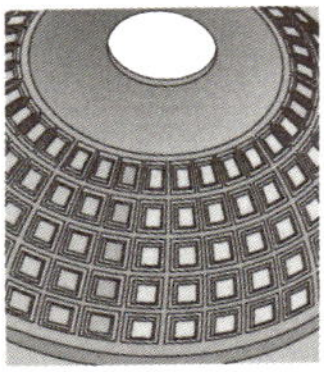

Pantheon의 Vault

•**oropharynx 입인두(咽頭口部)** oro-는 라틴어 os「입」의 연결형.

•**laryngopharynx 후두인두(咽頭喉頭部)** 그리스어 λάρυγξ 라링스「후두」의 연결형인 laryngo-에 pharynx가 붙은 것.

•**vault of pharynx 인두천장(咽頭円蓋)** vault는 라틴어 volvo「돌다, 회전시키다, 구르다」에서 유래했으며, 건축용어로 「둥근천장, 돔」을 의미한다. 해부학에서는 다양한 돔형, 아치형의 구조물을 가리키는 데 사용된다(cranial vault「머리뼈천장=뇌머리뼈」, vaginal vault「질천장」). 참고로, 녹조류의 일종인 volvox「볼복스」, 베어링회사에서 자동차회사가 된 Volvo「볼보」도 라틴어 volvo에서 유래했다.

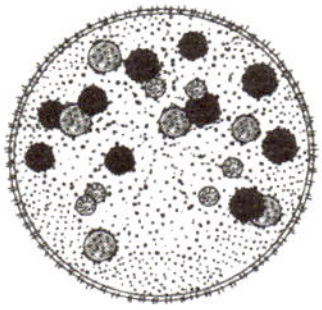

volvox

귀관융기와 꽃받침과 원환체
TORUS「둥근 융기」

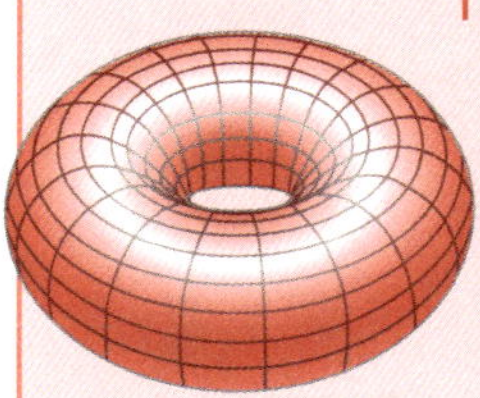

원환체

귀관융기라고 번역하는 **torus tubarius**의 torus는 라틴어 torus「둥근융기」에서 유래했다. 해부학에서는 다양한 부위의 둥그스름한 융기를 가리키는 데 사용된다(올림근융기, 이마뼈융기, 턱뼈융기 등).

수학에서는 이 용어가 torus「원환체」를 의미한다. 원환체란 원이 회전함으로써 만들어지는 기하학적 형태로, 도넛처럼 생긴 도형을 말한다(회전 방식이 복잡해지면 더 복잡한 입체구조가 됨). 고대 건축물 기둥 바닥부분의 둥근 팽대부도 torus라고 부른다.

또한 식물학에서 torus는 「화탁, 꽃받침」을 가리키는 용어로 쓰인다. 이렇게 다양한 분야에 라틴어 torus가 사용되고 있다.

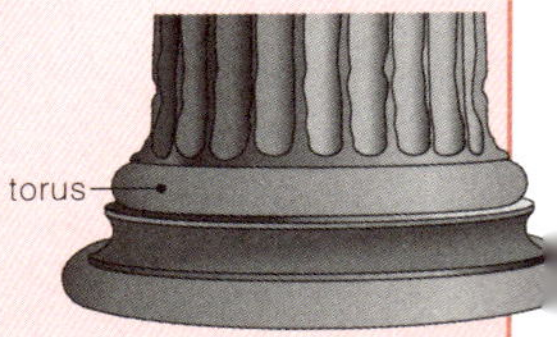

소화관(digestive tract)을 뜻하는 영어는 여러 가지가 있다. digestive「소화의」 대신 alimentary「영양의」를 쓰기도 한다(alimentary tract). 또한, tract「관, 로, 다발」 대신 canal「관, 용수로, 운하」나 tube「관, 지하철」도 사용된다(digestive canal, digestive tube). gut「창자, 내장」도 소화관을 의미하는 일반용어이다.

- **salpingopharyngeal fold 귀관인두주름(耳管咽頭주름)** salpingo-는 그리스어 σάλπιγξ 살핑크스「나팔」의 연결형. 해부학에서는 「귀관」이나 「자궁관」처럼 한쪽 끝이 넓게 벌어진 관을 가리키는 데 사용된다.
- **myenteric plexus, Auerbach's plexus 근육층신경얼기(筋層間神經叢)** 독일 해부학자·조직학자 Leopold Auerbach (1828-1897)에 의해 발견됐다. 독일어에서 ch의 발음은 연구개마찰음이다(음운적으로는 우리나라 말에 존재하지 않음).
- **esophagus, oesophagus 식도(食道)** esophagus는 그리스어 οἴσω 오이소-「운반하다」와 φαγεῖν 파게인「먹는 것」의 합성어로, 「먹은 것을 운반하는 관」이라는 뜻. oesophagus라는 철자의 유래는, 그리스어의 이중모음 oi가 라틴어 oe → 영어 oe (발음은 [iː]) → e(발음은 [iː])로 변화한 것.
- **constriction 잘록(狹窄部)** constriction은 정상이든 병적이든 간에 좁아진 상태를 가리키는 용어이다. 병적인 경우에는 stricture나 stenosis라는 단어도 사용된다. 이 단어는 그리스어 στενός 스테노스「좁다」에서 유래한 것.

점막밑조직과 직물, 교과서와 티슈페이퍼

TEXO「짜다」

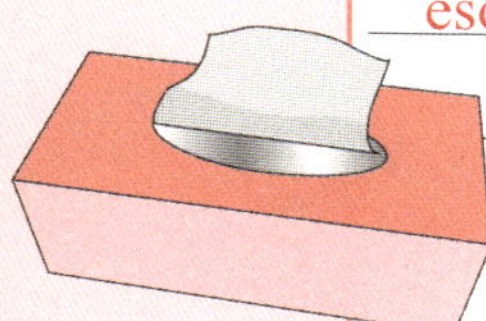

점막밑조직이라고 번역하는 **tela tubalis**의 tela「조직」은 라틴어 tela「직물」에서 유래. 이 단어는 라틴어 texla「직물」이 단축된 것으로, texla는 동사 texo「짜다」에서 유래했다(조직의 「직(織)」이라는 한자에 그 의미가 내포되어 있음). 이 라틴어 texo로부터 다양한 영어 단어가 파생됐다. 의미가 그대로 사용되는 것으로는 textile「직물, 섬유산업」, texture「짜임새, 기질, 질감」이 있다. 이 단어가 프랑스어를 거쳐 영어로 흡수된 것이 tissue「얇은 직물, (생물학에서) 조직」이고, 얇은 직물 같은 종이라는 뜻으로 tissue paper라는 말도 만들어졌다. 또한 직물이라는 의미에서 더 발전하여 「언어에 의해 짜여진 것」 즉, text「문장」이라는 단어도 생겨났다. text는 「교과서」, 「문자데이터」의 뜻으로도 쓰인다.

참고로, 라틴어 tela에는 「거미집」이라는 뜻도 있었다. 뇌실의 뇌실막층 바깥면을 덮는 tela choroidea「맥락조직」, arachnoid「거미막」 등 뇌의 구조에 붙은 용어 중에 거미와 연관된 것들이 간혹 있다.

Q 위, 샘창자

● 여기서는 위와 샘창자에 대해 공부해 보자. 위는 알코올 등 일부 물질을 흡수하기는 하지만, 주 기능은 강력한 위산에 의해 살균을 하고 음식물을 저장해 놓았다가 조금씩 샘창자로 내려보내는 것이다.

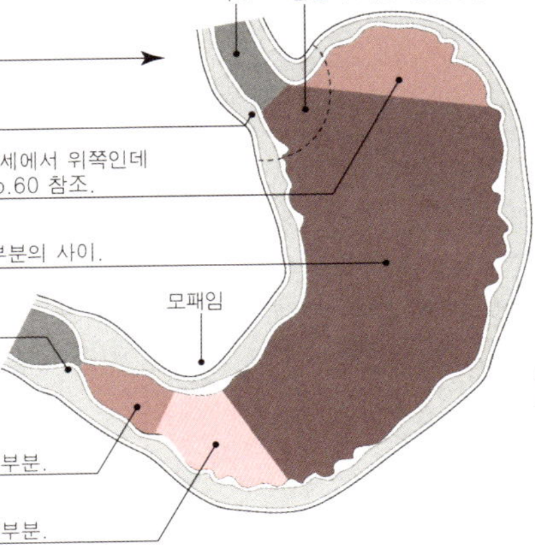

Q-1 위

Q-2 분문 들문 위의 입구.

Q-3 위저 위바닥 위의 가장 윗부분. 바로선자세에서 위쪽인데 왜 "위바닥"인지는 「골단」 p.60 참조.

Q-4 위체 위몸통 위의 주 부분. 들문과 날문부분의 사이.

Q-5 유문 날문 위의 출구. 날문조임근에 의해 막혀 있다.

Q-6 유문부 날문부분 날문방과 날문관으로 구분된다.

Q-7 유문관 날문관 날문부분 아래쪽의 관 모양 부분.

Q-8 유문동 날문방 날문부분 위쪽의 약간 넓은 부분.

영상의학과에서는 왼쪽의 해부학용어와는 조금 다른 명칭이 사용되기도 한다.
●위바닥→위천장

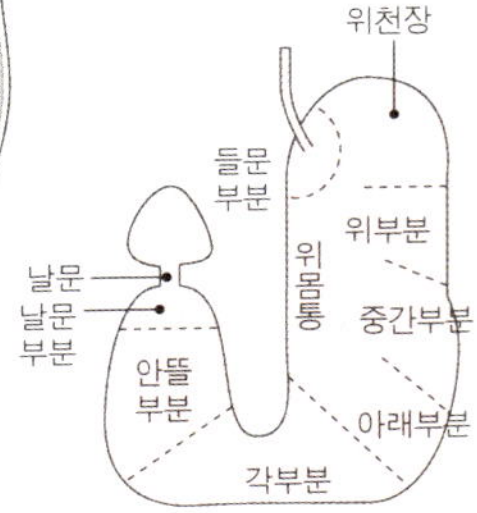

위암 처치 규약에 따른 구분

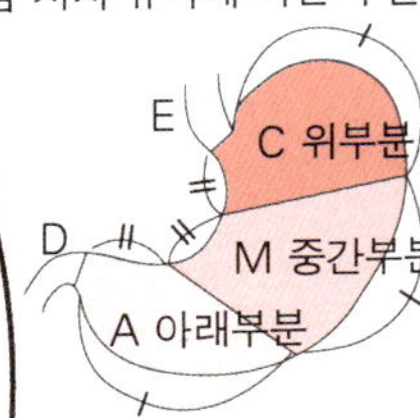

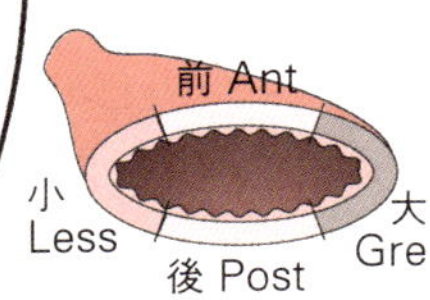

큰굽이와 작은굽이를 각각 3등분하여, 위 · 중간 · 아래의 세 부분으로 나눈다. 그리고 다시 前 · 後 · 大(큰굽이) · 小(작은굽이)로 구분한다. 전체 둘레에 걸친 것은 周(Circ)라고 표시한다. 식도는 E, 샘창자는 D로 표시한다.

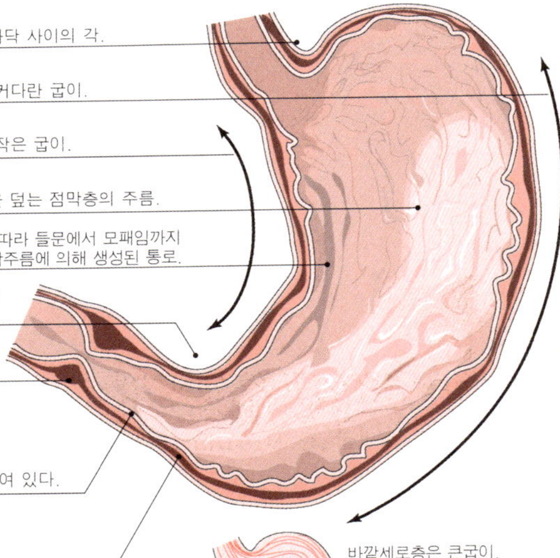

Q-9 분문절흔 들문패임 식도와 위바닥 사이의 각.

Q-10 대만 큰굽이 위 가쪽의 커다란 굽이.

Q-11 소만 작은굽이 위 안쪽의 작은 굽이.

Q-12 위주름 위의 속면을 덮는 점막층의 주름.

Q-13 위체관 위몸통관 작은굽이를 따라 들문에서 모패임까지 뻗은 긴 점막주름에 의해 생성된 통로.

Q-14 각절흔 모패임 작은굽이 중 가장 심하게 꺾인 곳.

Q-15 유문괄약근 날문조임근 날문 부위의 중간돌림층 근육이 두꺼워진 것.

Q-16 위점막 단층원주상피로 덮여 있다.

Q-17 근육층 소화관의 다른 부위와는 달리 3층으로 이루어져 있다.

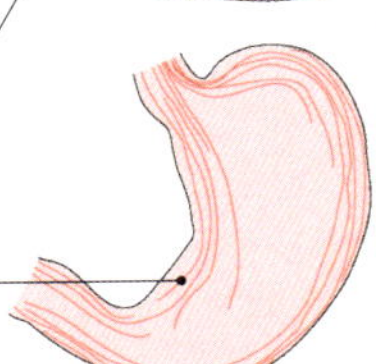

바깥세로층은 큰굽이, 작은굽이에 발달.

Q-18 (외)종주층 (바깥)세로층

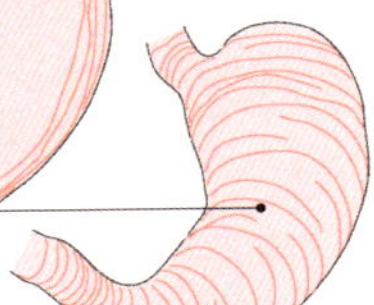

중간돌림층은 날문부분에 특히 잘 발달되어 있다.

Q-19 (중)윤주층 (중간)돌림층

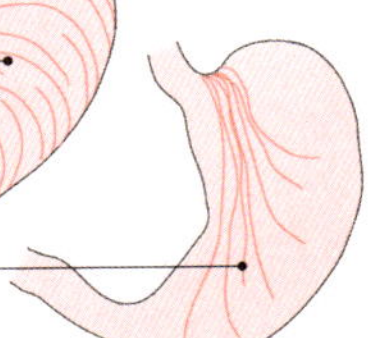

빗섬유는 들문패임 근처에서 시작하여, 큰굽이를 향해 퍼져 내려간다.

Q-20 (내)사섬유 (속)빗섬유

● 소, 염소가 풀이나 종이를 먹어도 소화시킬 수 있는 것은 이들 초식동물의 첫째위가 중성에 가깝고, 셀룰로오스를 분해하는 세균이 많이 들어 있기 때문이다. 소화 과정에 의해 지방산이 만들어지면 첫째위 내부가 산성이 된다. 이 음식덩이를 입안으로 올려보내 알칼리성 침과 혼합한 뒤 다시 내려보냄으로써, 첫째위의 pH를 중성으로 유지한다. 사람은 이런 셀룰로오스 소화능력이 없다.

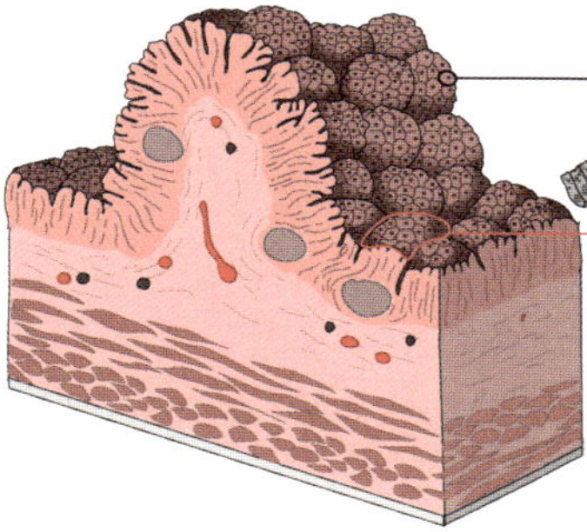

pH 2의 염산용액과 강력한 단백질분해 효소인 펩신에 항상 노출되어 있는 위는 어떻게 소화되어 버리지 않고 견딜 수 있을까? 바로 "위점막"이 중요한 역할을 하고 있기 때문이다.

- 벽세포에서 위산이 분비되고 으뜸세포에서 펩시노겐이 분비되면, 위벽의 속면을 덮고 있는 표면상피세포와 목점액세포에서 점액이 분비되어 위산으로부터 위벽을 보호해준다. 펩신 같은 큰 단백질분자는 점막을 통과하지 못한다.
- 또한, 위의 상피세포에서는 중탄산염이온(HCO_3^-)이 분비되어 위점막 주위의 산을 중화시킨다. 그 결과 위 내부의 산도는 pH 2임에도 불구하고, 점막 근처는 pH 7에 가까운 중성 환경이 유지된다.

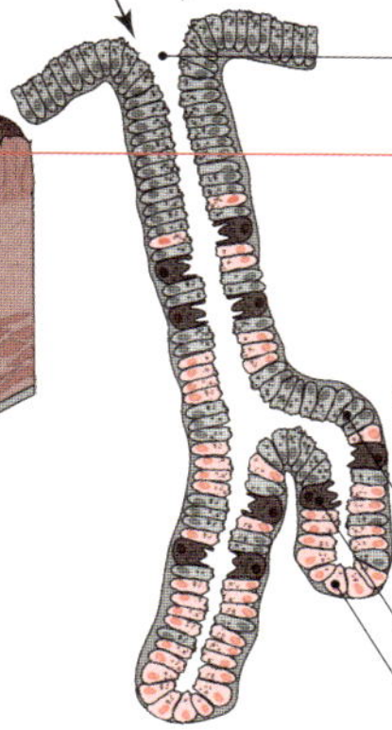

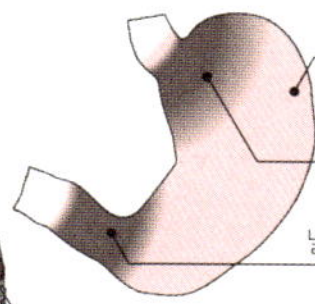

위의 부위에 따라 몇 종류로 구분된다. 위선 **위샘** Q-21

위샘이 열리는 구멍. 위소와 **위오목** Q-22

위벽의 속면은 2~3mm 크기의 얕은 고랑에 의해 구획지어져 있다. 위소구 **위구역** Q-23

위 전체에 분포. 복합샘. 고유위선 **고유위샘** Q-24

들문 근처에 분포. 점액샘. 분문선 **들문샘** Q-25

날문 근처에 분포. 점액샘. 유문선 **날문샘** Q-26

점액 분비 세포. **목점액세포** Q-27

염산과 내인인자를 분비하는 세포. **벽세포** Q-28

펩시노겐을 분비하는 세포. 펩시노겐은 염산에 의해 펩신이 된다. **으뜸세포** Q-29

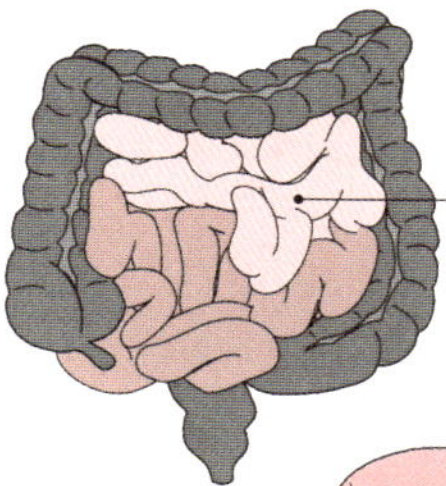

길이 약 5~6m. 소화와 흡수가 주로 일어나는 곳. 샘창자, 빈창자, 돌창자로 구분된다. 소장 **작은창자** Q-30

길이 약 20~30cm. 작은창자의 첫 부분. 쓸개즙과 이자액이 이곳으로 분비된다. 네 부분으로 구분된다. 십이지장 **샘창자** Q-31

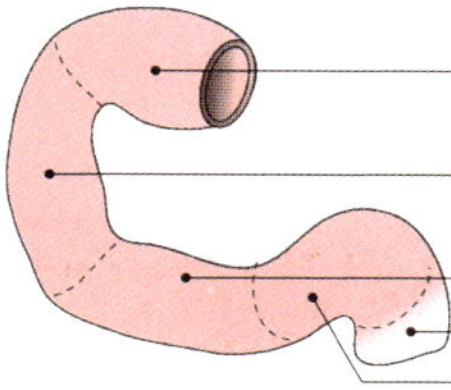

위부분 Q-32

내림부분 Q-33

아래부분 / 수평부분 Q-34

오름부분 Q-35

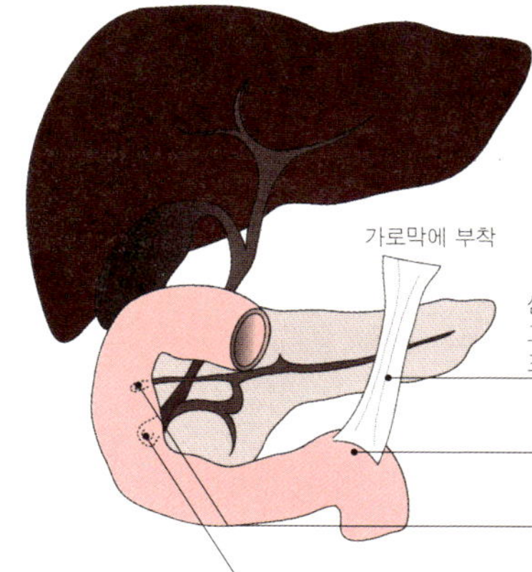

샘창자의 위치를 고정하는 민무늬근이 포함된 결합조직. 십이지장제근 **샘창자걸이근 / 샘창자걸이인대** Q-36

둘째허리뼈 왼쪽에 위치한다. 십이지장공장곡 **샘빈창자굽이** Q-37

덧이자관이 열리는 곳. 소십이지장유두 **작은샘창자유두** Q-38

온쓸개관과 이자관이 열리는 곳. 대십이지장유두 **큰샘창자유두** Q-39

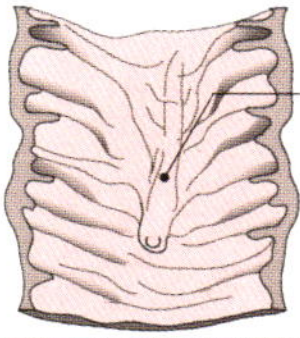

샘창자세로주름 Q-40

샘창자 뒤안쪽벽에 있는 세로 방향의 주름. 이 주름의 아래끝이 큰샘창자유두.

샘창자의 점막밑조직에는 샘창자샘(duodenal gland, Brunner's gland)이 있다. 샘창자샘은 알칼리성 점액을 분비하여, 이자액과 함께 위산을 중화시킨다.

Q Stomach, Duodenum

● 독일어 Magen「위」는 인도유럽조어 *mak-「가죽주머니」에서 유래(영어 maw「위」가 관련어).

Q-1 stomach•

Q-2 cardia / cardial part•

Q-3 fundus of stomach•

Q-4 body of stomach

Q-5 pylorus

Q-6 *pyloric part*

Q-7 pyloric canal

Q-8 pyloric antrum•

Q-9 cardial notch/cardiac ~

Q-10 greater curvature•

Q-11 lesser curvature

Q-12 gastric folds / ~ rugae

Q-13 *gastric canal*

Q-14 angular incisure of stomach

Q-15 pyloric sphincter

Q-16 gastric mucosa

Q-17 muscular layer

Q-18 outer longitudinal (muscle) layer

Q-19 middle circular (muscle) layer

Q-20 inner oblique (muscle) fiber

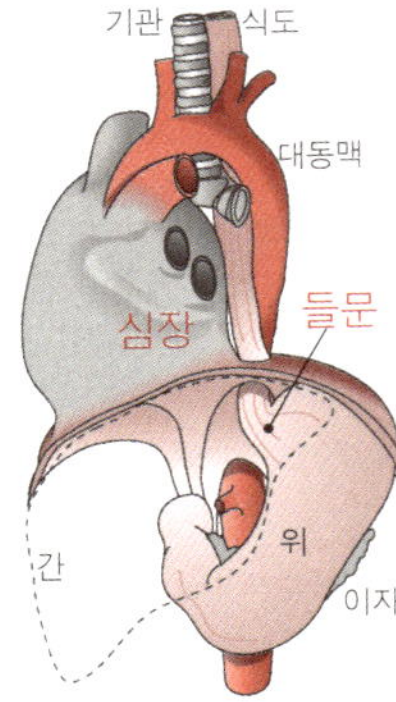

•**stomach 위(胃)** 그리스어 στόμα 스토마「입」에서 유래. 스토마는 시대가 흐르면서 그 의미가 「입」→「목구멍」→「식도」→「위의 입구」→「위」로 점차 내려왔다.

•**cardia, cardial part 들문(噴門)** 그리스어 καρδία 카르디아-「심장」에서 유래. 들문이 심장 근처에 위치하기 때문. 형용사 cardiac은 「심장의」, 「들문의」의 두 가지 뜻으로 쓰이며, cardial은 「들문의」라는 뜻으로 쓰인다.

•**fundus of stomach 위바닥(胃底)** 라틴어 명사 fundus「바닥」에서 유래. 「위바닥」인데 위치가 아래쪽이 아닌 것은, 주머니 모양 기관의 가장 중요한 구멍에서 봤을 때 「밑바닥」처럼 보이는 곳을 「바닥」이라고 했기 때문이다. 위의 경우, 「날문」을 가장 중요한 구멍이라고 여겼었다는 얘기가 된다 (⇒「골단」p.60 참조). 그 외에, fundus에 지소사 -ulus를 붙인 fundulus가, 고대 라틴어로 「막다른 골목」이라는 뜻임을 알고 있던 라틴어에 능통한 해부학자가 이렇게 이름을 지었다는 설도 있다. 그럴만도 한 것이, 위바닥은 greater cul-de-sac「커다란 막다른 골목」이라는 별명을 갖고 있다. 참고로, lesser cul-de-sac「작은 막다른 골목」은 날문방을 가리킨다

위, 장딴지근, 가스트린, 풀, 나사조개

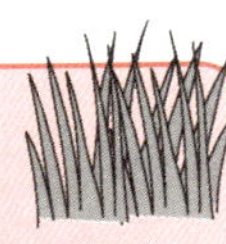

GASTER「위」

gastric「위의」은 그리스어 γαστήρ 가스테-르「위, 복부」의 형용사이다. 가스테-르와 그 형용사는 옛날에는 「위」뿐만 아니라, 무엇이든 둥그스름한 것을 가리키는 말이었다. 예를 들면, 장딴지의 도톰한 부위를 형성하는 gastrocnemius「장딴지근」은 그리스어 γαστήρ 가스테-르「배, 위」+κνημίς 크네-미스「정강이」. 그 외에 가스테-르의 연결형 gastro-는 「위, 배」와 관련된 다양한 용어에 사용된다. 날문부분에서 분비되어 벽세포의 HCl 분비를 촉진하는 호르몬 gastrin「가스트린」도 그 일례이다. 또한 소라, 달팽이 등의 나사조개는 배에 발이 달려 있기 때문에 gastropod「복족류」(pod=「발」) 라고 부른다.

가스테-르는 인도유럽조어 *gras-「탐식하다」에서 기원됐다. 이로부터 라틴어 gramen「풀」, 학명 *Gramineae*「벼과」가 파생됐다. 실제로, 인류와 가축의 위를 채우는 식량의 90% 이상이 벼과(쌀, 보리, 옥수수). 잡초의 상당수도 벼과에 속한다.

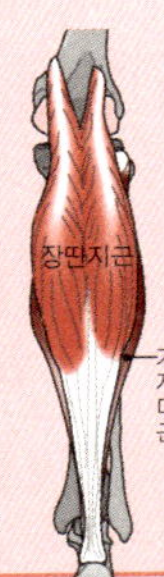

프랑스어 · 스페인어에서 단어의 첫머리가 st-인 경우, 옛날에 e가 앞에 추가되어 버렸다. 그래서 위를 가리키는 프랑스어 estomac과 스페인어 estomago는 어원에 해당하는 그리스어 στόμα 스토마에는 없던 e가 맨 앞에 붙어 있다. 마찬가지로 스페인어로 「역」은 estación, 프랑스어로 「정신」은 esprit, 「스파이행위」는 espionnage이다.

출구가 있는데 어째서?). 프랑스어로 cul은 「바닥, 엉덩이」, sac은 「자루」라는 뜻. 그냥 cul-de-sac이라고 하면 「곧창자자궁오목」을 가리키는 용어가 된다(⇒p.7).

- **pyloric antrum 날문방(幽門洞)** 그리스어 ἄντρον 안트론「동굴」에서 유래.
- **greater curvature 큰굽이(大彎)** 라틴어 curvatura「만곡, 굽이, 곡률」에서 유래. 영어 curve「굽히다, 곡선」도 동근어. 어미의 (-ura)-ure는 동작의 결과를 의미한다.

샘창자(십이지장)는 정말로 손가락 12폭 길이?

duodenum「샘창자」라는 명칭은 알렉산드리아의 의사 Herophilos(기원전 375~290)에 의해 만들어졌다. 그는 샘창자에 「손가락 12개」를 뜻하는 δωδεκαδάκτυλον 도-데카닥튀론이라는 이름을 붙였다. 도-데카는 그리스어로 「12」. 이것을 계승하여 라틴어 intestinum duodenum digitorum 「십이지장」, 줄여서 duodenum이 됐다. Herophilos는 학문적인 목적으로 인체해부를 했던 인물이며, 인체해부학의 아버지라고 불린다. 마음이 심장에 자리잡고 있다고 생각했던 시대에 뇌가 지능을 담당한다고 했고, 운동신경과 감각신경을 구분했으며, 암죽관과 정맥굴합류에 대해 최초로 기술했다(그래서 정맥굴합류를 torcular herophili라고도 부름).

고대 그리스(또는 고대 문명사회)에서는 길이의 단위로 손가락의 너비를 사용했었다. 그리스의 단위명은 「손가락」을 의미하는 δάκτυλος 닥튀로스. 손가락 16폭=1푸-스(발의 길이)였고, 1푸-스가 약 30cm(이오니아의 푸-스는 29.6, 도-리아의 푸-스는 32.6으로 지역마다 차이가 있음)이므로, 손가락 1폭은 약 1.9cm이고 12폭은 약 22cm이다. 현대인의 샘창자 길이는 평균 25~30cm이므로, 22cm은 약간 짧은 편에 속한다. 원래 창자의 길이는 개인차가 큰 데다가 시신의 창자 길이는 생체에서보다 현저히 길기 때문에, 측정조건이 명시되지 않은 수치는 별 의미가 없다.

게다가 12라는 숫자가 그리스인들에게는 그냥 상징적인 뜻일 가능성도 있다. 예를 들어, 에게해의 Dodecanessos Islands 「도데카니소스 제도」도 「12개의 섬」이라는 뜻이지만, 실제로는 30개 정도의 섬(17개의 유인도+12개 이상의 무인도)으로 이루어져 있다. 신화에서도 헤라클레스는 12번의 노역을 치뤘고, 올림포스의 주요 신도 12명이다.

gastric gland Q-21
gastric pit Q-22
gastric area Q-23
proper gastric gland Q-24
cardiac gland Q-25
pylolic gland Q-26
mucous neck cell Q-27
parietal cell Q-28
chief cell Q-29

small intestine Q-30

duodenum • Q-31
superior part (of duodenum) Q-32
descending part Q-33
inferior part / horizontal ~ Q-34
ascending part Q-35

suspensory muscle of duodenum 이라고도 한다.

suspensory ligament of duodenum Q-36
duodenojejunal flexure Q-37
minor duodenal papilla Q-38
major duodenal papilla Q-39
longitudinal folds of duodenum Q-40

R 작은창자, 큰창자

● 여기서는 창자에 대해 공부해보자.

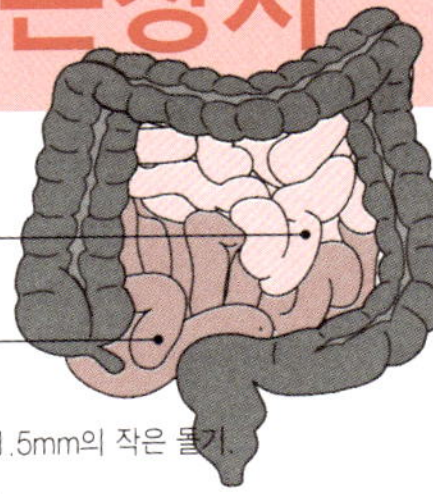

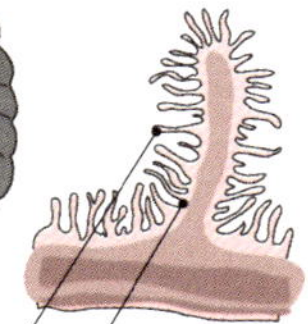

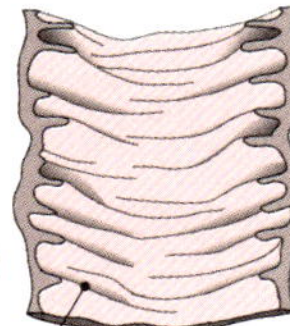

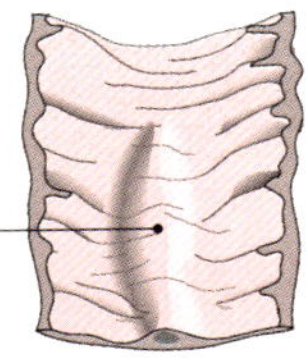

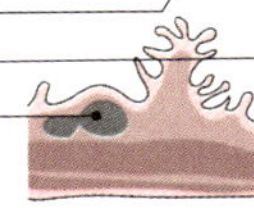

R-1 공장 **빈창자** 샘창자에서 연속된 부분. 작은창자의 입쪽 2/5.

R-2 회장 **돌창자** 빈창자에서 연속된 부분. 작은창자의 항문쪽 3/5.

R-3 (장)융모 **창자융모** 점막에 발달되어 있는 길이 0.5~1.5mm의 작은 돌기. 샘창자에는 넓적한 융모가 많지만, 돌창자에는 짧은 융모가 드문드문 있다.

R-4 장선 **창자샘** 분비물에는 점액과 전해질이 들어 있을 뿐, 소화효소는 없다.

R-5 윤상주름 **돌림주름** 돌창자는 빈창자보다 돌림주름이 적다.

R-6 집합임파소절 **무리림프소절**
Peyer's patch라고도 한다. 돌창자 점막에 돔처럼 융기된 림프소절 무리. 창자의 면역기능에 있어서 중요한 역할을 한다.⇒p.41 참조.

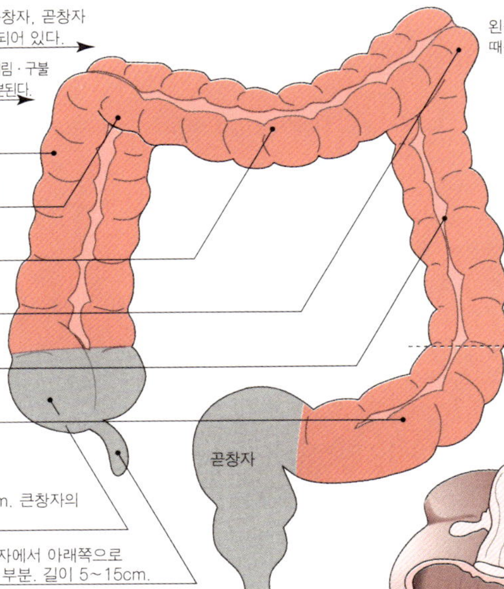

R-7 대장 **큰창자** 막창자, 잘록창자, 곧창자 등으로 구성되어 있다.

R-8 결장 **잘록창자** 오름·가로·내림·구불 잘록창자로 구분된다.

R-9 상행결장 **오름잘록창자**

R-10 우결장곡 **오른잘록창자굽이**

R-11 횡행결장 **가로잘록창자**

R-12 좌결장곡 **왼잘록창자굽이**

R-13 하행결장 **내림잘록창자**

R-14 S상결장 **구불잘록창자**

왼잘록창자굽이는 근처에 지라가 있기 때문에, "지라굽이"라고도 부른다.

막창자꼬리는 막창자에서 튀어나온 길이 5~15cm의 곁주머니. 큰창자에 포함시키는 경우도 있고 아닌 경우도 있다. 곁주머니란 소화관이나 방광같은 관·주머니 모양의 기관에서 튀어나온 작은 주머니 구조를 말한다.
곁주머니 중 가장 유명한 것은 Meckel diverticulum「돌창자곁주머니」이다. 이것은 막창자 근처의 돌창자끝부분에 있으며, 태아기 난황관의 흔적구조이다.

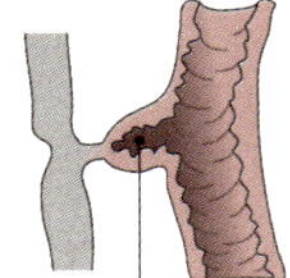

돌창자곁주머니가 배꼽에 연결된 경우도 있다.

R-15 맹장 **막창자** 길이 약 6cm. 큰창자의 시작 부분.

R-16 충수 **막창자꼬리** 막창자에서 아래쪽으로 뻗은 부분. 길이 5~15cm.

R-17 회맹판 **돌막창자판막**

R-18 회맹판막소대 **돌창자구멍주름띠** 돌막창자판막의 두 주름(위입술, 아래입술)이 만난 곳.

R-19 회맹구 **돌창자구멍** 돌창자끝부분은 막창자 속으로 밀려 들어가 돌막창자판막을 형성하여, 내용물의 역류를 방지한다.

R-20 충수구 **막창자꼬리구멍** 이 구멍이 막혀서 막창자꼬리에 염증이 생기면 "막창자꼬리염(충수염)"이 된다.

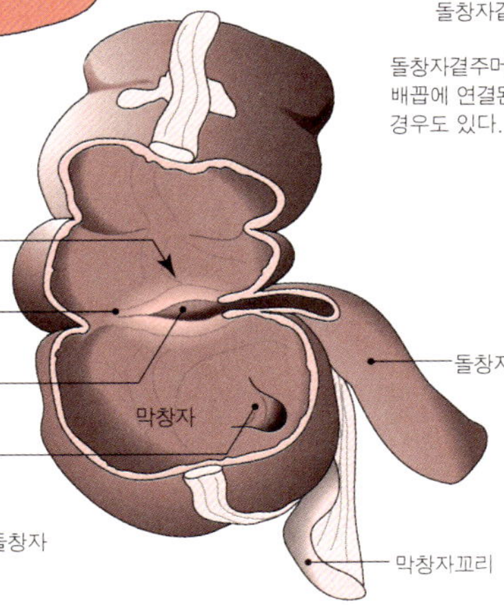

R-21 회맹유두 **돌창자유두**
생체에서는 돌막창자판막이 막창자 속으로 튀어나와 있으며, 이를 돌창자유두라고 부른다.

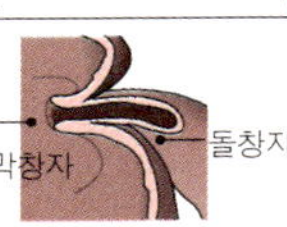

기제류(말, 당나귀 등)는 소와 같은 「반추위」를 갖고 있지 않다. 그 대신 말, 토끼, 기니픽, 코알라, 일부 조류(타조, 뇌조, 오리 등)는 막창자가 길고 그 속의 미생물이 셀룰로오스를 분해하기 때문에 식물의 세포벽을 소화 · 흡수할 수 있다. 반면 육식 포유류 · 조류는 막창자가 없는 것들도 많다.

궤양잘록창자염이 있으면 반복되는 염증으로 인해 잘록창자에 흉터조직이 생겨, 균일한 수축이 어려워진다. 그 결과 잘록창자팽대가 없어지고 잘록창자가 곧은 관 모양이 되는데, 이를 lead-pipe colon이라고 부른다. lead pipe는 가스관 등으로 사용되는 납관을 말한다.

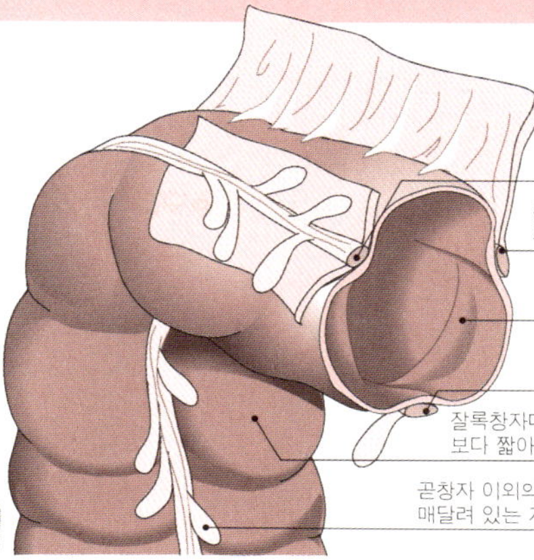

결장끈
잘록창자띠 R-22 — 세로근육으로 이루어진 띠.

그물막띠 R-23 — 큰그물막 부착부에 위치한다.

간막띠 R-24 — 잘록창자간막 부착부에 위치한다.

결장반월주름
잘록창자반달주름 R-25

자유띠 R-26

결장팽기
잘록창자팽대 R-27 — 잘록창자띠가 잘록창자보다 짧아서 생긴 것.

복막수
복막주렁 R-28 — 곧창자 이외의 큰창자를 싸는 복막에 매달려 있는 지방 덩어리.

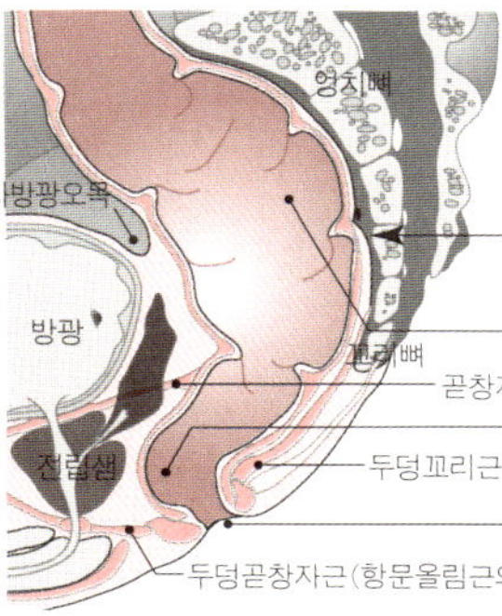

직장
곧창자 R-29 — 구불잘록창자와 항문 사이의 부분. 길이 약 20cm.

천골곡
엉치굽이 R-30 — 엉치뼈 앞면의 굽이를 따라 휘어진 부분.

회음곡
항문곧창자굽이 R-31 — 곧창자와 항문의 이행부에 위치한 앞뒤 방향의 굽이.

항문 R-32 — 소화관의 출구.

곧창자 · 항문의 단면

흔히 치질이라고 불리는 hemorrhoids「치핵」은, 곧창자와 항문 부위의 점막에 있는 정맥이 팽창된 정맥류가 원인이다.

항문곧창자이음부보다 위쪽에 생긴 것을 「내치핵」, 아래에 생긴 것을 「외치핵」이라고 한다. 항문가리비 부위는 곧창자정맥얼기가 발달되어 있고 정맥의 연결이 많기 때문에, 치핵이 잘 생긴다. 영어 hemorrhoids는 그리스어 αἷμα 하이마「피」+ῥοια로이아「흐름」으로, 치핵이 있을 때 출혈이 동반되는 것 때문에 붙여진 이름이다.

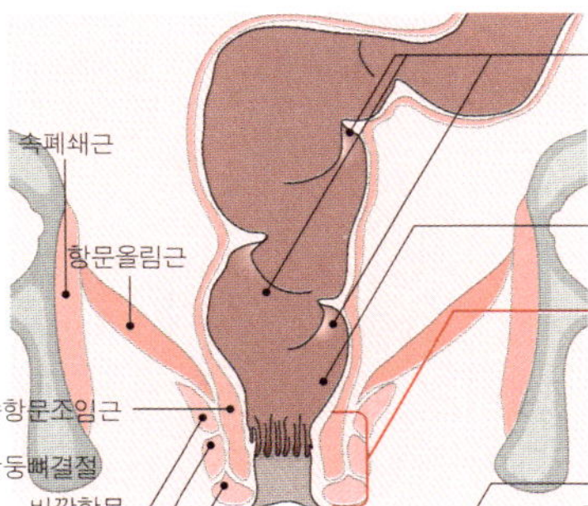

직장횡주름
곧창자가로주름 R-33 — 보통 3개이며, 중간에 위치한 것이 가장 크다.

직장팽대부
곧창자팽대 R-34 — 내용물이 많을 때 크게 팽창할 수 있다.

항문관 R-35 — 항문 직전의 길이 약 4cm 부위. 소화관의 마지막 부위이다.

항문직장선
항문곧창자경계 R-36

항문동
항문굴 R-37 — 항문기둥 사이의 오목한 곳.

항문주
항문기둥 R-38 — 항문관의 위부분에 있는 세로주름.

항문관의 빗살선 위쪽은 내배엽(뒤창자)에서, 아래쪽은 외배엽(항문오목)에서 발생된다. 따라서 빗살선 아래의 부분을 「발생학적, 해부학적」 항문관이라고 부르기도 한다(항문직장선에서 항문까지는 「임상적, 외과적」 항문관이라고 함).

- **위부분** 원주상피. 위곧창자동맥(아래창자간막동맥의 가지). 자율신경만 분포. 통증을 잘 못 느낌.
- **아래부분** 중층편평상피. 아래곧창자동맥(속엉덩동맥의 가지). 아래곧창자신경(몸신경)이 분포. 통증에 예민함.

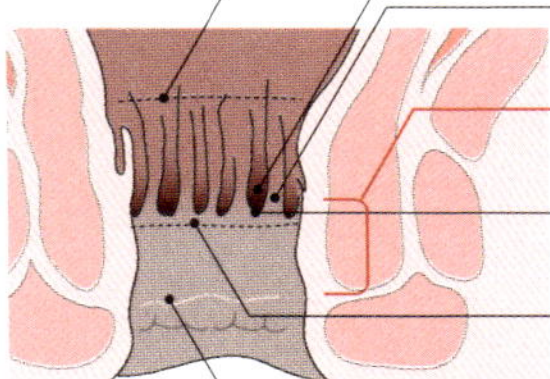

항문가리비 R-39 — 빗살선보다 아래쪽 부분.

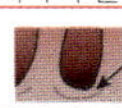

항문판막 R-40 — 하단에 있는 가로주름.

빗살선 R-41

항문피부선 R-42

R Large & Small Intestines

● 창자를 뜻하는 일반 영어에는 bowel과 gut이 있다.

R-1 jejunum◆

R-2 ileum◆

R-3 intestinal villi◆

R-4 intestinal glands◆

R-5 circular folds

R-6 aggregated lymphoid nodules

R-7 large intestine

R-8 colon◆

R-9 ascending colon

R-10 right colic flexure◆/ hepatic~

R-11 transverse colon

R-12 left colic flexure/ splenic~

R-13 descending colon

R-14 sigmoid colon◆

R-15 cecum / caecum◆

R-16 (vermiform) appendix◆

R-17 ileocecal junction / Bauhin valve◆

R-18 *frenulum of ileocecal valve*

R-19 *ileal orifice / ileocecal ~*

R-20 *orifice of vermiform appendix*

R-21 *ileal papilla*

orifice of ileal papilla라고도 한다.

◆**ileum 돌창자(回腸)** ilium「엉덩뼈」와 영어 발음이 같아서 구분하기 어렵다. 돌창자와 엉덩뼈의 어원에 대해서는 여러 가지 설이 있다(「골단」p.100 참조). 그리스어 ἰξύς 이크슈스「옆구리, 허리」에서 유래한 라틴어 ilia「엉덩뼈」 근처에 돌창자가 있기 때문이라는 설, 그리스어 εἰλέω 에이레오-「비틀리다, 감아 올리다, 가두다」에서 유래했다는 설, 그리고 두 가지 모두라는 설이 있다.

◆**intestinal villi 창자융모(腸絨毛)** villi는 라틴어 villus「양털, 복슬복슬한 털」의 복수형. L을 R로 바꿔쓰면 virus「바이러스」가 되므로 주의. 해부학에서 villus는 「융모」를 뜻한다. 창자융모를 「빌로드 같다」고 표현하기도 하는데, 실은 라틴어 villus가 willutus「표면에 미세한 털이 나 있는 광택 있는 직물」이 되고, 이것이 포르투갈어 veludo로, 그리고 1532-1555년에 일본으로 건너와서 「비로도(ビロード)」가 됐다. 영어로는 velvet이다. villus가 wool「양모」와 어원적 연관성이 있다는 설도 있다.

빈창자와 공복, dinner와 dining
JEJUNUS「단식의」

1세기경 활동했던 해부학자 갈레노스는 시신의 창자 중 다른 부위보다 내용물이 적은 부분을 그리스어로 νῆστις 네-스티스「공복의, 단식의」라고 명명했다. 후에 같은 뜻의 라틴어 jejunus「텅 빈, 공복의, 단식의」의 중성형 **jejunum**이 **「빈창자」**를 의미하게 됐다. 이 jejunus에서 영어 jejune「영양분이 적은, 무미건조한」이 파생됐다. 그리고 jejunus에 「반대, 부정」의 접두사 dis-가 붙어 고대 프랑스어 *disner「(단식을 깨고) 아침을 먹다」가 됐고, 이것이 영어 dine「정찬을 먹다」, dinner「정찬, 저녁식사, 만찬회」, dining room「식당」으로 발전했다. 이는 영어 breakfast「아침식사」가 fast「단식」(전날 밤부터 음식을 먹지 않은 짧은 단식)을 break「깬다」는 의미로 만들어진 것과 같은 발상이다. 그런데, 어째서 dinner가 아침식사에서 저녁식사로 바뀐 걸까? 중세 유럽에서 일반적인 식사 횟수는 점심과 저녁의 2회였다. dinner는 「아침 9시부터 정오 사이에 먹는, 하루 중 가장 잘 차려 먹는 식사」를 가리키는 말이었으나, 식습관의 변화와 함께 저녁에 정찬을 먹게 됐다고 한다. 현대인은 세끼도 모자라 간식에 야식까지 먹으니, 빈창자가 비어 있을 틈조차 없을 것 같다.

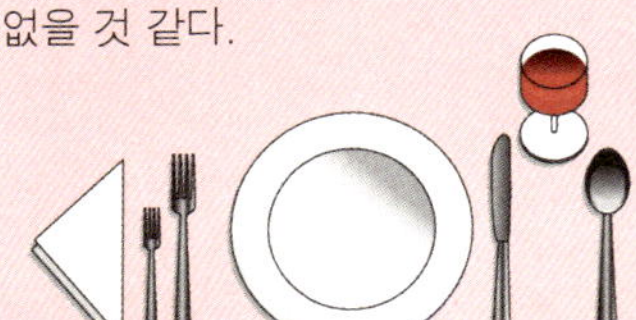

잘록창자띠의 「띠」를 의미하는 영어 tenia(taenia라고도 함)는 그리스어 ταινία 타이니아-「끈, 띠, 머리띠」에서 유래. *Taenia*는 끈 모양의 촌충(조충)을 포함한 「테니아 속」의 학명이기도 하다.

- **intestinal glands 창자샘(腸腺)**, crypts of Lieberkühn 독일 해부학자 Johann N. Lieberkühn(1711-1756)이 발견했다.
- **right colic flexure 오른잘록창자굽이(右結腸曲)** flexure는 flexura라고 쓰기도 하며, 장기의 「만곡, 굽이」를 의미한다(sacral flexure「엉치굽이」, cephalic flexure「머리굽이」). 영어 flex「구부리다」도 동근어.
- **sigmoid colon 구불잘록창자(S狀結腸)** 그리스 문자 시그마 Σ에서 유래. 그러나 Σ자 모양은 아니고 S자 모양이다. 수학에서는 sigmoid curve「S자 모양의 곡선」에 이 단어가 사용된다.
- **cecum, caecum 막창자(盲腸)** 라틴어 caecum「눈 먼, 실명한」에서 유래. 한쪽 끝이 막혀 「출구가 보이지 않는」 창자라는 뜻.
- **vermiform appendix 막창자꼬리(虫垂)** 라틴어 vermis「벌레, 지렁이」+form「모양」. 영어 worm「벌레, 지렁이」도 vermis와 비슷한 말이다. ⇒「뇌단」p.38 참조.
- **ileocecal junction, Bauhin valve 돌막창자판막(回盲辨)** ileocecal valve, Tulpius valve, valve of Varolius라고도 한다. 프랑스 의사의 아들 Gaspard Bauhin(1560-1624)은 스위스의 식물학자·해부학자. C. Linne(1707-1778)보다 먼저 식물학에 분류법을 도입했다. 앞혀샘도 그가 발견했다. Nicholas Tulp(1593-1674)는 네덜란드의 해부학자(⇒「육단」 서문). Constanzio Varolio(Varolius, 1543-1575)는 이탈리아의 해부학자. 같은 시기에 서로 다른 나라의 해부학자들이 돌막창자판막을 발견하여 기술했다.

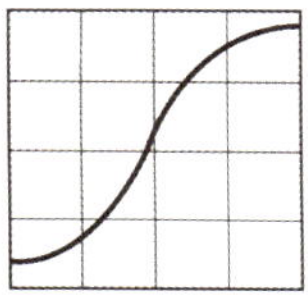
sigmoid curve

teniae coli R-22
omental tenia R-23
mesocolic tenia R-24
semilunar folds of colon R-25
free tenia R-26
haustra of colon R-27
omental appendices R-28
(p.90 참조) rectum R-29
sacral flexure of rectum R-30
anorectal flexure / perineal ~ R-31
anus R-32
transverse folds of rectum R-33
rectal ampulla R-34
anal canal R-35
anorectal line R-36
anal sinuses R-37
anal columns R-38
anal pecten R-39
anal valves R-40
pectinate line of anal canal R-41
anocutaneous line R-42

잘록창자, 콜론(:), 콜로뉴(화장수)

colon「잘록창자」는 그리스어에서 유래했다고는 하나, 그 어원이 확실하지 않고 여러 가지 견해가 엇갈리고 있다.

① κόλον 콜론 설. 여기서 말하는 콜론은 음식물을 파피루스로 싸서 보존한 것을 뜻한다. 잘록창자가 내용물을 싸고 있다는 의미.

② κῶλον 콜론 설. 여기서 말하는 콜론은 「분절, 부분」을 뜻한다. 팔이 위팔·아래팔의 두 부분(콜론)으로 나뉘고 다리가 넓적다리·종아리의 두 부분으로 나뉘는 것처럼, 큰창자가 오름·가로·내림잘록창자와 같이 여러 부분으로 나뉜다는 의미. 후에 문장의 마디를 구분하는 colon(:)「콜론」, semicolon(;)「세미콜론(세미는 절반이라는 뜻)」이 파생됐다.

③ κοιλία 코일리아 설. 이것은 배(복부)의 「오목, 빈 공간」이라는 뜻.

참고로, 화장수(향수) 콜로뉴는 eau de Cologne「오드콜로뉴, 콜로뉴의 물」의 약어로, 라인강변에 있는 독일 도시 Köln「쾰른」의 프랑스어 철자 Cologne에서 유래한 것이므로 잘록창자와는 아무 관계가 없다.

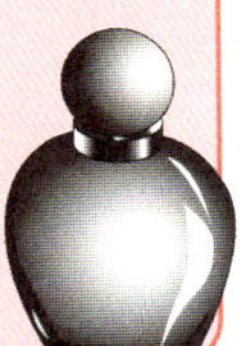

S 간

여기서는 간의 외형과 조직의 개요에 대해 공부해보자. 사실, 간은 다양한 기능을 가진 「종합화학공장」이다. 쓸개즙 분비, 당 · 지질단백 대사, 글리코겐 저장, 해독작용(약물의 분해), 빌리루빈 배설 등 너무나도 많은 기능을 담당하고 있다.

s-1 좌삼각간막 **왼세모인대**

s-2 우삼각간막 **오른세모인대**

s-3 횡격면 **가로막면** 가로막에 접하는 면. 표면이 매끈하다.

s-4 무장막야 **무장막구역**

s-5 우엽 **오른간엽** 낫인대에 의해 오른 · 왼간엽이 구분된다. 오른간엽이 더 크다.

s-6 좌엽 **왼간엽** 오른간엽보다 작고, 크기와 모양의 개체차가 크다.

s-7 간겸상간막 **낫인대** 2겹의 복막으로 이루어져 있다.

s-8 간원삭절흔 **간원인대패임**

s-9 **아래모서리**

s-10 간원삭 **간원인대** 태아기 배꼽정맥의 잔유물. 배꼽에 연결되어 있다.

s-11 장측면 **내장면** 위 · 콩팥 · 큰창자 등에 접하는 복잡한 모양의 면. 인접한 장기의 자국 때문에, 표면이 울퉁불퉁하다.

s-12 간관상간막 **관상인대**

s-13 섬유부속 **간섬유띠**

s-14 정맥관삭 **정맥관인대**

s-15 미상엽 **꼬리엽** 사람마다 모양이 다양하다.

s-16 **간문** 꼬리엽과 네모엽 사이의 가로 틈새. 간문맥, 쓸개관 등이 지나간다.

s-17 방형엽 **네모엽** 직사각형 모양의 작은 간엽.

s-18 대정맥구 **대정맥고랑**

s-19 정맥관삭열 **정맥관인대틈새**

s-20 소망융기 **그물막융기**

s-21 위압흔 **위자국**

s-22 신압흔 **콩팥자국**

s-23 간원삭열 **간원인대틈새**

s-24 담낭와 **쓸개오목**

s-25 결장압흔 **잘록창자자국**

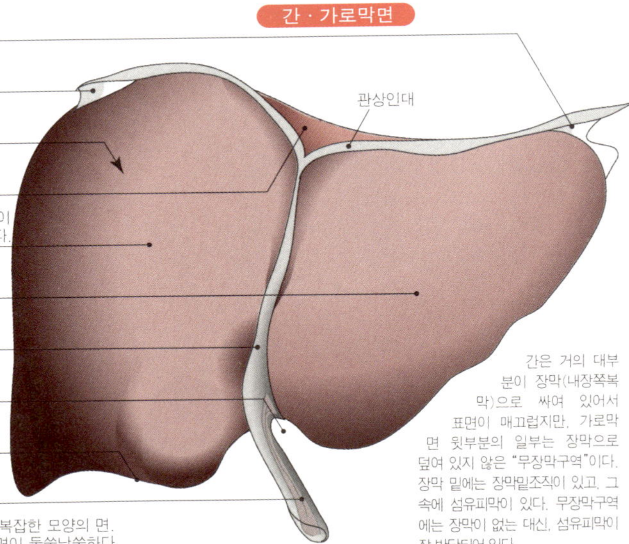

간은 거의 대부분이 장막(내장쪽복막)으로 싸여 있어서 표면이 매끄럽지만, 가로막면 윗부분의 일부는 장막으로 덮여 있지 않은 "무장막구역"이다. 장막 밑에는 장막밑조직이 있고, 그 속에 섬유피막이 있다. 무장막구역에는 장막이 없는 대신, 섬유피막이 잘 발달되어 있다.

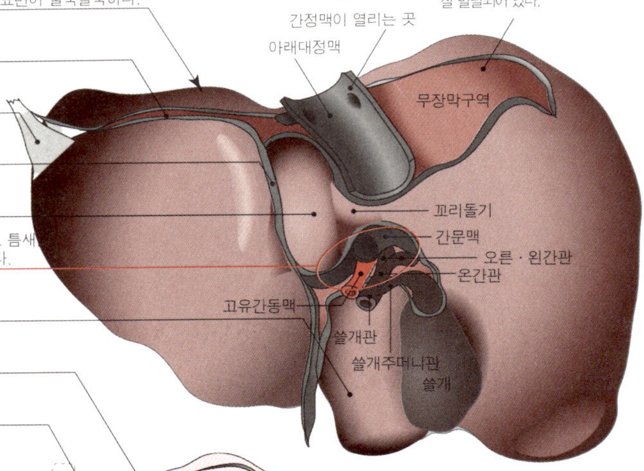

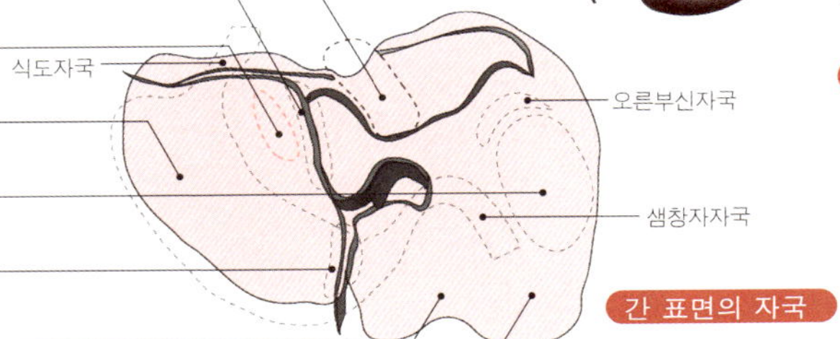

간은 무게가 1.4kg 정도로 내장기관 중 가장 무겁다(간보다 무거운 기관은 피부, 약 5kg). 참고로, 히브리어로 간을 כָּבֵד 카-베-도라고 하는데, 이는 「무겁다」라는 의미를 띠는 단어이다. 간으로 들어가는 혈관은 배대동맥→복강동맥→온간동맥을 거쳐 분지한 고유간동맥과, 소화관을 순환한 혈액을 운반하는 간문맥(portal vein)의 두 가지이다. 고유간동맥은 산소를 공급하는 「영양혈관」이고, 간문맥은 간의 「기능혈관」이다.

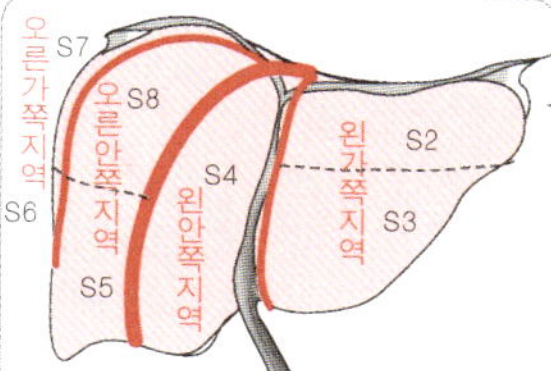

빨간 글자는 Healey와 Schroy의 분류법
검은 글자는 Couinaud의 분류법

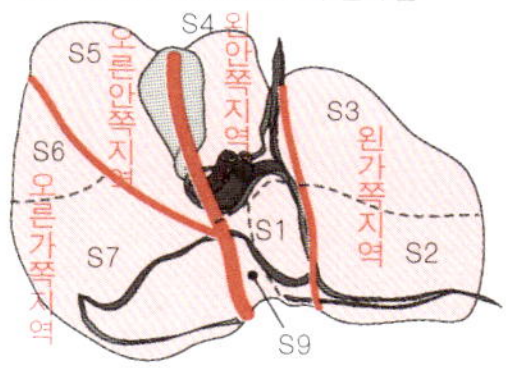

Couinaud 분류법의 번호는 꼬리엽을 1로 정하고, 시계 반대 방향으로 8개(또는 9개)의 구역에 순서대로 숫자를 붙인 것. 꼬리엽은 S1과 S9으로 구분된다. 간은 외형상 낫인대를 기준으로 오른·왼간엽으로 나뉘지만, 기능적으로는 오히려 쓸개오목·대정맥고랑을 잇는 선(Cantlie line)이 좌우를 나누는 기준이 된다.

혈관분포 · 쓸개관분포를 기반으로 구분한, 외과 절제가 가능한 구역. 문헌에 따라 분류법과 구역의 명칭이 다양하다. **간구역** s-26

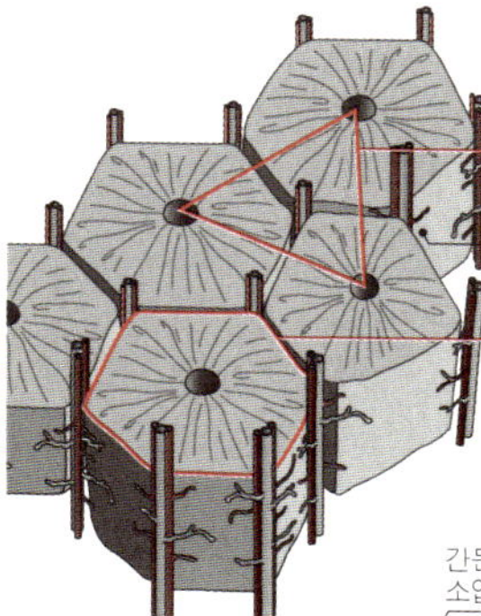

문맥공간을 중심에 두고, 인접한 세 간소엽의 중심정맥을 꼭짓점으로 하는 삼각형 영역. **문맥소엽** s-27

맥관주위섬유피막 s-28

중심정맥을 중앙에 둔 지름 1~2mm의 다각형 영역. 형태학적 단위구조. **간소엽** s-29

※ 돼지는 간소엽을 둘러싸는 섬유집이 잘 발달되어 있기 때문에, 맨눈으로도 간소엽이 구분된다.

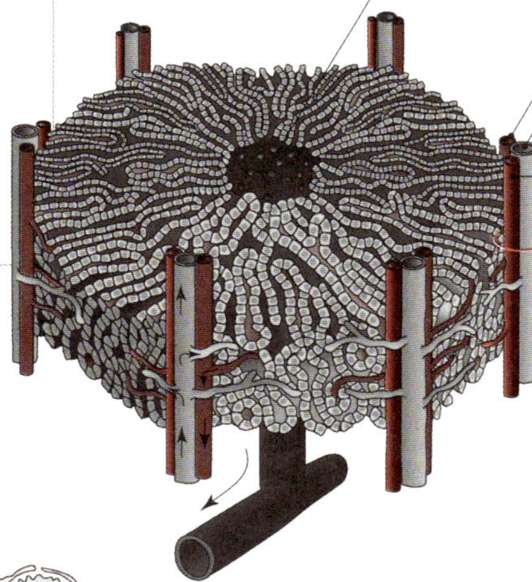

간문맥을 통해 운반된 영양소는 소엽정맥→굴맥관을 거쳐 이곳으로 모인다. **중심정맥** s-30

소엽사이쓸개관 s-31

소엽사이정맥 s-32

고유간동맥의 가지 **소엽사이동맥** s-33

간세동이 s-34

소엽사이쓸개관, 소엽사이동맥, 소엽사이정맥의 세 구조는 대개 함께 주행하기 때문에 이런 이름이 붙여졌다.

중심정맥

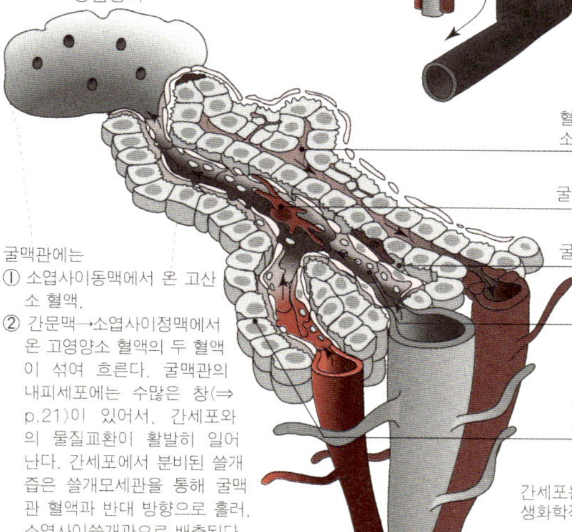

혈액과 반대 방향으로 흘러 간소엽 밖으로 나가, 소엽사이쓸개관으로 이어진다. **쓸개모세관** s-35

굴맥관 속에 위치한 큰포식세포. **별큰포식세포** s-36

굴맥관의 내피세포와 간세포 사이의 좁은 틈. **굴주위공간** s-37

굴맥관 / 굴모세혈관 s-38

이곳을 흐르는 혈액과 간세포 사이에서 물질교환이 일어난다. 중심정맥을 거쳐 아래대정맥으로 흘러 들어간다.

간세포들이 1~2줄 두께로 배열된 세포판. 중심정맥에서부터 부챗살 모양으로 배열. **간세포판** s-39

간세포는 위치에 따라 형태와 생화학적 특성이 다르다.

굴맥관에는
① 소엽사이동맥에서 온 고산소 혈액,
② 간문맥→소엽사이정맥에서 온 고영양소 혈액의 두 혈액이 섞여 흐른다. 굴맥관의 내피세포에는 수많은 창(⇒ p.21)이 있어서, 간세포와의 물질교환이 활발히 일어난다. 간세포에서 분비된 쓸개즙은 쓸개모세관을 통해 굴맥관 혈액과 반대 방향으로 흘러, 소엽사이쓸개관으로 배출된다.

S Liver

● 간은 그리스어로 ἧπαρ 헤-파르. 이 단어로부터 간과 관련된 형용사 hepatic, 접두사 hepato-(용례: hepatology「간장학」, hepatography「간조영술」)가 만들어졌다.

s-1 *left triangular ligament*

s-2 *right triangular ligament*

s-3 diaphragmatic surface

s-4 *bare area / area nuda*

s-5 right lobe

s-6 left lobe

s-7 falciform ligament of liver◆

s-8 *notch for round ligament*

s-9 *inferior border*

s-10 round ligament of liver◆

s-11 visceral surface

s-12 *coronary ligament of liver*

s-13 *fibrous appendix*

s-14 *ligamentum venosum*

s-15 caudate lobe

s-16 porta hepatis

s-17 quadrate lobe

s-18 *groove for inferior vena cava*

s-19 *fissure for ligamentum venosum*

s-20 *omental tuberosity*

s-21 *gastric impression (on liver)*◆

s-22 *renal impression (on liver)*

s-23 *fissure for round ligament*

s-24 *fossa for gallbladder*

s-25 *colic impression (on liver)*

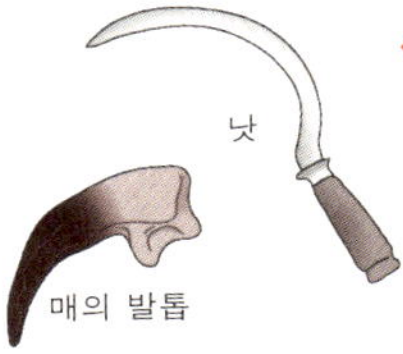

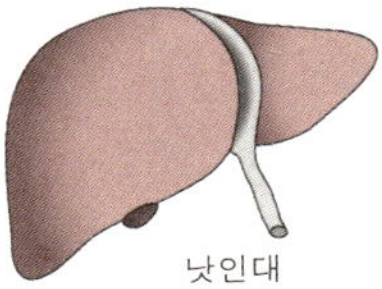

◆**falciform ligament of liver 낫인대(肝鎌状間膜)** falciform은 라틴어 falx「낫」이 어원. 낫과 모양이 비슷해서 이렇게 명명됐다. falcon「매(발톱의 모양이 낫과 비슷함)」도 이 falx에서 유래됐다는 설이 있다(매의 어원에 대한 다른 설로는, 인도유럽조어 *pel-「색이 옅다, 영어 pale『창백하다』도 파생어」에서 유래했다는 「회색의 새」 기원설도 있다). 그 외에 falx cerebri「대뇌낫」, inguinal falx「샅고랑낫힘줄」에도 falx「낫」이 사용되고 있다.

◆**round ligament of liver 간원인대(肝円索)** ligamentum teres (hepatis)라고도 한다. round ligament(ligamentum teres)「원인대」는 둥글고 긴 구조물을 가리키며, 「자궁원인대」에도 같은 용어가 사용되고 있다. teres는 라틴어 teres「둥근, 원형의」에서 유래(teres major「큰원근」에도 사용됨).

지방과 life와 방치
LEIP-「찐득찐득하다」

간을 의미하는 영어 **liver**의 어원은 인도유럽조어의 *leip-「들러붙다, 찐득찐득하다」. 이 어간으로부터 「찐득찐득한 것」→「지방」이라는 의미가 생겨났다. 그 파생어인 그리스어 λίπος 리포스「지방」에서 lipid「지질」 등의 용어가 생겼고, 라틴어 adiposus(L→D의 자음 음운변화는 이탈리아 중부의 고대 움브리아에서 발생)에서 adiposis「비만증, 지방과다」, adiponectin(지방세포에서 분비된 혈장단백질) 등이 파생됐다.

한편, 게르만어에서는 「들러붙다」→「들러붙어 그곳에 남는다, 머무르다」라는 의미의 고영어 lifian이 생겼고, 나아가 영어의 live「살다」, live「살아 있는, 생생한」, life「생명, 생활」이라는 의미로 변했다. liver「간」도 이 live의 관련어로 추정된다(옛날에는 간이 생명의 필수요소인 혈액의 원천이라고 생각했었음). 참고로, 영어 leave「떠나다, 출발하다」도 기원이 같다. 이것은 「남기다, 두고 가다」라는 사역의 의미에서 발전하여, 「뭔가를 남겨 두고 출발하다」→「출발하다, 떠나다, 방치하다」라는 뜻이 됐다. 언어의 역사에 있어서, 말의 의미 중 어떤 것이 최후까지 남을지는 정말 예상하기 힘든 것 같다.

- **gastric impression 위자국(胃圧痕)** impression은 라틴어 impressio「밀어 넣기」에서 유래. 인접한 기관에 의해 생긴 「오목」을 가리키는 용어로 사용된다. 영어 impression은 「인상, 감명, 날인」이라는 의미. impressionist는 「인상파 화가」. 모네가 그린 Impression, soleil levant「인상, 일출」의 작품명에서 따온 명칭.
- **Glisson capsule, perivascular fibrous capsule 맥관주위섬유피막** Francis Glisson(1597-1677)은 영국의 의사·해부학자.
- **Kupffer's cell 별큰포식세포** Karl W. von Kupffer(1829-1902)는 독일의 해부학자.
- **sinusoidal capillary 굴맥관(窟毛細血管)** 영어 sinus「굴」+eidos「~같은」. 「굴~」이라고 번역한다.

hepatic segmentation s-26

portal lobule s-27

Glisson capsule * s-28

lobule of liver s-29

perivascular fibrous capsule이라고도 한다. capsule 대신 sheath(집)로 바꿔 쓰기도 한다.

central vein s-30

interlobular bile duct s-31

interlobular vein s-32

interlobular artery s-33

hepatic triad / portal ~ s-34

bile canaliculus s-35

Kupffer's cell * s-36

perisinusoidal space s-37

sinusoidal capillary * s-38

space of Disse라고도 한다.

hepatic plate s-39

※ hepatic cord라고도 한다.

간문과 짐꾼, 포르투갈과 중요
PORTA「문」

간으로 들어가는 혈관(간문맥, 고유간동맥), 신경, 쓸개관의 출입구인 **porta hepatis「간문」**은 라틴어 porta「문」에서 유래. **portal vein「간문맥」**은 이 간문을 통과하는 정맥이라는 뜻.

이 라틴어 porta로부터 「배가 출입하는 입구」라는 의미로 영어 port「항구」가 파생됐다. 또, port wine「포르투갈 원산의 적포도주」는 포르투갈의 주요 포도주 수출항인 Port(또는 Oporto)의 이름을 딴 것(Oport=포르투갈어 정관사 o+porto「항구」). 또한 수입·수출의 import, export도 관련어이다.

이 porta와 port는 더욱 거슬러 올라가면, *per-「통하다, 가다」에서 기원한 것으로, 이 어간으로부터 수많은 단어가 파생됐다. porter「짐꾼」, important「가지고 오다」→「의미하다」→「중요한 의미를 갖다」 등.

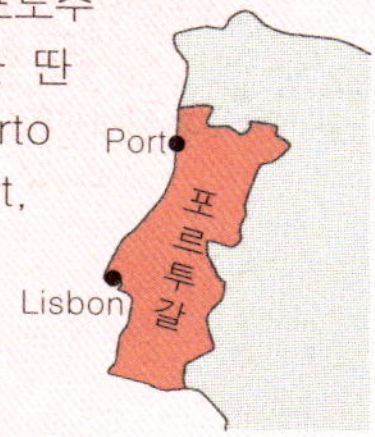

Port는 현재의 수도 리스본 다음가는 포르투갈 제2의 도시. 이슬람 세력으로부터의 레콩키스타(재정복) 무렵, 포르투갈 북부는 프랑스 부르고뉴 앙리 백작의 영토가 됐고, Port가 수도로 정해졌다. Port시 남쪽 해안을 Cale라고 불렀기 때문에, Port 주변의 지역 이름은 Portucale이 됐다. 이후 영토가 확장된 뒤에도 그 이름이 남은 것이다.

T 쓸개, 이자

이자는 위의 뒤쪽에 위치한 장기이다. 소화계통에 속한 2대 부속샘의 하나로, 강력한 소화효소를 분비하는 외분비샘이다. 그 밖에 인슐린, 글루카곤 등의 호르몬을 혈액으로 분비하여, 혈중 포도당 농도를 조절하는 내분비샘의 역할도 한다.

T-1 좌간관 **왼간관** 왼간엽과 네모엽(그리고 꼬리엽 왼쪽부분)에서 분비된 쓸개즙을 운반한다.

T-2 우간관 **오른간관** 오른간엽과 꼬리엽 오른쪽부분에서 분비된 쓸개즙을 운반한다.

※ 간 내부의 오른 · 왼간관을 간속쓸개관, 간문 바깥의 오른 · 왼간관을 간바깥쓸개관이라고 부르기도 한다.

T-3 총간관 **온간관** 왼간관과 오른간관이 만나 합쳐진 것.

T-4 담낭관 **쓸개주머니관** 쓸개에서 온쓸개관까지 이어진 관.

T-5 총담관 **온쓸개관** 온간관과 쓸개주머니관이 만나 합쳐진 것.

T-6 담관 **쓸개관** 간에서 샘창자까지 쓸개즙을 운반하는 관의 총칭. 간관, 온간관, 쓸개주머니관, 온쓸개관을 모두 포함한다.

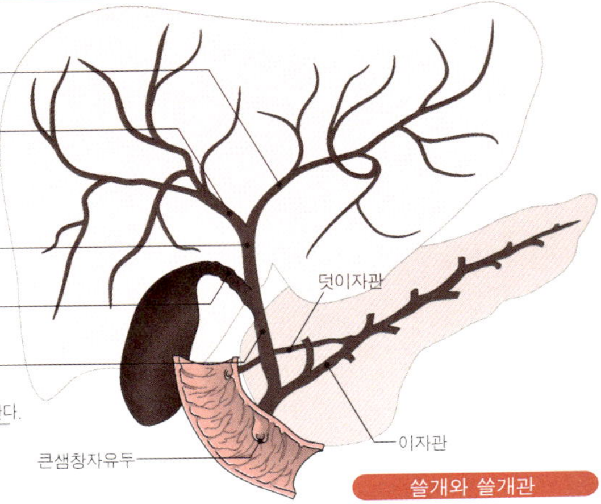

쓸개와 쓸개관

T-7 담낭 **쓸개 / 쓸개주머니**

T-8 담낭경 **쓸개목**

T-9 **나선주름**

T-10 담낭체 **쓸개몸통**

T-11 **점막주름**

T-12 담낭저 **쓸개바닥**

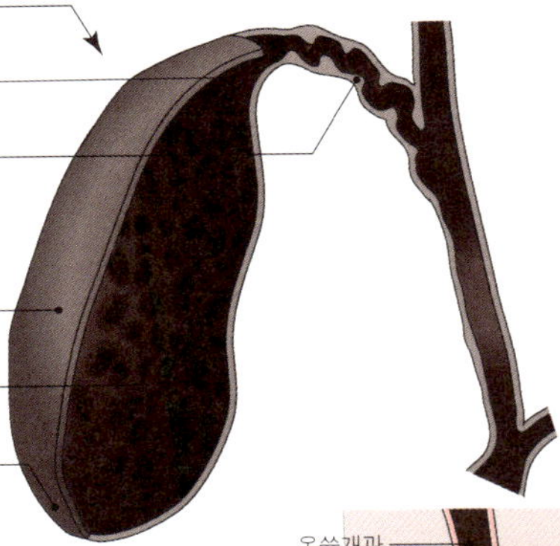

쓸개는 간에서 분비된 쓸개즙을 농축 · 저장하는 기능을 한다.
쓸개즙은 빌리루빈의 배출 경로로도 이용된다.
쓸개즙의 주성분은 cholic acid「담즙산」인데, 이것은 콜레스테롤로부터 만들어진 스테로이드 구조의 물질이다. taurocholic acid, deoxycholic acid, lithocholic acid 등도 포함되어 있다. 이 물질들은 천연 계면활성제로, 지방의 소화 · 흡수를 돕는다. 소화관으로 분비된 담즙산의 약 90%는 돌창자에서 흡수되어 간문맥을 거쳐 간으로 되돌아가는데, 이를 entero hepatic circulation「창자간순환」이라고 부른다. 소량의 담즙산이 지방소화를 위해 사용된다.

T-13 소십이지장유두 **작은샘창자유두**

T-14 총담관괄약근 **온쓸개관조임근**

T-15 췌관괄약근 **이자관조임근**

T-16 담췌관팽대부괄약근 **팽대조임근**

sphincter muscle of Oddi라고도 한다.
쓸개이자관팽대의 돌림근육이 발달한 것.

T-17 담췌관팽대부 **쓸개이자관팽대**

온쓸개관과 이자관이 만난 곳에서부터 큰샘창자유두까지의 부분.

T-18 대십이지장유두 **큰샘창자유두**

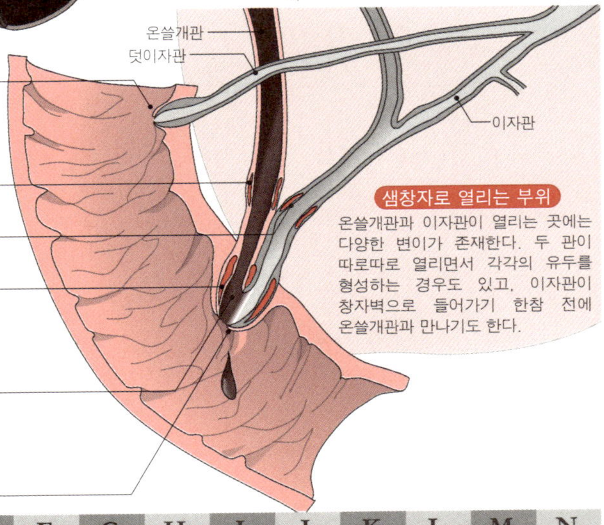

샘창자로 열리는 부위

온쓸개관과 이자관이 열리는 곳에는 다양한 변이가 존재한다. 두 관이 따로따로 열리면서 각각의 유두를 형성하는 경우도 있고, 이자관이 창자벽으로 들어가기 한참 전에 온쓸개관과 만나기도 한다.

● 쓸개즙은 그리스어로 χολή 콜레-라고 한다. 1785년 사람의 쓸개돌에서 분리된 고형물이 영어로 cholesterol「콜레스테롤」이라고 명명됐다(콜레-「쓸개즙」+스테린「고형물」). 참고로, 히포크라테스의 4체액설(점액, 혈액, 황담즙, 흑담즙)에서 우울한 기분의 원인이 흑담즙이라고 했기 때문에, 그리스어 μέλαν 멜란「검은」+콜레-「쓸개즙」⇒melancholy「우울」이라는 말이 생겨났다.

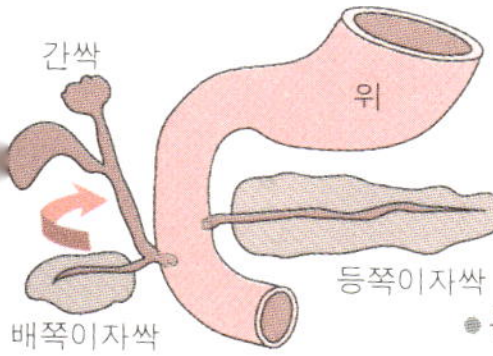

● 등쪽이자싹의 관 일부(몸쪽부분)
→덧이자관
● 배쪽이자싹의 관+등쪽이자싹의 관 일부(먼쪽부분)
→이자관
발생 단계에서 두 관이 서로 연결된다.

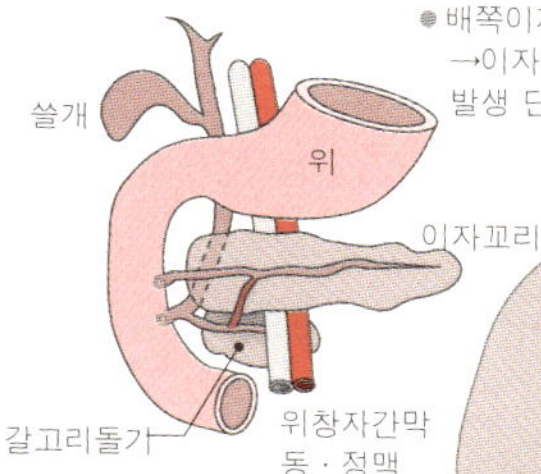

이자는 길이 약 15cm, 너비 약 5cm, 두께 약 2cm, 무게 약 60~100g의 장기. 작지만 하루에 약 0.7~2리터나 되는 이자액을 분비한다.

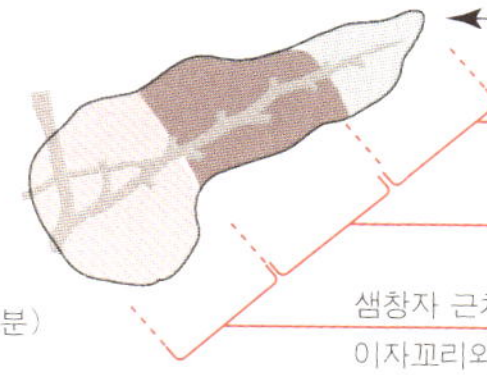

췌장
이자 T-19

왼쪽으로 연장된 가느다란 부분.

췌미
이자꼬리 T-20

췌체
이자몸통 T-21

샘창자 근처(오른쪽)의 팽대부.

췌두
이자머리 T-22

이자꼬리와 몸통 사이에는 명확한 경계구조가 없으며, 이자머리 이외의 부분을 대략 2등분하여 구분한다.

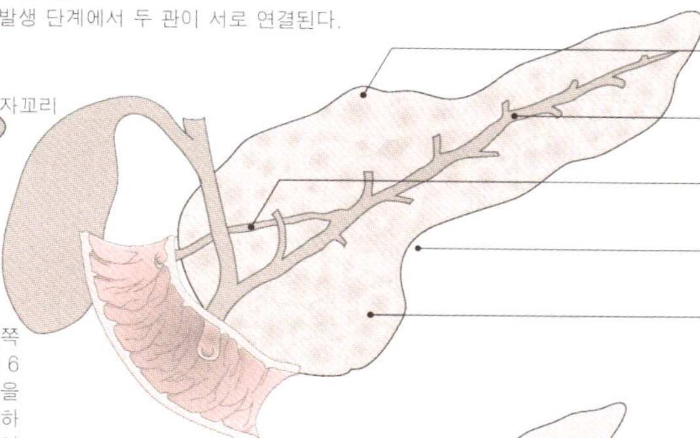

소망융기
그물막융기 T-23

췌관
이자관 T-24

부췌관
덧이자관 T-25

췌절흔
이자패임 T-26

구상돌기
갈고리돌기 T-27

덧이자관의 유래

태아기에 이자는 등쪽이자싹과 배쪽이자싹이 따로따로 발생된다. 발생 6째주에 샘창자가 오른쪽으로 회전을 시작하면, 배쪽이자싹도 함께 이동하게 된다. 결국 배쪽이자싹은 등쪽이자싹의 등쪽으로 다가가 융합하여 이자머리의 갈고리돌기를 형성한다. 이때 두 이자싹 사이에 끼인 위창자간막동·정맥은 성인에서도 같은 위치에 존재하게 된다.

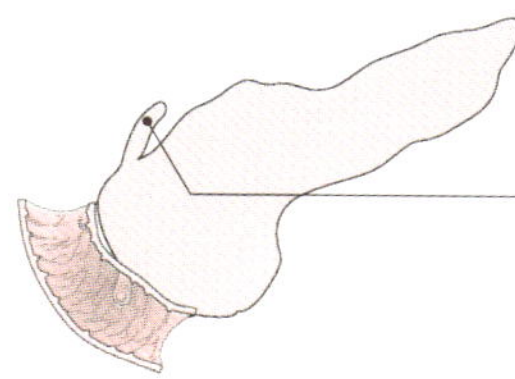

부췌
덧이자 T-28

이자의 샘·모식도

이자액에는 매우 다양한 소화효소가 포함되어 있다. 주요 성분은 아래와 같다.

〔단백질분해효소〕
- 트립신
- 키모트립신
- 엘라스타아제

〔지방분해효소〕
- 지질분해효소
- 인지질분해효소

〔탄수화물분해효소〕
- 아밀라아제

〔DNA · RNA분해효소〕
- 리보핵산분해효소
- 디옥시리보핵산분해효소

경골어류에서는 내분비세포가 이자섬을 이루지 않고, 독립된 내분비기관을 형성하고 있다. 전쟁 중 당뇨병 환자에게 투여할 인슐린 주사제가 부족할 때, 여기서 인슐린을 추출하여 사용하곤 했었다.

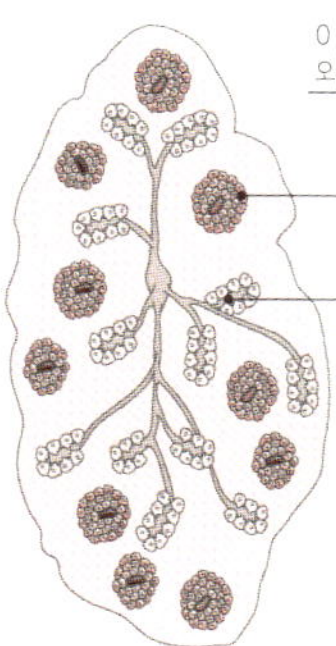

이자는 내분비계통에 속한 내분비부분과 소화계통에 속한 외분비부분으로 구분된다. 내분비부분은 이자섬으로 구성.

내분비부분 T-29

자세한 내용은 내분비계통(p.115) 참조.

췌도
이자섬 T-30

이자를 구성하는 대부분의 세포는 이자액 분비를 담당하는 외분비부분에 속한다.

외분비부분 T-31

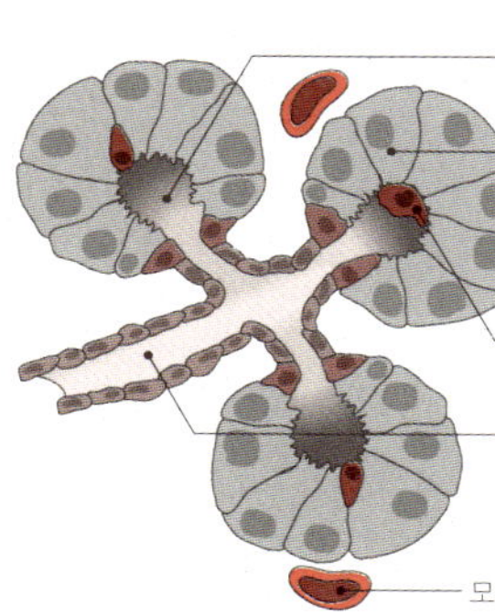

선포
샘꽈리 T-32

샘꽈리세포 T-33

샘꽈리중심세포 T-34

관 T-35

T Gallbladder, Pancreas

T-1 *left hepatic duct*

T-2 *right hepatic duct*

T-3 common hepatic duct

T-4 cystic duct•

T-5 common bile duct

T-6 bile duct

T-7 gallbladder ※ gall bladder와 같이 두 단어로 표기하기도 한다.

T-8 neck of gallbladder

T-9 spiral fold•

T-10 body of gallbladder

T-11 *mucosal folds / rugae of gallbladder*

T-12 fundus of gallbladder

T-13 minor duodenal papilla

T-14 *sphincter of (common) bile duct*

T-15 *sphincter of pancreatic duct*

T-16 sphincter of (hepatopancreatic) ampulla

T-17 hepatopancreatic ampulla•

papilla of Vater라고도 한다.

T-18 major duodenal papilla

◆**cystic duct 쓸개주머니관(膽囊)** 그리스어 κυστίς 퀴스티스「주머니, 방광」에서 유래. cyst-는 「쓸개, 방광, 낭포」를 의미하는 연결형. cyst「물혹, 낭종」, cystitis「방광염」도 동근어이다. 아미노산의 일종인 cystine「시스틴」은 방광돌에서 최초로 발견되었기 때문에 붙여진 이름. 시스틴이 주성분인 돌(결석)을 cystine calculus「시스틴돌」이라고 부른다(체내에 생기는 돌 중 흔치 않은 편). 시스틴돌을 어원대로 해석하면 「방광돌」이 되어 버린다.

◆**spiral fold 나선주름** Heister valve 또는 Amussat valve라고도 부른다. 라틴어 spira「나선」에서 유래. 총신, 포신의 속면에는 나선상의 고랑이 새겨져 있어서, 탄환을 회전시켜 똑바로 날아가게 만들어 준다. 쓸개의 나선주름도 쓸개즙이 부드럽게 통과하도록 도와준다.

◆**hepatopancreatic ampulla 팽대조임근(膽膵管膨大部)** 라틴어 ampulla「(양쪽에 손잡이가 있는) 용기, 플라스크」에서 유래. 영어 ampoule(또는 ampule)「(주사약을 담는) 작은 병」도 프랑스어를 거쳐 만들어진 파생어.

◆**pancreas 이자(膵臟)** 그리스어 πᾶν 판-「모두」+κρέας 크레아스「고기」에서 유래. 해부학자 헤로필로스(p.77 참조)가 관·주머니 모양의 위, 창자와는 달리 「전체가 고기같은 조직」이라는 의미로 이름 붙였다. pan-은 「모두, 전체」를 뜻하는 접두사로, 많은 영어 단어에 사용되고 있다(panorama「전경」, Pan Am「팬아메리칸 항공」 등). 아미노산의 일종인 creatine「크레아틴」도 육즙에서 최초로 발견됐으며, 실제로 「근육(筋肉)」 속에 많이 들어 있다. 타르에 들어 있는 살균·방부제 creosote「크레오소트」도 크레아스「고기」+그리스어 σωτήρ 소-테-르「보존하는 것, 구세주」에서 유래했다. 「정로환」이나 크레졸은 크레오소트유(油)가 주성분이다.

쓸개즙과 노란색과 황금

GALL「쓸개즙」

gallbladder「쓸개」는 gall「쓸개즙」+bladder「방광, 주머니」(bladder의 어원에 대해서는 p.95 참조. 쓸개 이외에도, bladder는 주머니 모양의 구조를 가리키는 데 널리 사용되고 있다). gall은 인도유럽조어 *ghel-「빛나다」에 그 뿌리를 두고 있다. 이 *ghel-에서 영어 yellow「노란색」도 파생됐다. 쓸개즙은 「노란」 액체라는 의미이다. *ghel-로부터 다양한 영어 단어가 생겨났는데 gold「황금, 금」, gild「금박을 입히다, 금도금하다」, glitter「반짝반짝 빛나다, 화려하게 보이다」 등이 그 예이다. 쓸개즙과 관련된 단어에는 오른쪽 칼럼의 설명처럼 색과 연관된 것들이 많다.

쓸개즙은 gall이나 bile이라고 부르지만, 이자액을 의미하는 영어는 pancreatic juice이다. 주스라고 하면 매우 싱싱한 느낌이 들지만, 원래는 라틴어 jus「스프, 삶은 국물」에서 파생된 것이다. 해부학에서는 소화액이나 조직액을 가리키는 용어로 쓰인다. gastric juice「위액」, intestinal juice「창자액」.

- **uncinate process of pancreas 갈고리돌기(鉤狀突起)** uncinate는 라틴어 uncus「갈고리」에서 유래. 벌집뼈, 목뼈, 등뼈에도 uncinate process가 있다. 자뼈의 「갈고리돌기」는 coronoid process이다.
- **pancreatic islet 이자섬(膵島), Langerhans islet** 독일 해부학자 Paul Langerhans(1847-1888)가 베를린대학 의과대학생 시절, 이자 속에 작은 세포 덩어리가 퍼져 있는 것을 발견하고 바다에 떠 있는 섬에 빗대어 이자섬이라고 명명했다. 1869년(22세) 그의 학위논문에 최초로 기술했다. 오늘날, 그의 이름을 따서 흔히 Langerhans섬이라고 부르고 있다. 또한, 표피에 존재하는 「표피속큰포식세포」도 그가 발견했다.
- **acinus 샘꽈리** 라틴어 acinus「포도」에서 유래. 포도송이처럼 생겼다는 의미로 만들어진 용어이다.

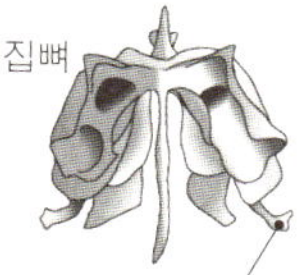

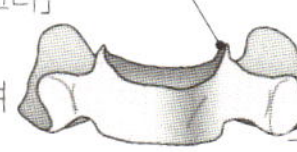

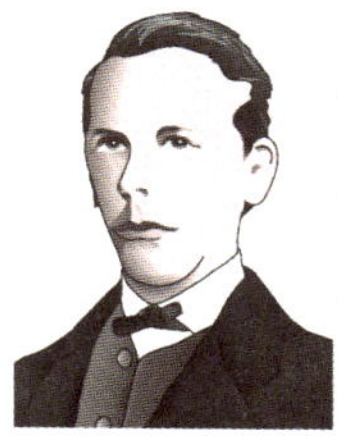

pancreas • T-19
tail of pancreas T-20
body of pancreas T-21
head of pancreas T-22
omental tuber T-23
pancreatic duct T-24
accessory pancreatic duct T-25
pancreatic notch T-26
uncinate process of pancreas • T-27
accessory pancreas T-28
endocrine portion T-29
pancreatic islet / Langerhans islet • T-30
exocrine portion T-31
acinus • T-32
pancreatic acinar cell T-33
centroacinar cell T-34
duct T-35

빌리루빈과 빌리베르딘
BILE「쓸개즙」

bile duct「쓸개관」의 bile도 역시 「쓸개즙」을 의미하는 단어이다. 쓸개즙은 원래 녹색이지만 창자 속의 pH에 의해 색이 변하여, 알칼리성이면 검은색이 되고 산성이면 노란색이 된다. 늙은 적혈구가 수명을 다하면 주로 지라에서 파괴되고, 세포 속의 혈색소(hemoglobin)는 헴(heme)과 글로빈(globin)으로 분해된다. 헴은 포르피린(porphyrin) 고리로 이루어진 구조인데, 이 고리가 끊어지고 철 이온이 떨어져 나가면 bilirubin「빌리루빈」이 된다. 이 단어는 bile「쓸개즙」+라틴어 ruber「빨간」(⇒「뇌단」p.67)에서 유래. 그러나, 사실 빌리루빈은 노란색 색소이다. 빌리루빈은 간으로 운반되어 수용성 물질로 가공된 뒤, 쓸개길(담도)을 통해 창자의 관내강으로 배출된다. 대변의 노란색도 이 빌리루빈 때문이다. 간 기능 저하, 쓸개돌 등으로 인해 쓸개즙의 배출이 막히거나 용혈빈혈 때문에 빌리루빈이 과잉생산되면, 혈중 빌리루빈 농도가 높아져서 피부가 노랗게 된다. 이런 상태를 jaundice「황달」(프랑스어 jaune「노란색」에서 유래)이라고 부른다(황달은 귤을 많이 먹어서 피부가 노래지는 것과는 다름). 빌리루빈이 산화되면 biliverdin「빌리베르딘」이라는 청록색 색소가 된다(프랑스어 verdir「푸르게 하다」). 꽁치 비늘의 푸른색과 녹색변의 색이 바로 biliverdin의 색이다.

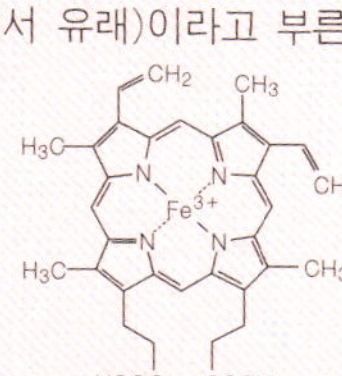
헴

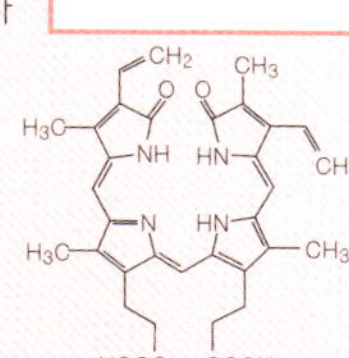
빌리루빈

곧창자와 애사슴벌레와 왕실(王室)
RECTUS「곧은」

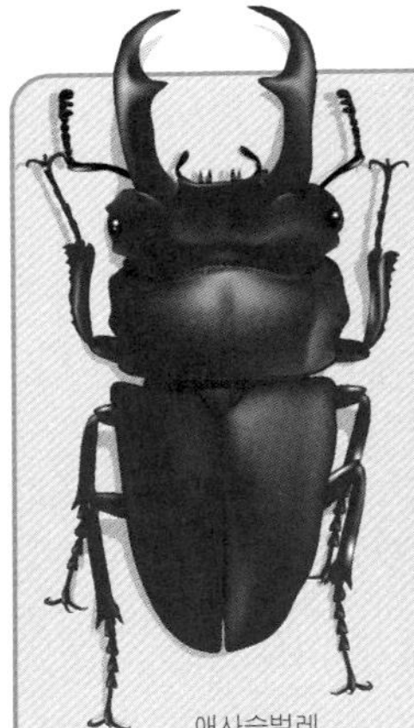

애사슴벌레
Dorcus rectus
뿔이「곧게」뻗어 있다.

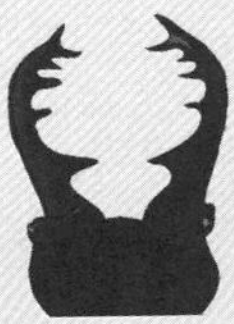

왕사슴벌레
Dorcus hopei binodulosus
뿔이 휘어져 있다.

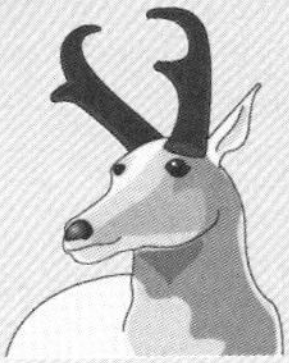

그러나 산양속의 학명은 *Capricornus*「염소의 뿔, 염소자리」.

rectum「곧창자」는 라틴어 형용사 rectus「곧은, 직선의, 바른」의 중성형에서 유래했다. 이 단어는 해부학에서 곧은 구조를 가리키는 데 사용되고 있다. 예를 들면 rectus abdominis「배곧은근」, rectus femoris「넙다리곧은근」 등이 있다. 이 rectus는 인도유럽조어 *reg-「똑바로 나아가다」에서 유래. 이 *reg-로부터 파생된 영어 단어는 일일이 열거할 수 없을 정도로 많다.

「똑바로」라는 의미에서 direct「직통의, 직접의」가 생겼고(direct mail「다이렉트 메일」, direct fracture「직접골절」), 이것이 「직접 지시하다, 지휘하다」라는 뜻을 갖게 됐으며, 나아가서는 라틴어 rex「왕」이 파생됐다. 이 rex에서 영어 regal「왕의, 당당한」, royal「왕실의, 왕가의, 왕조의」, 그리고 「지배권, 권리」라는 뜻의 right가 생겨났다.

「오른쪽」이란 뜻의 right는 어떤가 살펴보면, 이것도 *reg-의 파생어이다. 「똑바로」에서 「바른, 정당한」이라는 의미가 됐고, 사용하기에 「올바른」 손이라는 의미로 right가 「오른쪽」이 됐다고 한다. 또한 「바른」이라는 의미로부터 correct「고치다, 수정하다」, rectify「조정하다, 정류하다」가 파생됐다.

참고로, 애사슴벌레의 학명은 *Dorcus rectus*. Dorcus는 라틴어로 「산양」이라는 뜻. 사슴벌레의 뿔(실은 대악〔大顎〕)이 산양의 뿔과 닮았다고 해서 붙여진 이름이다. 애사슴벌레의 이름이 rectus인 것은 다른 사슴벌레에 비해 뿔이 비교적 「곧기」 때문이다.

사슴벌레와 사슴과의 관계는 일반 영어 단어에도 나타나 있다. 사슴벌레를 뜻하는 stag beetle의 stag는 「수(수컷)사슴」이라는 의미이다.

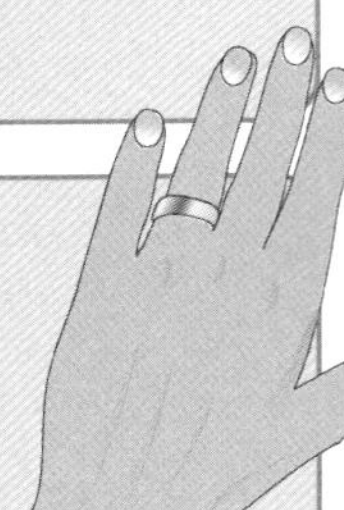

항문과 깊은샅굴구멍, 반지손가락과 금환식
ANO-「고리」

영어 anus(라틴어 anus)「항문」은 원래 「고리」라는 뜻이다. 항문조임근은 복주머니의 끈처럼 출구를 오므려 고리 모양으로 조이고 있다.

anus에 지소사 -ulus가 붙은 anulus「작은 고리」는 해부학에서 다양한 「고리 모양」의 구조를 가리키는 데 사용되고 있다(예: anulus inguinalis profundus「깊은샅굴구멍」(=deep inguinal ring), anulus fibrosus「섬유테」=fibrous ring).

그리고 anulus는 「작은 고리」→「반지」를 뜻하며, 그래서 반지손가락을 digitus anularis라고 부르게 됐다.

이 anulus의 n이 이중자음화한 annulus나 형용사형 annular라는 철자도 종종 눈에 띈다(annular eclipse「금환식(金環蝕), 태양·달·지구가 일직선상에 놓일 때 달의 크기가 태양보다 작아 달 둘레에 태양이 고리처럼 보이는 현상」).

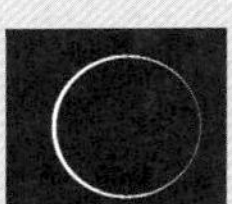

anus「항문」의 연결형은 ano-. anococcygeal ligament「항문꼬리인대」, anocutaneous line「항문피부선」 등의 합성어가 있다.

그러나, 사전에 실린 ano-로 시작하는 모든 단어가 항문과 관련이 있는 것은 아니다. 예: another「다른, 딴」=an+other, anodyne「진통제」=부정의 an+그리스어 ὀδύνη 오뒤네-「고통」, anonymous「익명의」=부정의a+name.

참고로, 기원(紀元)을 뜻하는 Anno Domini(=A.D.)는 라틴어 annus「해(年)」에서 유래한 것이므로, 항문과는 관계가 없다.

Chapter 6

비뇨생식계통 Urinary and Reproductive System

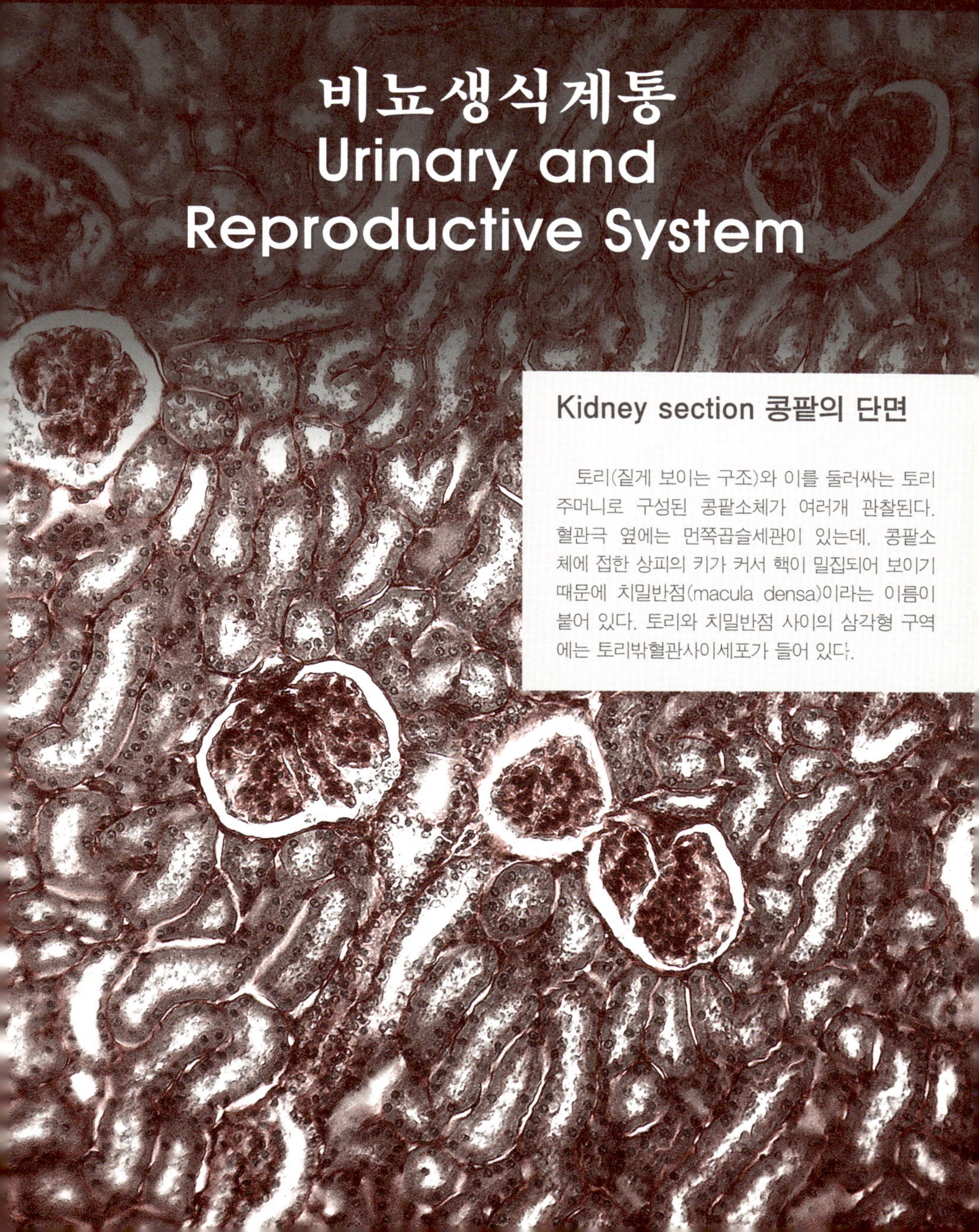

Kidney section 콩팥의 단면

토리(짙게 보이는 구조)와 이를 둘러싸는 토리 주머니로 구성된 콩팥소체가 여러개 관찰된다. 혈관극 옆에는 먼쪽곱슬세관이 있는데, 콩팥소체에 접한 상피의 키가 커서 핵이 밀집되어 보이기 때문에 치밀반점(macula densa)이라는 이름이 붙어 있다. 토리와 치밀반점 사이의 삼각형 구역에는 토리밖혈관사이세포가 들어 있다.

U 콩팥, 방광

여기서는 콩팥, 요관, 방광에 대해 공부해보자. 콩팥은 「체내 환경을 일정하게 유지」시켜 주는 기관이다. 콩팥의 기능은 ①노폐물 배설, ②삼투압 · 혈압 조절, ③전해질 균형 유지, ④산 · 염기 평형 유지, ⑤호르몬 분비에 의한 적혈구 수 조절 등이다.

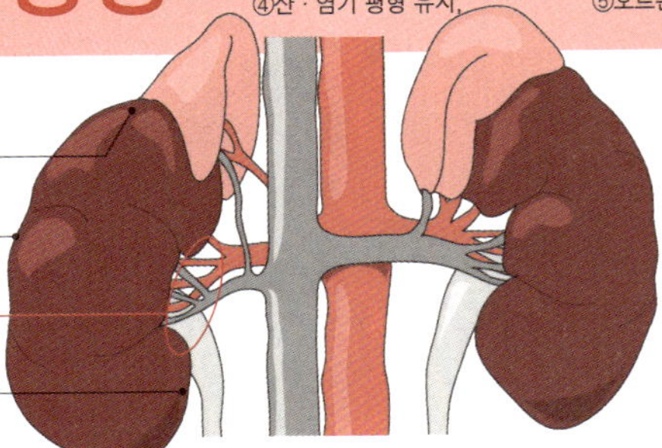

성인의 콩팥은 한쪽의 무게가 약 120g, 길이 10cm, 너비 5cm, 두께 3cm 정도의 강낭콩처럼 생긴 장기로, 배안의 소화기관보다 등쪽에 위치한 복막뒤장기이다. 일반적으로 오른콩팥은 왼콩팥보다 조금 작고, 커다란 간 때문에 약간 아래로 치우쳐 있다. 대략 T11(12)~L3 척추뼈 높이에 위치한다.

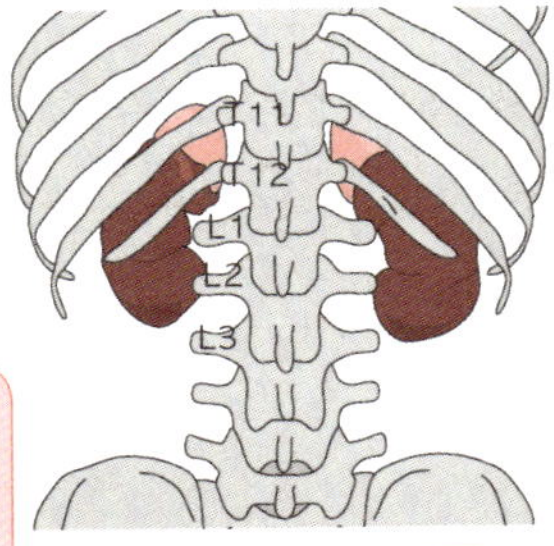

콩팥의 위치
등쪽에서 본 모습

U-1 위끝

U-2 가쪽모서리

U-3 콩팥문 (신문) 혈관, 신경, 요관의 출입구

U-4 안쪽모서리

U-5 아래끝

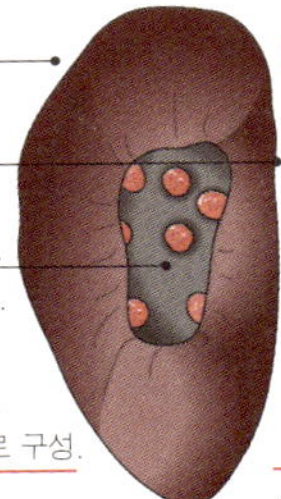

오른콩팥 · 안쪽에서 본 모습

U-6 앞면

U-7 뒤면

U-8 콩팥굴 (신동) 콩팥문 속의 오목.
※ 콩팥유두가 튀어나와 보인다.

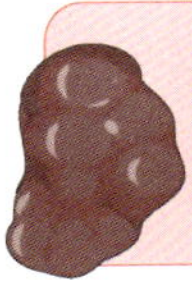

콩팥엽은 콩팥의 구성 단위. 태아기에는 표면의 고랑에 의해 콩팥엽이 구분되지만, 성인이 되면 콩팥엽들이 융합하여 표면이 매끈해진다.

U-9 콩팥엽 (신엽) 하나의 콩팥피라밋과 그 주위의 콩팥겉질로 구성.

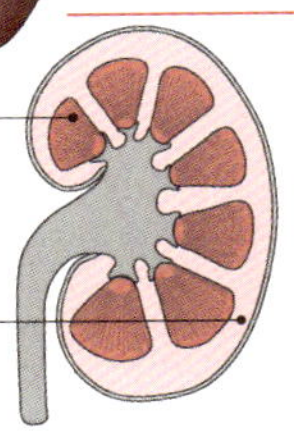

U-10 콩팥속질 (신수질)
10여 개의 콩팥피라밋으로 구성.

U-11 콩팥겉질 (신피질)
콩팥소체가 들어 있으며, 혈관이 많아 적갈색을 띤다.

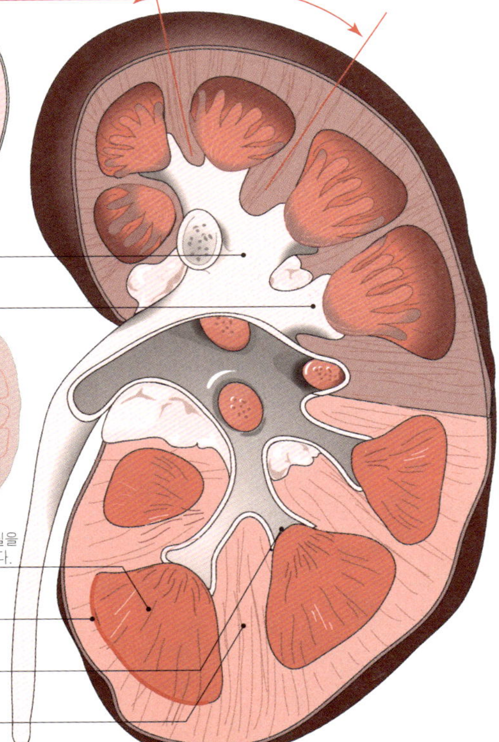

U-12 콩팥깔때기 (신우) 요관이 콩팥굴로 들어와 넓어진 부분.

U-13 콩팥잔 (신배) 콩팥깔때기가 큰 · 작은콩팥잔으로 분지.

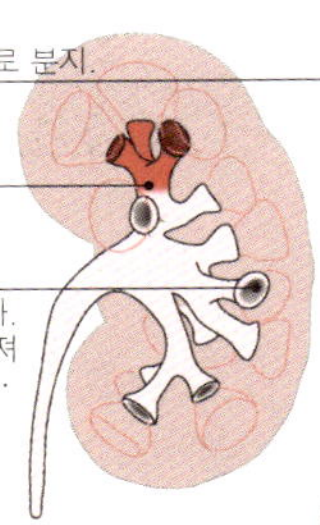

U-14 큰콩팥잔 (대신배) 콩팥깔때기가 2~3개의 큰콩팥잔으로 분지한다.

U-15 작은콩팥잔 (소신배)
큰콩팥잔은 여러 개의 작은콩팥잔으로 분지한다. 작은콩팥잔은 각각 하나의 콩팥피라밋과 짝 지어져 있다. 큰콩팥잔이 3개인 경우, 각각을 위잔 · 중간잔 · 아래잔이라고 부른다.

U-16 콩팥피라밋 (신추체) 콩팥속질의 단위구조. 콩팥피라밋의 바닥은 겉질을 향하고, 꼭대기(콩팥유두)는 콩팥굴로 튀어나와 있다.

U-17 콩팥피라밋바닥 콩팥피라밋을 원뿔이라고 했을 때 밑면에 해당.

U-18 콩팥유두 (신유두) 콩팥피라밋의 꼭대기. 유두관이 이곳으로 열린다.

U-19 콩팥기둥 (신주) 콩팥기둥 사이의 콩팥겉질. 콩팥굴까지 뻗어 내려가 있다. 엽사이동 · 정맥이 이곳을 지난다.

방광의 부피는 약 500ml (무리하면 700ml 정도까지 늘어날 수 있음). 그러나 150ml 정도가 되면 방광의 압력이 높아져 소변이 마렵다고 느끼게 되며, 300ml 에 이르면 소변을 참기가 힘들어진다. 보통은 콩팥에서 시간당 60ml 의 소변이 만들어져 방광으로 운반된다.

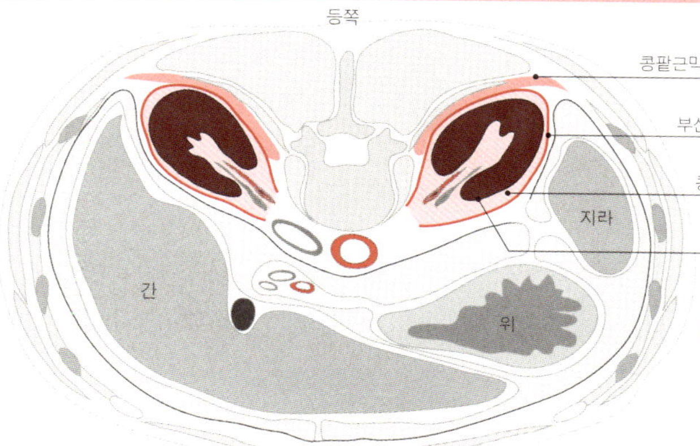

배의 가로단면

신주위지방체
콩팥근막의 바깥에 있는 지방층. **콩팥주위지방체** U-20

신근막
부신까지 한꺼번에 싸고 있다. **콩팥근막** U-21

콩팥근막 속의 지방층. **콩팥주위지방피막** U-22

콩팥겉질 표면을 덮는 얇고 튼튼한 섬유조직. **섬유피막** U-23

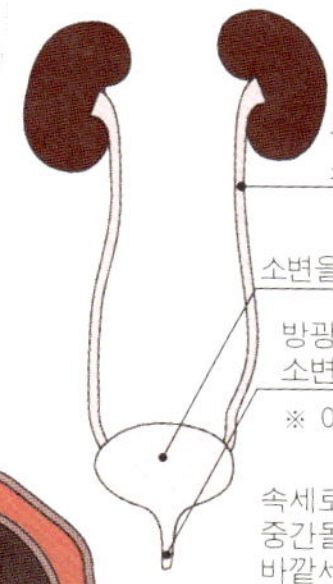

콩팥에서 방광으로 소변을 운반하는 관. **요관** U-24

소변을 저장하는 주머니. **방광** U-25

방광에서 체외로 소변을 내보내는 관. **요도** U-26

※ 여성의 요도는 남성보다 짧다.

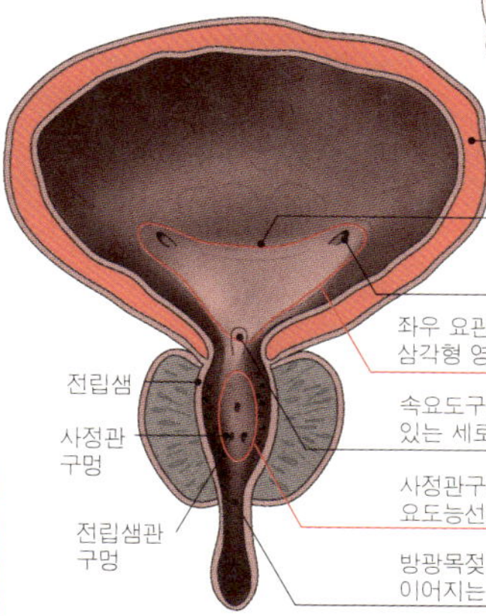

남성의 방광

속세로층, 중간돌림층, 바깥세로층. **방광배뇨근** U-27

요관사이주름 U-28

요관구
요관구멍 U-29

좌우 요관구멍과 속요도구멍을 잇는 삼각형 영역. 속면이 매끈하다. **방광삼각** U-30

방광수
속요도구멍 근처의 방광 뒤벽에 있는 세로 방향의 융기. **방광목젖** U-31

정구
사정관구멍 근처의 융기. 요도능선의 중앙부분. **요도둔덕** U-32

요도릉
방광목젖, 요도둔덕, 요도 뒤벽으로 이어지는 긴 융기. **요도능선** U-33

배안 · 관상단면

배안의 속면을 등쪽에서 본 모습

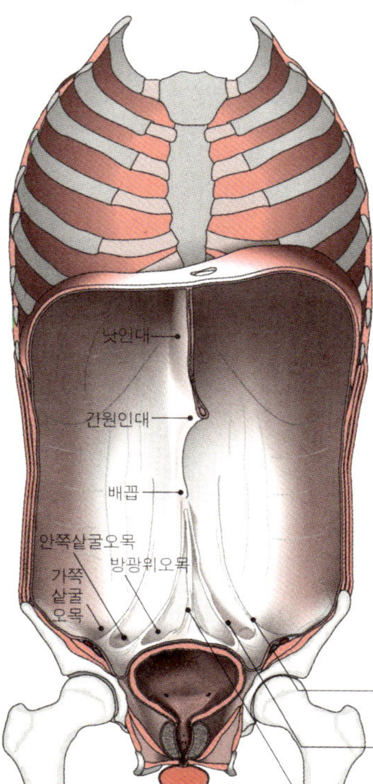

정중제삭
요막관의 잔유물. **정중배꼽인대** U-34

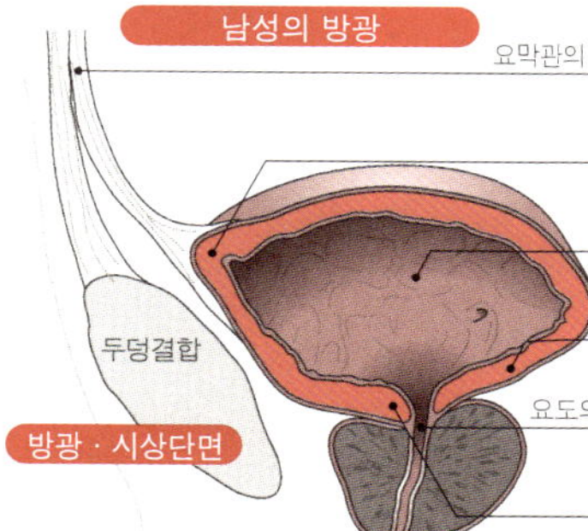

방광 · 시상단면

방광첨
방광꼭대기 U-35

방광체
방광몸통 U-36

방광저
방광바닥 U-37

내요도구
요도의 시작 부분. **속요도구멍** U-38

방광경
방광목 U-39

외측제주름
아래배벽동 · 정맥에 의해 생긴 주름. **가쪽배꼽주름** U-40

내측제주름
배꼽동맥인대(배꼽동맥의 잔유물)에 의해 생긴 주름. **안쪽배꼽주름** U-41

정중제주름
정중배꼽인대(요막관의 잔유물)에 의해 생긴 주름. **정중배꼽주름** U-42

Kidney, Bladder

방광을 의미하는 영어 bladder는 물고기에서는 swim bladder「부레」, 식물에서는 물옥잠 같은 수초의 「기포(氣胞)」를 가리키는 데 사용된다.

U-1 *superior pole / ~extremity (of kidney)*

U-2 *lateral border (of kidney)*

U-3 hilum of kidney•

U-4 *medial border (of kidney)*

U-5 *inferior pole / ~extremity (of kidney)*

U-6 *anterior surface (of kidney)*

U-7 *posterior surface (of kidney)*

U-8 renal sinus

U-9 kidney lobe•

U-10 renal medulla

U-11 renal cortex

U-12 renal pelvis / pelvis of kidney•

U-13 renal calyx•

U-14 *major calyx*

U-15 *minor calyx*

U-16 renal pyramid

U-17 *base / fundus of pyramid*

U-18 renal papilla•

U-19 renal column

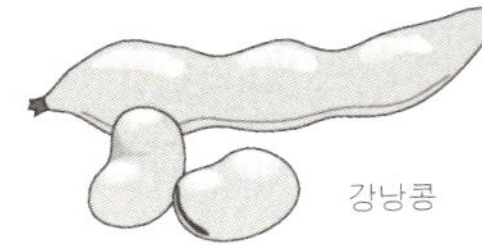

강낭콩

• **kidney 콩팥(腎臟)** kidney의 어원에 대한 여러 설들은 모두 추측일 뿐이다. 널리 알려진 견해에 따르면, 고대 영어 cwith「배, 태(胎)」 또는 고대 노르만어 kvithr「배, 태(胎)」와 어미 ey「알(egg)」에서 유래했다고 한다. 즉, 고대인들에게 콩팥이 「배 속의 알」처럼 보였다는 얘기다. 그 외에, 어미 ney가 그리스어 νεφρός 네프로스「콩팥」에서 유래했다는 설도 있다(독일어 Niere「콩팥」도 기원이 같음). 단어 앞부분의 kid가 「염소 새끼」라는 설, 「(콩의) 깍지」라는 설(영어 cod「(콩)깍지」도 기원이 같음)도 있다.

• **hilum of kidney 콩팥문(腎門)** 콩팥문, 허파문, 지라문, 난소문 등의 문(門)을 hilum이라고 한다(간문의 경우에는 porta가 사용됨. ⇒p.84 참조). 이것은 라틴어 hilum「작은 것, 사소한 것, 보잘것 없는 것」에서 유래. 로마인들은 이 단어를 콩의 「배꼽」(콩의 표면에 있는 점. 줄기가 붙어 있던 흔적)을 가리키는 데 사용했었다. 이로부터 콩팥이나 허파를 콩, 이들 기관에 출입하는 혈관을 줄기에 비유하여 혈관의 출입구를 hilum이라고 명명했다. 참고로, hilum의 앞에 「~가 없다, ~가 아니다」라는 뜻의 라틴어 ne를 붙이면 「사소한 것조차 존재하지 않는다」는 의미가 되는데, 이로부터 영어의 nihilism「니힐리즘, 허무주의」라는 단어가 생겨났다. 또한, 명사 nihil「무가치한 것, 허무」가 줄어 nil「무(無), 영(0)」이 됐다. 그리고 ad-「~에」+nihil=annihilate「무효화하다, 전멸시키다」라는 말도 파생됐다.

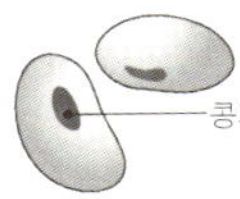

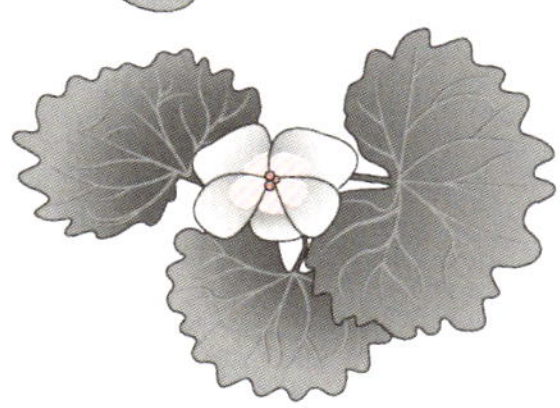

신엽황근

• **kidney lobe 콩팥엽(腎葉)** lobe은 그리스어 λοβός 로보스「귓불」에서 유래. 콩팥엽과는 직접적인 관계가 없지만, 신엽황근(腎葉黃槿, 아욱과에 속한 낙엽관목)은 잎의 모양이 콩팥과 닮았다고 해서 붙여진 이름이다.

• **renal pelvis, pelvis of kidney 콩팥깔때기(腎盂)** pelvis를 일본의 중정해체신서(重訂解体新書)에서 「신우(腎盂)」라고 번역했다. 일본에서는 예전에 골반(骨盤)의 pelvis도 같은 한자로 번역하여 골우(骨盂)라고 했었다. 원래 「盂」은 「사발, 물그릇, 공기」를 뜻하고, 「盤」은 「대야, 쟁반」을 뜻하는 한자이다. 라틴어 pelvis「(가장자리가 바깥으로 말린 형태의) 꽃꽂이 그릇, 대야」에서 유래. 참고로, 다도(茶道)에서는 그릇을 데우는 데 사용한 물이나 차를 버리는 용기를 수우(水盂)라고 부른다.

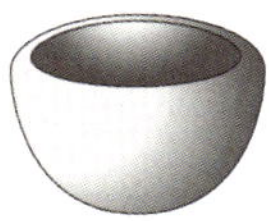

다도에서 사용하는 水盂

• **renal papilla 콩팥유두(腎乳頭)** 라틴어 papilla「유두」에서 유래.

• **renal calyx 콩팥잔(腎杯)** calix라고 표기하기도 한다. 복수형은 calices(calyces). 이 calyx는 그리스어 κάλυξ 칼뤼크스「잔, 컵」에서 유래. 식물학에서는 「꽃받침」 즉, 꽃의 가장 바깥쪽에서 꽃잎을

● 콩팥을 의미하는 라틴어 ren으로부터 접두사 ren-과 영어의 renal「콩팥의」이라는 형용사가 파생됐다. 또 콩팥을 뜻하는 그리스어 νεφρός 네프로스에서 접두사 nephr-와 nephric「콩팥의」이라는 형용사가 생겨났다. 콩팥의 큰 구조를 가리키는 데에는 라틴어에서 유래된 renal이 많이 사용되지만, 미세구조에는 그리스어에서 유래된 연결형 nephr-가 많이 사용된다.

받치고 있는 구조를 가리킨다. 그러므로 calyx는 「술잔 모양」이라고 할 수도 있고 「꽃받침 모양」이라고도 할 수 있다. 참고로, 페놀과 포름알데히드가 고리 모양으로 중합된 calix arene은 마치 술잔처럼 오목한 부위에 금속 이온이나 작은 분자를 담을 수 있다.

- **renal fascia, Gerota fascia 콩팥근막(腎筋膜)** 콩팥근막에 의해 콩팥 주위의 지방층이 pararenal ~과 perirenal ~로 나뉜다(para-는 「옆에」, peri-는 「주위에」라는 뜻). Dimitru Gerota(1867-1939)는 루마니아의 해부학자 · 외과의사. 1895년에 최초로 포르말린 고정액을 도입하여, 해부학의 새 시대를 연 사람이다. 부카레스트 예술 아카데미의 교수였으며, 근육의 형태를 조각으로 표현하기도 했다.
- **detrusor muscle 방광배뇨근(膀胱排尿筋)** 라틴어 detrudo「짜내다, 밀어내다」에서 유래.
- **interureteric crest 요관사이주름** 별칭으로 interureteric fold, ureteric fold, bar of bladder, Mercier bar, torus uretericus 등이 있다.

paranephric / pararenal fat body U-20

renal fascia / Gerota fascia * U-21

perinephric / perirenal fat capsule U-22

fibrous capsule U-23

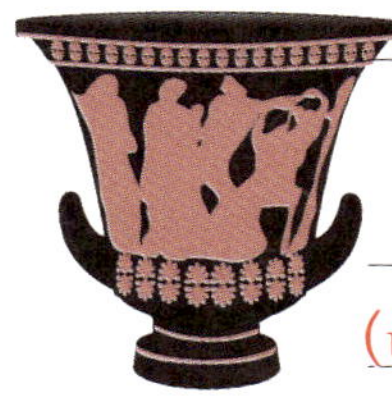

고대 그리스의 잔(칼리크스)

ureter U-24

(urinary) bladder U-25

urethra U-26

※ 어원에 대해서는 p.5 참조.

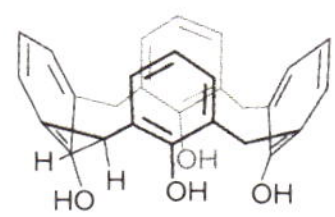

calix arene

detrusor (muscle) * U-27

interureteric crest * U-28

ureteric orifice U-29

trigone of bladder U-30

uvula of bladder U-31

seminal colliculus U-32

urethral crest U-33

median umbilical ligament U-34

apex of bladder U-35

body of bladder U-36

base / fundus of bladder U-37

internal urethral orifice U-38

neck of bladder U-39

lateral umbilical fold U-40

medial umbilical fold U-41

median umbilical fold U-42

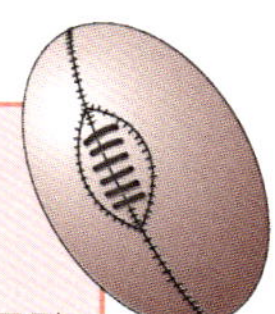

방광과 럭비공, 플루트와 폭발
*BHLE-「(바람, 입김을) 불다」

방광은 꽤 신축성이 큰 주머니인데, 이는 초기 럭비공만 보더라도 알 수 있다. 튼튼한 고무가 개발되기 전에는 돼지(또는 소)의 방광을 럭비공으로 사용했었다. 피혁공 William Gilbert(1799-1877)가 학생들로부터 축구공 제작을 부탁받고, 재미삼아(?) 방광의 형태대로 길쭉한 모양의 공을 만들었다. 공이 어디로 튈 지 몰라 재미있다는 호평을 받아, 이 공을 사용한 운동경기 즉 럭비가 탄생했다. 럭비라는 이름은 공을 주문한 학생이 다니던 「럭비학교」에서 따온 것이다. Gilbert의 피혁공장은 현재 럭비공 메이커 Gilbert사가 됐다. 미식축구에서 사용하는 공을 속칭 pig skin「돼지 가죽」이라고 부르는 것도 같은 이유에서이다.

bladder「방광」이라는 단어의 기원에 대해서는 인도유럽조어 *bhel-「붓다, 부풀다」(blister「물집, 수포」가 관련어) 또는 *bhle-「불다」까지 거슬러 올라간다는 설이 있다. *bhle-의 관련어로는 영어 blow「불다」, blaster「발파공」, flute「플루트」가 있다. 거슬러 올라가면 ball「공, 구」도 관련이 있다. 우리나라에서도 옛날에는 방광에 바람을 불어넣어 공을 만들어 놀곤 했었다.

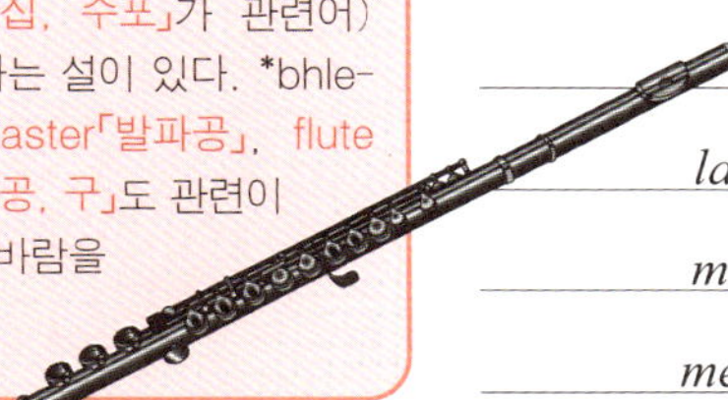

V 콩팥의 미세구조

● 여기서는 콩팥의 혈관과 미세구조에 대해 공부해보자.

v-1 신동맥 **콩팥동맥**

v-2 엽간동맥 **엽사이동맥**

v-3 궁상동맥 **활꼴동맥**

v-4 소엽간동맥 **소엽사이동맥**

v-5 신정맥 **콩팥정맥**

v-6 엽간정맥 **엽사이정맥**

v-7 궁상정맥 **활꼴정맥**

v-8 소엽간정맥 **소엽사이정맥**

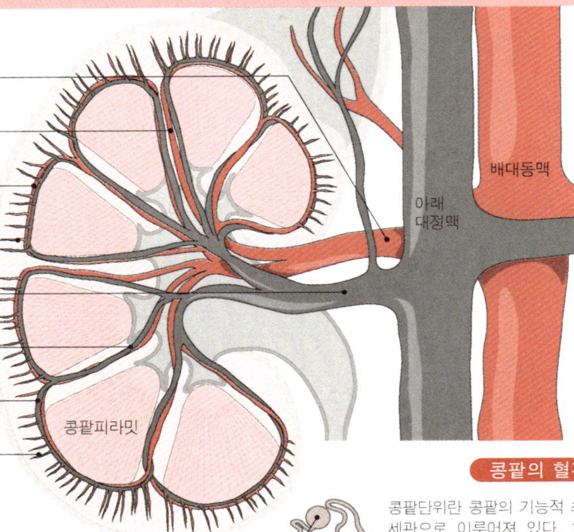

평상시 순환혈액량의 1/4 즉, 1분에 5 l 정도의 혈액이 콩팥으로 흘러 들어간다. 콩팥의 혈액순환 경로는 매우 독특하다.
배대동맥
→콩팥동맥→(구역동맥)→엽사이동맥→소엽사이동맥
→들토리세동맥
→토리모세혈관의 순.
그리고 토리를 지난 혈액은
→날토리세동맥
→콩팥세관주위모세혈관
→소엽사이정맥→엽사이정맥
→(구역정맥)→콩팥정맥→아래대정맥으로 흐른다.
즉, 콩팥을 순환하는 혈액은 모세혈관을 두 번 통과한다(오른쪽 그림 참조).

콩팥의 혈관 · 모식도

v-9 신원 **콩팥단위**

v-10 신소체 **콩팥소체** Malpighi소체라고도 한다. 토리와 토리주머니로 구성. 소변의 여과가 일어나는 곳.

v-11 **콩팥세관** 여과액으로부터 당분 · 전해질 등을 재흡수하는 곳. 각 부위마다 상피세포의 구조 · 기능이 다르다.

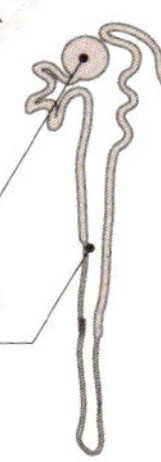

콩팥단위란 콩팥의 기능적 최소 단위로, 콩팥소체와 콩팥세관으로 이루어져 있다. 한쪽 콩팥에 80~120만 개, 양쪽을 합쳐 약 200만 개의 콩팥단위가 있다. 콩팥소체에서는 상당한 양의 혈장이 여과되지만, 그 부피의 약 99%가 콩팥세관에서 재흡수된다. 콩팥세관에서는 Na^+, K^+, Ca^{2+}, Cl^- 등의 전해질과 산 · 염기성 물질들이 재흡수 · 분비되는데, 그 과정이 정밀하게 조절되어 그 결과 체내 환경이 일정하게 유지된다(항상성 homeostasis). 배설 자체도 중요하긴 하지만, 이런 항상성 유지 기능이야말로 콩팥단위의 가장 중요한 기능이라고 할 수 있다.

v-12 **속질곁콩팥단위** 콩팥단위는 토리의 위치에 따라 속질곁콩팥단위와 겉질콩팥단위로 구분된다. 속질곁콩팥단위의 콩팥세관고리가 더 길다.

v-13 **겉질콩팥단위**

v-14 **겉질미로** 곱슬세관이 이곳에 위치한다.

v-15 **속질부챗살** 집합관 등의 속질 구조가 겉질 쪽으로 연장된 것.

v-16 **바깥구역** 콩팥피라밋의 바닥쪽 부분으로 약간 붉게 보인다. 바깥 · 속줄무늬로 구분된다.

v-17 **바깥줄무늬**

v-18 **속줄무늬**

v-19 **속구역** 콩팥유두 쪽의 약간 희게 보이는 부분.

v-20 **집합관** 여러 콩팥세관으로부터 소변을 받는 관. 수분의 재흡수에 기여한다.

v-21 **유두관** 콩팥유두 근처의 굵은 집합관.

v-22 **유두구멍** 유두관이 열리는 구멍.

v-23 **체구역** 수많은 유두구멍이 뚫려 있어서 체처럼 보이는 콩팥유두의 표면.

콩팥단위의 위치 · 모식도

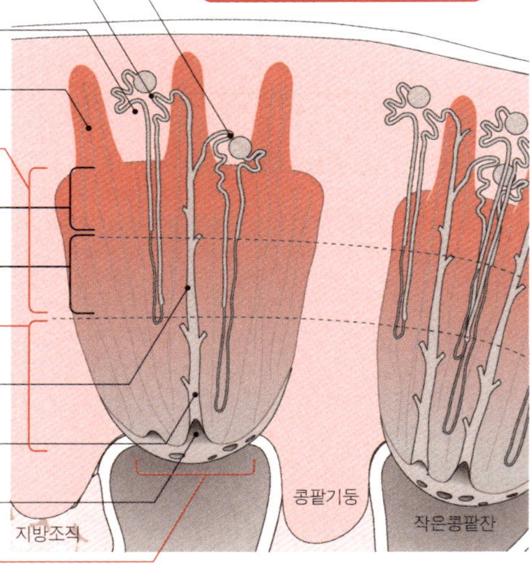

체내 순환혈액량의 1/4이 무게 240g(양쪽)의 콩팥으로 흘러 들어와, 섬세한 토리모세혈관에 큰 압력을 가하고 있다(이 압력 때문에 혈액의 1/5이 여과되어 나간다). 토리는 손상 받기 쉽고 재생이 불가능한 구조이다. 그렇기 때문에, 건강한 사람도 나이를 먹을수록 토리가 조금씩 망가진다. 그러나 콩팥의 기능에는 원래 여유가 있어서, 그 기능이 1/3 이하로 떨어졌을 때 콩팥기능상실(신부전)의 증상이 나타나기 시작한다. 기능이 1/10 이하로 떨어지면 투석이 필요하게 된다.

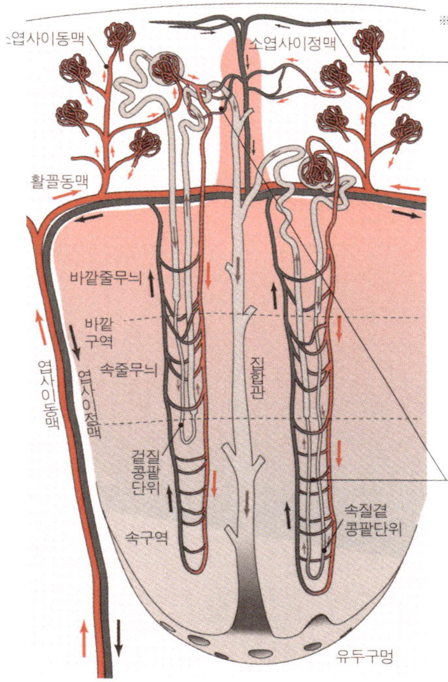

※ 콩팥세관의 각 부분은 주행 방향에 따른 분류 방법과 상피세포에 의한 분류 방법이 있다.

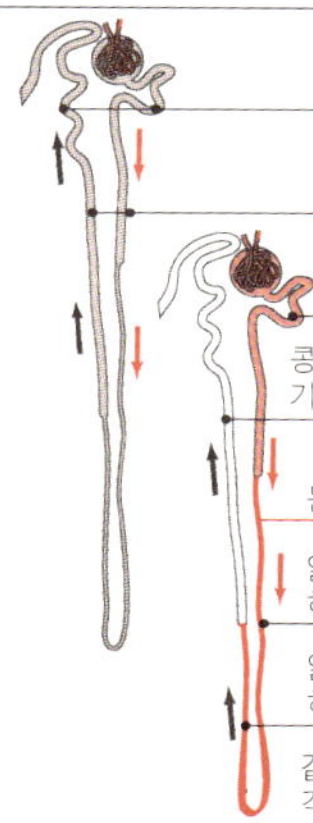

별정맥 v-24

곱슬세관 (곡요세관) v-25
콩팥세관 중 굽은 부분. 주로 겉질에 분포한다.

곧은세관 (직요세관) v-26
콩팥세관 중 곧은 부분. 주로 속질에 분포한다.

토리쪽세관 (근위요세관) v-27
콩팥세관 중 토리에 가까운 부분. 곱슬세관→곧은세관으로 이어진다.

먼쪽세관 (원위요세관) v-28
콩팥세관 중 토리에서 먼 부분(소변의 흐름 기준). 곧은세관→곱슬세관으로 이어진다.

얇은벽세관 v-29
문헌에 따라 정의가 다르다.

내림부분 v-30
얇은벽세관의 내림부분만을 일컫기도 하고 토리쪽곧은세관을 포함하기도 한다.

오름부분 v-31
얇은벽세관의 오름부분만을 일컫기도 하고 먼쪽곧은세관을 포함하기도 한다.

콩팥세관주위모세혈관 v-32
겉질과 속질에 각각 존재한다.

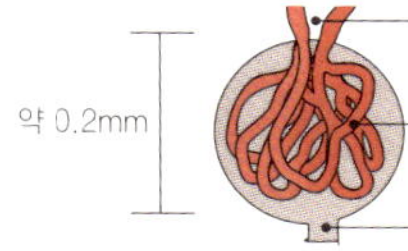

혈관극 v-33
들·날토리세동맥이 출입하는 곳.

토리 (사구체) v-34
모세혈관이 꼬여 이루어진 구형의 덩어리.

콩팥세관극 (요세관극) v-35
토리쪽세관으로 이어지는 곳.

들토리세동맥 (수입세동맥) v-36

날토리세동맥 (수출세동맥) v-37

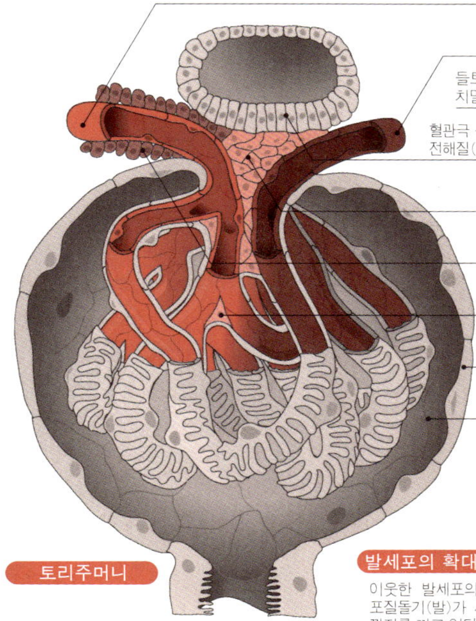

토리결복합체 (사구체방복합체) v-38
들토리세동맥의 토리곁세포, 먼쪽곱슬세관의 치밀반점, 사구체바깥혈관사이세포.

치밀반점 (치밀반) v-39
혈관극 근처의 먼쪽곱슬세관 상피세포. 콩팥세관을 흐르는 전해질(주로 Na^+, Cl^-) 농도를 감시한다.

사구체바깥혈관사이세포 v-40

토리곁세포 v-41
혈압 상승 물질인 레닌을 분비한다.

혈관사이세포 v-42
모세혈관을 지지하고 토리의 혈류량과 여과율을 조절한다.

토리주머니 (사구체낭) v-43

주머니속공간 v-44
토리에서 여과된 액체가 이곳으로 모인다.

토리모세혈관 (사구체모세혈관) v-45

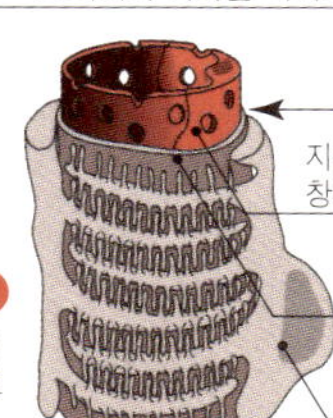

창내피세포 v-46
지름 60~100mm의 창이 있다.

바닥판 (기저판) v-47
일반적인 바닥판보다 훨씬 두껍다.

발세포 (족세포) v-48

토리주머니

발세포의 확대도
이웃한 발세포의 세포질돌기(발)가 서로 깍지를 끼고 있다.

V Kidney <microstructure>

v-1 renal artery

v-2 interlobar artery•

v-3 arcuate artery•

v-4 interlobular artery •

v-5 renal vein

v-6 interlobar vein

v-7 arcuate vein

v-8 interlobular vein

v-9 nephron•

v-10 renal corpuscle•

v-11 uriniferous tubule

v-12 *juxtamedullary nephron*

v-13 *cortical nephron*

v-14 *(renal) cortical labyrinth*•

v-15 medullary rays

v-16 outer zone ※ outer medulla라고도 한다.

v-17 *outer stripe*

v-18 *inner stripe*

v-19 inner zone ※ inner medulla라고도 한다.

v-20 collecting duct

v-21 *renal papillary duct*

v-22 *openings of papillary duct*

v-23 *cribriform area*•

•**interlobar artery 엽사이동맥(葉間動脈)** inter「사이에」+lobe「엽」. 그리스어 λοβός 로보스「귓불」에서 유래.

•**arcuate artery 활꼴동맥(弓狀動脈)** arcuate는 「활 모양의」라는 의미로, 라틴어 arcus「활」에서 유래했다. arcus가 프랑스어를 거쳐 영어로 흡수된 것이 arch「활, 아치」.

•**interlobular artery 소엽사이동맥(小葉間動脈)** interlobar와 비슷한 단어이지만, inter「사이에」+lobule「소엽」.

•**nephron 콩팥단위(腎元)** 그리스어 νεφρός 네프로스「콩팥」에서 유래. 이 단어에서 nephrosis「콩팥증」이라는 용어도 생겨났다.

•**renal corpuscle 콩팥소체(腎小體)** corpusculum renis라고도 한다. corpusculum은 라틴어 corpus「몸」에 지소사 -culum이 붙은 것. renis는 라틴어 ren「콩팥」의 속격이다.

•**renal cortical labyrinth 겉질미로(皮質迷路)** 그리스어 λαβυρινθός 라뷔린토스「미궁, 미로」에서 유래. 해부학에서 labyrinth는 「달팽이미로」, 「벌집뼈미로」 등 미로처럼 생긴 공간이나 관을 가리키는 데 사용된다.

•**cribriform area 체구역(篩狀野)** 라틴어 cribrum「체」+form「모양」에서 유래. 10~20개의 유두구멍이 열려 있어서 「체」처럼 보이기 때문. 벌집뼈의 cribriform plate「체판」, cribriform fascia「체근막」에도 쓰이고 있다.

•**proximal tubule 토리쪽세관(近位尿細管)** proximal은 「몸쪽의」라는 뜻. 라틴어 propis의 최상급 proximus「가장 가까운」에서 파생됐다. 영어 approximate「가까운, 유사한」도 관련어이다.

토리와 창백핵, 지구와 복어
GLOBUS「구」

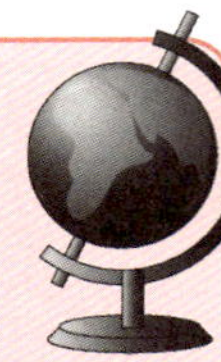

glomerulus「토리」는 라틴어 glomus「구」에 지소사 -ulus가 붙은 것. 이 glomus는 라틴어 globus「구」가 음운변화한 것이다. glomus는 해부학용어에서 작은 구형의 구조물을 가리키는 데 사용되고 있다(glomus caroticum「목동맥토리」, glomus coccygeum「꼬리토리」, glomus choroideum「맥락토리」). 한편, globus에서 globus pallidus「창백핵」, myoglobin「미오글로빈」, globule「구슬」 등의 다양한 용어가 만들어졌다. 영어에는 globe「지구, 지구본」, global「지구 전체의, 세계적인」 등의 파생어가 있다. 참고로, globe fish는 「복어」라는 뜻이다.

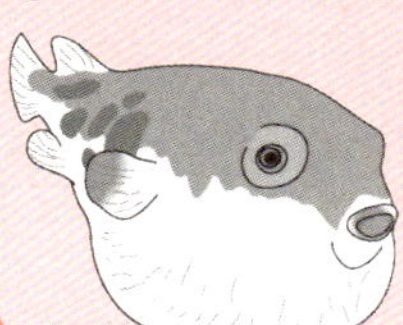

자지복

곱슬세관 convoluted tubule의 convoluted는 「굽은, 뒤얽힌, 복잡한」이라는 뜻이다. 라틴어 접두사 con-「함께」+volvo「회전하다」에서 유래했다(⇒p.72 참조). convoluted seminiferous tubule「곱슬정세관」, convoluted gland「나선샘(=coiled gland)」에도 이 단어가 사용되고 있다.

◆ **Henle's loop 얇은벽세관** 독일의 해부학자 · 병리학자 Friedrich G. J. Henle (1809-1885)가 최초로 기술했다. 그 외에도 다양한 해부학적 구조들을 발견했다. 정관팽대, 신경속막 등의 구조 이름에 그의 이름을 붙여 부르기도 한다.

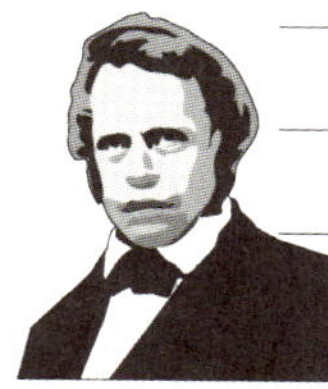
Henle 헨레

◆ **macula densa 치밀반점(緻密斑)** 라틴어 malus「진흙」에 지소사 -cula가 붙은 *malcula(추정형)가 macula「작은 얼룩, 작은 점」으로 변한 것. densa는 라틴어 형용사 densus「빽빽한, 밀도 높은, 밀집된」의 여성형. 영어 dense「빽빽한, 짙은」이 여기서 파생됐다. 또한 condenser「축전기, 집광장치」, condense milk「우유 농축」도 관련어이다.

◆ **mesangial cell, mesangium 혈관사이세포** 접두사 μεσο- 메소「사이에」+ἀγγεῖον 안게이온「용기, 혈관」에서 유래. angiotensin「안지오텐신」도 angio-「혈관의」+τείνω 테이노-「팽팽하게 하다, 늘이다」. 혈관을 수축시켜 혈압을 상승시킨다는 뜻으로 명명된 것이다.

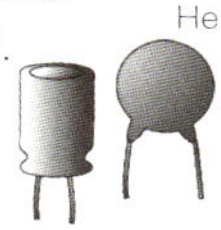
축전기

◆ **Bowman's capsule 토리주머니** 라틴어 capsula「작은 그릇(용기)」에서 유래. 「피막, 집, 주머니」를 가리킨다(joint capsule「관절주머니」 등). William Bowman(1816-1892)은 영국의 안과의사 · 해부학자.

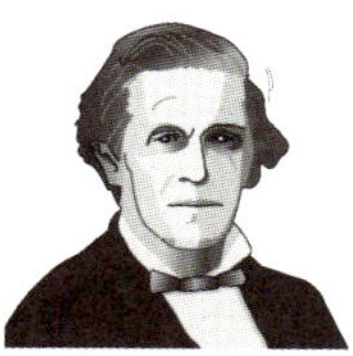
Bowman 보우만

결토리복합체? 토리결복합체?
JUXTA-, PARA-「옆에, 주위에」

juxtaglomerular apparatus「토리결복합체」는 glomerulus「토리」에 라틴어 유래 접두사 juxta-「곁의, 가까운」가 붙은 것. 해부학용어에서는 「토리결복합체」라고 하지만, 생리학용어에서는 「방(傍)사구체복합체」라는 말을 많이 쓴다고 한다. 이렇게 「결(傍)」이 수식을 받는 단어의 앞에 붙는지 아니면 뒤에 붙는지는 문헌에 따라 다르고 일관성이 없다. 그리스어 유래 접두사 para-「옆의, 가까운」의 경우에도 비슷한 문제가 발생할 수 있다. 한글 해부학용어에서는 paranephric fat「콩팥주위지방체」, parafollicular cell「소포결세포」와 같이 번역해서 사용하고 있다.

stellate vein v-24
convoluted tubule v-25
straight tubule v-26
proximal tubule* v-27
distal tubule v-28
Henle's loop* v-29
descending limb v-30
ascending limb v-31
peritubular capillary v-32
vascular pole v-33
glomerulus v-34
urinary pole v-35
afferent glomerular arteriole v-36
efferent glomerular arteriole v-37
*juxtaglomerular apparatus** v-38
*macula densa** v-39
extraglomerular mesangial cell v-40
juxtaglomerular cell v-41
*mesangial cell / mesangium** v-42
Bowman's capsule* v-43
Bowman's cavity v-44
glomerular capillary v-45
fenestrated endothelial cell v-46
basal lamina v-47
podocyte v-48

W 남성생식기

● 남성생식기가 여성생식기와 다른 점은 ①고환의 하강(난소는 골반안에 머물러 있음), ②남성의 복막안은 완전히 밀폐되어 있지만, 여성은 자궁관배안구멍을 통해 복막안과 바깥 세계가 통해 있다. ③남성의 요도는 정자의 통로로도 이용된다는 것 등이 있다.

w-1 **부고환** 육안적으로 머리 · 몸통 · 꼬리로 구분된다.

w-2 **고환** 정자를 생산하는 생식기관의 기능과 남성호르몬을 분비하는 내분비샘의 기능을 한다.

w-3 **정삭** 부고환에서 깊은샅굴구멍까지의 길이 12cm 정도의 관. 정관 · 고환동맥 · 덩굴정맥얼기 등이 포함되어 있다.

w-4 **정관** 길이 약 40cm의 정자 수송관.

w-5 고환수출관 **고환날세관** 길이 약 20cm.

w-6 고환초막 **고환집막** 고환쪽판과 벽쪽판으로 구성.

w-7 백막 **백색막** 두껍고 튼튼한 결합조직 피막.

w-8 고환종격 **고환세로칸** 속에 고환그물이 있다.

w-9 고환중격 **고환사이막** 백색막이 내부로 연장되어 들어간 것.

w-10 곡정세관 **곱슬정세관**

w-11 직정세관 **곧은정세관**

w-12 고환망 **고환그물** 곧은정세관에서 이어진 그물 같은 통로.

w-13 **부고환관** 길이 5~6m. 꼬불꼬불한 부고환관이 부고환을 이룬다.

w-14 간질세포 **사이질세포** 황체형성호르몬의 자극을 받아 테스토스테론을 분비한다.

w-15 지주세포 **버팀세포** 정조세포에서 정자로 분화하는 각 단계의 세포에게 영양을 공급하는 커다란 세포.

w-16 **정조세포** 바닥판과 접해 있으며 유사분열을 한다.

w-17 **일차정모세포** 일차감수분열(2n→n) 중인 세포. 굵은 염색체가 뚜렷이 관찰된다.

w-18 **이차정모세포** 이차감수분열(n→n) 중인 세포. 감수분열이 끝나면 정자세포가 된다.

w-19 **정자세포** 급격한 형태변화를 거쳐 세포질의 대부분을 잃고 정자가 된다.

w-20 **정자** 완성된 정자는 1~2주 동안 부고환관을 지나면서 성숙된다.

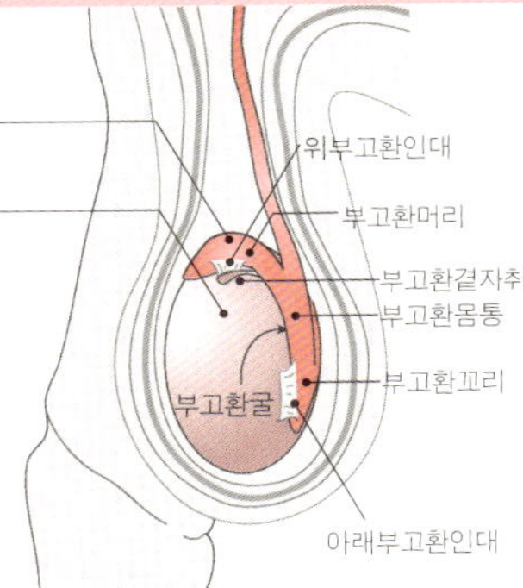

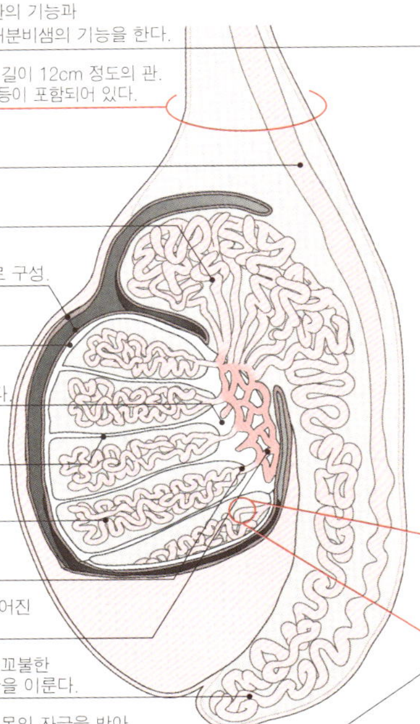

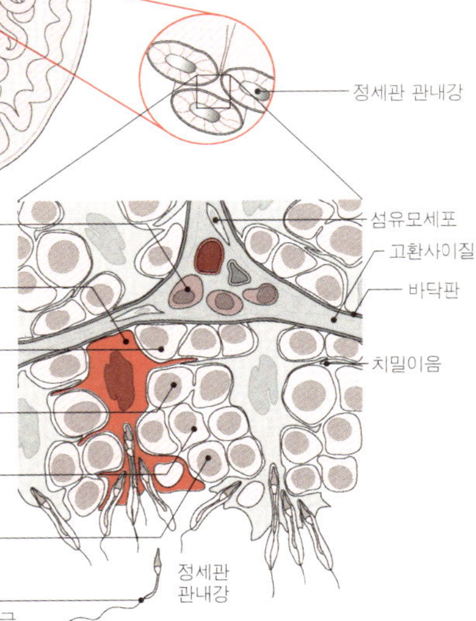

부고환

고환사이막에 의해 나뉜 구획을 「고환소엽」이라고 한다(한쪽 고환에 200~300소엽). 각 고환소엽에는 2~4개의 곱슬정세관이 들어 있는데(한쪽 고환에 약 800개), 그 속의 정 조세포가 분열 · 분화하여 정자가 만들어진다. 곱슬정세관은 지름 150~250㎛, 길이 80cm 정도이며 꼬불꼬불한 상태로 소엽 안을 가득 채우고 있다.

w-21 **음낭** 고환을 담고 있는 피부주머니. 고환의 온도를 낮추는 기능을 한다.

w-22 내정삭근막 **속정삭근막**

w-23 고환거근 **고환올림근** 넓적다리의 안쪽부분을 쓰다듬으면 반사적으로 이 근육이 수축한다.

w-24 외정삭근막 **바깥정삭근막**

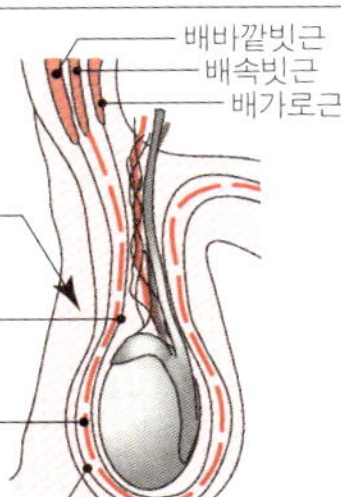

음낭과 배벽의 상동구조

고환이 하강하여 음낭에 자리를 잡은 것이므로, 고환을 싸는 구조들은 배벽의 구조와 대응을 이루고 있다.

	음낭	배벽
고환집막	고환쪽층	내장쪽복막
	벽쪽층	벽쪽복막
고환올림근막	바깥정삭근막	배바깥빗근근막
	고환올림근	배속빗근근막
	속정삭근막	배가로근막
	음낭근막	배피부밑조직
	음낭의 피부	피부

발생 2개월경까지 뒤배벽에 있던 고환은 고환길잡이를 따라 아래로 내려와, 샅굴을 지나 배안 밖으로 나온다. 정자가 성숙하기 위해서는 체온보다 1~2℃ 낮은 온도가 필요하기 때문이다. 고환이 내려오다가 도중에 그친 것을 "잠복고환증"이라고 하는데, 그 위치에 따라 정자형성 과정에 문제가 생겨, 불임이나 성기능 장애가 초래될 수 있다.

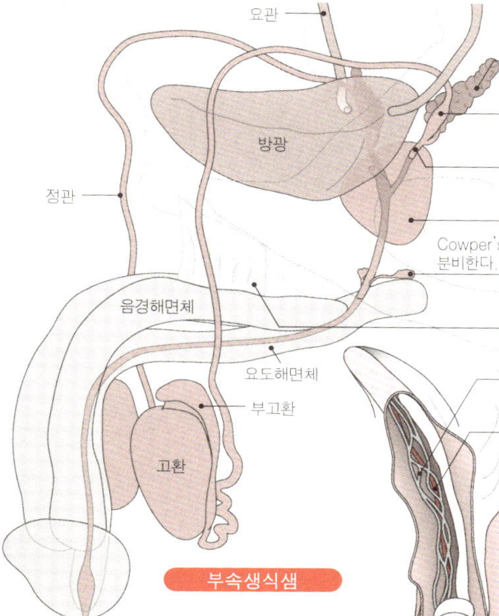

부속생식샘

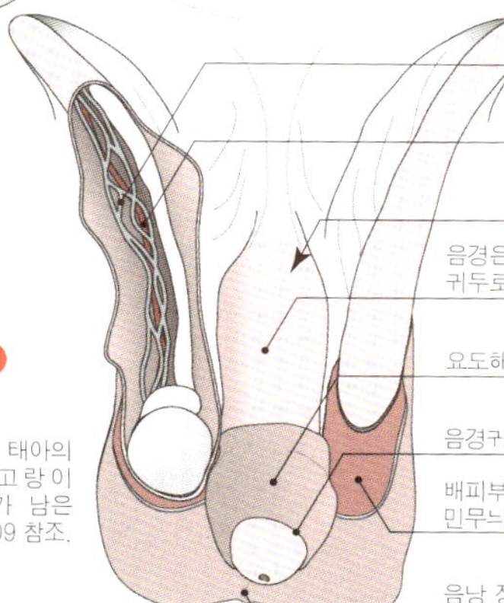

음낭솔기는 태아의 비뇨생식고랑이 닫힌 자리가 남은 흔적. ⇒p.109 참조.

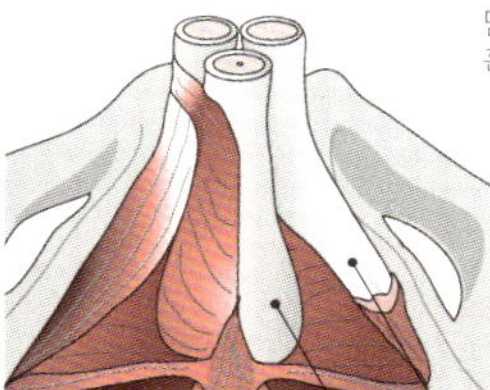

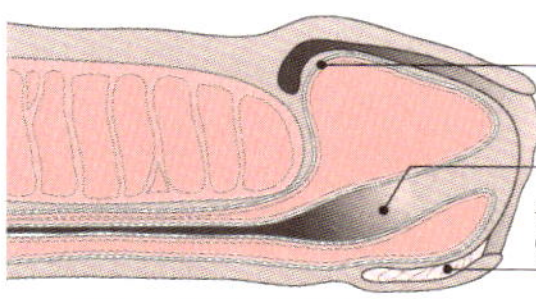

음경 · 세로단면

발기하지 않았을 때

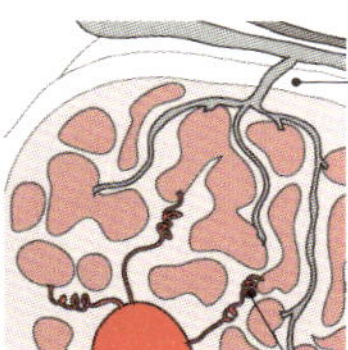

발기했을 때

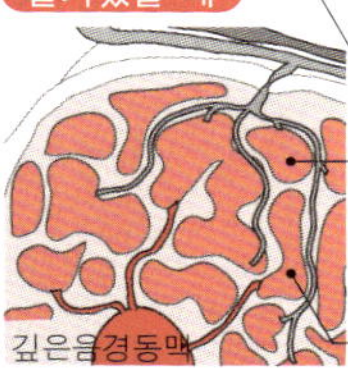

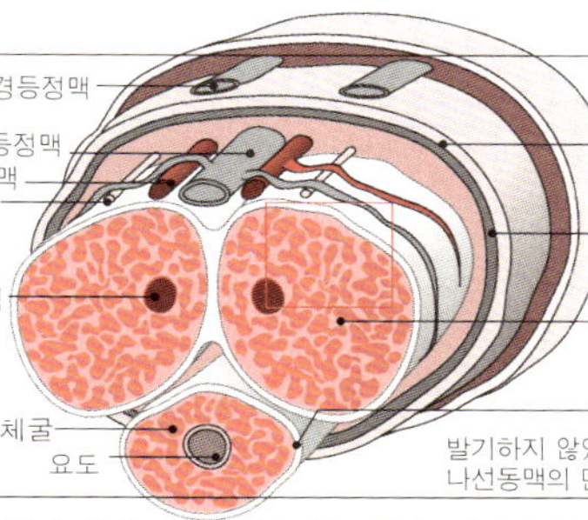

- 길이 약 4cm, 무게 약 2g의 외분비샘. 정액의 주성분인 정낭액(끈적끈적한 담황색 액체, 과당이 풍부함)을 분비한다. **정낭** w-25
- 정자를 저장한다. 정자는 수 주간 생존하며, 죽은 정자는 정관의 상피세포에 의해 포식된다. **정관팽대** w-26
- 정관과 정낭관이 만난 곳에서부터 요도까지의 관. 정낭액과 정액이 섞이면 정자의 운동성이 항진된다. **사정관** w-27
- 밤톨만한 크기(약 15g)의 외분비샘. 전립샘액(알칼리성의 유백색 액체, 밤꽃과 비슷한 독특한 냄새가 남)을 분비. **전립샘** (전립선) w-28
- Cowper's gland라고도 한다. 알칼리성의 무색투명한 점액을 분비한다. 사정 직전에 분비되어 요도의 표면을 매끄럽게 한다. **망울요도샘** (요도구선) w-29
- 두덩뼈의 뼈막과 음경해면체를 연결해 준다. **음경걸이인대** (음경제인대) w-30
- **덩굴정맥얼기** (만상정맥총) w-31
- **고환동맥** w-32
- 남성의 교접기관이자 배뇨기관. 3개의 해면체와 요도로 구성. **음경** w-33
- 음경은 음경뿌리, 음경몸통, 귀두로 구분된다. **음경몸통** (음경체) w-34
- 요도해면체의 앞끝이 팽대된 것. **음경귀두** w-35
- 음경귀두를 덮는 피부주름. **음경꺼풀** (포피) w-36
- 배피부밑조직의 두 층이 합쳐진 것. 민무늬근섬유가 들어 있다. **음낭근막** (육양막) w-37
- 음낭 정중선상의 피부봉합선. **음낭솔기** (음낭봉선) w-38
- 음경귀두 뒤부분의 융기된 곳. **귀두관** w-39
- 음경귀두 안에서 요도가 확장된 부분. **요도배오목** (요도주상와) w-40
- 음경귀두 아래면과 음경꺼풀을 연결하는 점막주름. **음경꺼풀주름띠** (포피소대) w-41
- 음경해면체의 뒤부분. 궁둥뼈에 부착된다. **음경다리** (음경각) w-42
- 요도해면체 뒤부분의 팽창된 곳. 좌우 음경다리 사이에 위치한다. **음경망울** (요도구) w-43
- **음경피부밑조직** (천음경근막) w-44
- **음경근막** (심음경근막) w-45
- 음경몸통의 등쪽부분을 구성하는 발기조직. **음경해면체** w-46
- 음경몸통의 배쪽부분을 구성. 요도가 들어 있다. **요도해면체** w-47
- 발기하지 않았을 때에는 깊은음경동맥과 나선동맥의 민무늬근이 수축해 있다. **나선동맥** w-48
- 골반내장신경의 자극을 받아 나선동맥의 민무늬근이 이완하면, 혈액이 해면체굴로 유입된다. 깊은음경등정맥이 백색막과 근막 사이에서 눌려 해면체가 확장되면 음경의 발기가 일어난다. **해면체굴** (해면체동) w-49

W Male Reproductive Organs

w-1 epididymis◆

w-2 testis / testicle / orchis◆

w-3 spermatic cord◆

w-4 vas deferens / ductus ～◆

w-5 efferent ductule

w-6 tunica vaginalis (testis)

w-7 tunica albuginea

w-8 *mediastinum of testis*

w-9 *septa testis / septula testis*

w-10 (convoluted) seminiferous tubule

w-11 straight (seminiferous) tubule

w-12 *rete testis*◆

w-13 *duct of epididymis*

w-14 Leydig cell/interstitial cell◆

w-15 Sertoli cell/supporting cell◆

w-16 spermatogonium◆

w-17 primary spermatocyte

w-18 secondary spermatocyte

w-19 spermatid

w-20 spermatozoon / perm◆

w-21 scrotum◆

w-22 internal spermatic fascia

w-23 cremaster muscle

w-24 external spermatic fascia

◆**testis, testicle, orchis 고환(睾丸)** 그 외에도 male gonad(「남성생식샘」이라는 뜻), didymus(아래쪽 칼럼 참조)라고도 한다. testis와 orchis에 대해서는 p.112 칼럼 참조.

◆**spermatic cord 정삭(精索)** 별칭 funiculus spermaticus. funiculus는 라틴어 funis「밧줄」+지소사 -culus =「작은 밧줄」이라는 뜻.

◆**vas deferens, ductus deferens 정관(精管)** 그 밖에도 **deferent duct, spermiduct, testicular duct**와 같은 별칭이 있다.⇒오른쪽 칼럼

◆**rete testis 고환그물(睾丸網)** 라틴어 rete「망, 그물」에서 유래.

◆**Leydig cell, interstitial cell 사이질세포(間質細胞)** Franz von Leydig(1821-1908)는 독일의 해부학자.

◆**Sertoli cell, supporting cell 버팀세포(支柱細胞)** Enrico Sertoli (1842-1910)는 이탈리아의 조직학자.

◆**spermatogonium 정조세포(精祖細胞)** spermato-「정자, 정액」을 의미하는 연결형+그리스어 γόνος 고노스「씨, 탄생」.

◆**spermatozoon, sperm 정자(精子)** 그리스어 σπέρμα 스페르마「종자, 정자」에서 유래. 연결형은 spermato-이며, 이를 이용한 합성어로는 spermatophyte「종자식물」이 있다. 참고로 향고래를 영어로 sperm whale이라고 부르는 것은, 머리 부분에 다량 존재하는 뇌유(腦油) 즉, 경랍(鯨蠟)이 정액과 비슷해 보이기 때문이다. 향고래기름(sperm oil)은 고급양초, 비누, 그리고 정밀기계의 윤활유 재료로 쓰였다.

◆**scrotum 음낭(陰囊)** 라틴어 scrotum「음낭」에서 유래. scrotum은 옛날에 화살을 담는 가죽주머니 또는

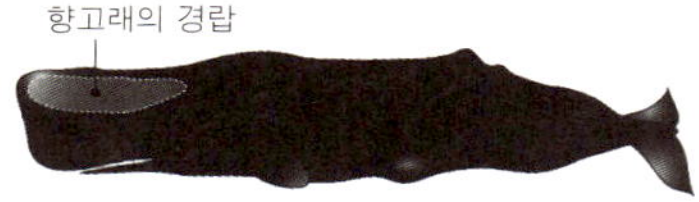

부고환의 영어 철자, 제대로 쓸 수 있나요?

epididymis「부고환」은 그리스어 접두사 ἐπι- 에피「~의 위에」+ δίδυμος 디뒤모스「쌍둥이」에서 유래. 고환의 별칭인 didymus는 2개의 고환을 「쌍둥이」에 비유한 것. 이 단어의 모음 4개가 발음은 [i]이지만, 그중 하나만 철자가 y이다. 이 철자는 외국 영어권 학생들조차(의과대학생뿐 아니라 문과 계열 학생까지도) 혼동스러워 하는 모양이다(epididimys, epidydymis 등 y의 위치를 틀리는 사람이 많음). 각 유형의 오타 빈도는 http://www.hrsh2.com/zoutan/epididymis에 정리해 놓았으니, 시간이 있는 분들은 확인해보시기를!

이 디뒤모스로부터 희토류 원소 praseodymium「프라세오디뮴」과 neodymium「네오디뮴」이 만들어졌다. 왜냐하면 예전에 하나의 원소라고 생각했었던 didymium「디디뮴」에서 두 가지 원소가 분리되었기 때문이다. 그런데, 디디뮴 발견자가 이것이 「쌍둥이」인지 어떻게 알았을까?

전립샘을 의미하는 영어 prostate는 그리스어 πρo- 프로「앞에」+στα- 스타「서다」에서 유래. 전립샘이 방광의 출구 「앞에 서 있기」 때문이다. prostaglandin「프로스타글란딘」(약칭 PG)은 사람의 정액에서 최초로 분리되었는데, 전립샘에서 분비된 것이라고 생각하여 이렇게 명명됐다. 나중에 와서야, 체내 여러 조직과 기관에 널리 분포하는 물질임이 밝혀졌다.

돈을 넣는 가죽주머니(지갑)를 의미했었다.

- **seminal gland, seminal vesicle 정낭(精囊)** 라틴어 semen「씨, 정액」에서 유래. 후에 「종자→못자리→교육의 장소」라는 의미로 영어 seminary「학교, 신학교」, 더 나아가서 seminar「세미나」가 파생됐다.
- **pampiniform plexus 덩굴정맥얼기(蔓狀靜脈叢)** 라틴어 pampinus「포도덩굴, 식물의 덩굴」에서 유래.
- **penis 음경(陰莖)** 라틴어로 음경을 penis「꼬리」라고 부른 것은 생식기를 완곡하게 표현한 것으로 추정된다.⇒p.41 칼럼 참조.
- **prepuce of penis, foreskin 음경꺼풀(包皮)** pre「앞에」+라틴어 putium「뿌리, 음경」에서 유래했다는 설이 있다. foreskin은 fore「앞에」+skin「피부」.
- **dartos fascia 음낭근막(肉樣膜)** 그리스어 δαρτός 다르토스「피부가 벗겨진」에서 유래. 음낭근막은 음낭의 「피부를 벗기면」 보이기 때문.
- **raphe of scrotum 음낭솔기(陰囊縫線)** 그리스어 ῥαφή 라페-「솔기, 바늘땀」에서 유래.
- **helicine artery 나선동맥(螺旋動脈)** 그리스어 ἕλιξ 헬릭스「담쟁이덩굴, 소용돌이, 나선형의 구조물」에서 유래 helicopter「헬리콥터」는 πτέρον 프테론 「날개」와 결합한 합성어.

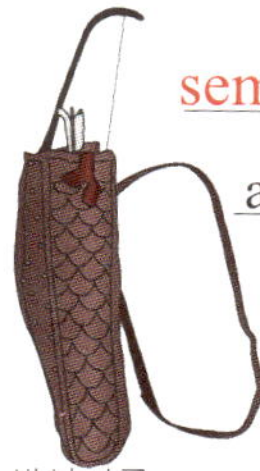

seminal gland/～ vesicle* w-25

ampulla of vas deferens w-26

ejaculatory duct w-27

prostate w-28

bulbo-urethral gland w-29

suspensory ligament of penis w-30

*pampiniform plexus** w-31

testicular artery w-32

penis* w-33

body of penis w-34

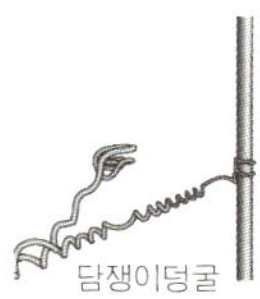

어원은 p.61의 칼럼 참조.

glans penis w-35

prepuce of penis / foreskin* w-36

dartos fascia / superficial ～* w-37

*raphe of scrotum** w-38

corona of glans w-39

navicular fossa w-40

frenulum preputii w-41

crus of penis w-42

bulb of penis w-43

subcutaneous tissue of penis w-44

(deep) fascia of penis w-45

corpus cavernosum penis w-46

corpus spongiosum penis w-47

*helicine artery** w-48

cavernous space w-49

Deferens와 Difference

vas deferens「정관」은 「분리, 이탈」을 뜻하는 라틴어 접두사 de-+ferro「운반하다」→defero「반출하다, 양도하다, 보고하다」에서 유래. 즉, 정자를 밖으로 운반하는 그릇·기구(vas)라는 뜻. 이 defero에서 영어 defer「복종하다, 따르다」가 파생됐다.

얼핏 보기에 difference「차이, 다름」과 비슷해 보이지만, e와 i가 다른 데다가 f의 개수도 다르고, 어미도 -s와 -ce로 차이가 난다. 또한 정관의 deferens는 끝을 "즈"로 발음한다. 그럼에도 불구하고 이 두 단어의 기원은 상당히 관련이 있다. 「분리」를 의미하는 접두사 dis-가 ferro에 붙어서 differo「따로따로 운반하다, 구별하다」가 되고(sf→ff), 프랑스어를 거쳐 영어의 differ, different 「다른」이 만들어진 것이다. 실은 differ도 프랑스어를 거쳐 영어에 흡수됐을 당시에는 액센트가 뒤에 있었지만, defer「따르다」와 구별하기 위해서 액센트의 위치를 옮겼다고 한다.

defer에는 「연기하다, 미루다」라는 뜻도 있는데, 이것은 defero가 기원이 아니라 differo「따로따로 운반하다, 분리시키다, 벌리다, 사람을 갈팡질팡하게 하다」에서 파생된 것이다. 15~17세기에, delay「늦추다」 또는 defer「따르다」의 영향을 받아 철자가 바뀐 것이라고 한다. 하여간 사람을 갈팡질팡하게 만드는 이야기임에 틀림없다.

X 여성생식기 〈1〉

● 난황주머니에서 발생한 원시생식세포는 탯줄을 따라 이동하여, 발생 5~6주에 생식샘끈 속으로 들어가 자리를 잡는다. 발생 5개월경에는 난모세포가 약 700만 개로 최대에 달했다가, 이후 증식이 그쳐 출생 시에는 약 200만 개로 줄어든다.

x-1 **난소** 난자를 생산하는 길이 3~5cm, 무게 약 6g의 좌우 한 쌍의 생식기관. 에스트로겐, 프로게스테론을 분비하는 내분비샘이기도 하다.

x-2 난소피질 **난소겉질** 각 단계의 난포(원시난포, 성숙난포 등)가 들어 있다. 난소속질과의 경계는 뚜렷하지 않다.

x-3 난소지질 **난소버팀질** 난소의 결합조직.

x-4 난소수질 **난소속질** 난소 깊은 곳의 혈관이 풍부한 조직.

x-5 배상피 **표면상피** 옛날에는 여기서 난자가 발생한다고 생각했었다.

x-6 백막 **백색막** 흰색의 얇은 결합조직 피막.

x-7 **난소문** 혈관 등의 출입구.

x-8 **난포** 난소의 기능적 단위. 여기서 난자의 분화 · 성숙이 일어난다.

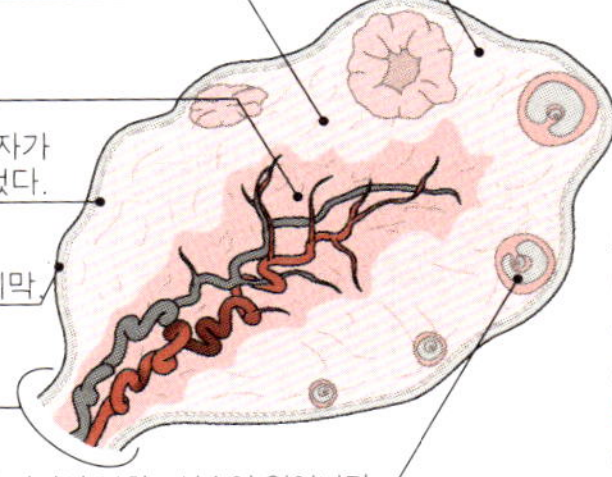

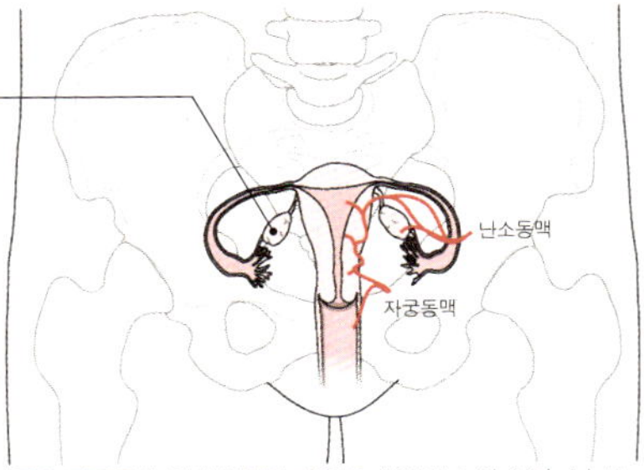

자궁은 작은골반 안의 방광과 곧창자 사이에 놓여 있다. 난소는 대략 위앞엉덩뼈가시 높이에 위치하지만, 위치 변화가 크고 곧창자자궁오목까지 처진 경우도 있다. 자궁에는 속엉덩동맥의 가지인 자궁동맥이 분포하고, 난소에는 배대동맥의 가지인 난소동맥이 분포한다. 자궁동맥은 위로 뻗어 올라가 난소가지와 자궁관가지를 내어 난소동맥과 연결된다.

x-9 **원시난포** 비활성 상태의 난포. 이것이 활동을 개시하면 일차난포가 된다. 난모세포가 한 층의 상피세포로 둘러싸여 있다. 지름 약 30μm.

x-10 **일차난포** 당단백질로 이루어진 투명층이 형성되고, 바깥은 난포막으로 둘러싸인다.

x-11 **이차난포** 10층 정도의 상피세포 사이에 난포방이 생긴다. 에스트로겐을 분비하기 시작한다. 지름 약 150μm.

x-12 **삼차난포** 성숙난포라고도 한다. 지름 1.5~2.5cm.

x-13 황체 **황색체** 프로게스테론(황체호르몬이라고도 함)과 소량의 에스트로겐을 분비한다.

x-14 백체 **백색체** 배란 후 14일경에 황색체가 퇴화한 것. 섬유조직으로 이루어져 있다.

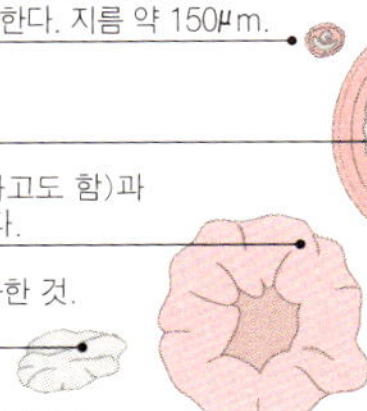

배란후, 삼차난포의 내강에 혈액이 가득 찬 것을 「적색체」라고 한다.

x-15 **월경주기** 개인차는 있지만 평균 약 28일.

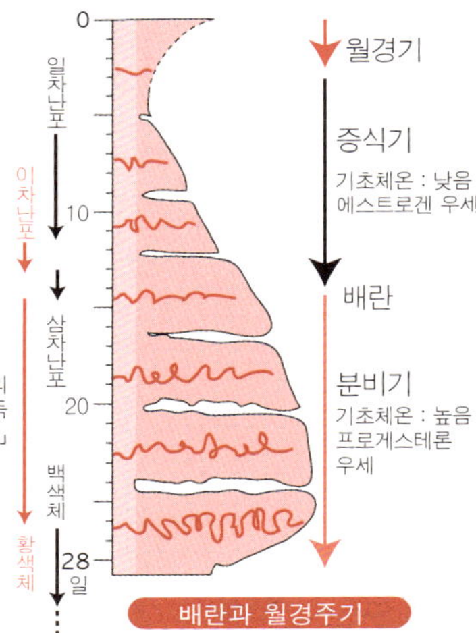

배란과 월경주기

x-16 난관 **자궁관** 난소에서 배란된 난자를 자궁으로 운반하는 관.

x-17 난관자궁구 **자궁관자궁구멍**

x-18 난관자궁부 **자궁관 자궁부분** 자궁벽 속의 부분

x-19 난관협부 **자궁관잘룩**

x-20 난관주름 **자궁관주름** 자궁관 점막의 세로 방향 주름

x-21 난관팽대부 **자궁관팽대** 자궁관의 넓은 부분.

x-22 난관누두 **자궁관깔때기** 깔때기처럼 넓어진 부분.

x-23 난관채 **자궁관술** 말미잘 촉수같이 생긴 자궁관깔때기 끝의 돌기.

x-24 난소채 **난소술** 난소에 닿아 있는 긴 자궁관술.

x-25 난관복강구 **자궁관배안구멍**

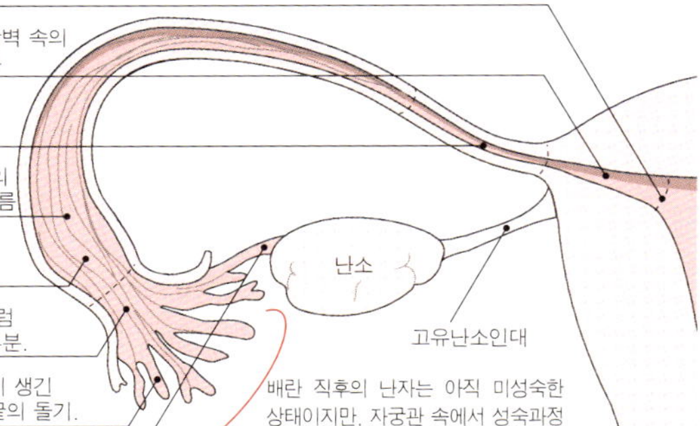

배란 직후의 난자는 아직 미성숙한 상태이지만, 자궁관 속에서 성숙과정을 거쳐 수정 가능한 상태가 된다. 수정은 주로 자궁관팽대에서 일어난다. 수정이 되지 않으면, 난자는 약 2일 후 사멸한다.

자궁관은 자궁넓은인대의 위끝에 위치하며, 길이는 약 10cm.
배안으로 방출된 난자는 자궁관술에 의해 포착되어, 자궁관상피 섬모세포의 섬모에 의해 자궁 쪽으로 운반된다. 자궁관상피의 분비세포는 필수아미노산, 당분 등을 분비하여 난자와 정자, 그리고 수정란에 영양을 공급해 준다.

자궁관

출생 시 약 200만 개였던 난모세포는 사춘기가 시작할 무렵 약 40만 개로 줄어든다. 그중 성숙과정을 거쳐 배란되는 것은 일생 동안 약 400~500개에 불과하다. 매 주기마다 약 20개의 난포가 성장하지만, 가장 빨리 성장한 단 하나의 난포(우세난포)만이 성숙 과정을 끝내고 배란된다.

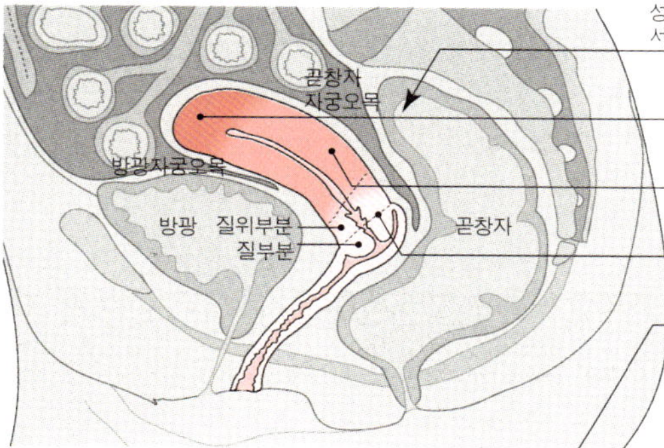

성인 여성 기준 길이 7~8cm, 무게 60~70g인 서양배 모양의 장기. 근육층이 두껍게 발달되어 있다. **자궁** x-26

자궁몸통의 가장 윗부분. 자궁관자궁구멍보다 위쪽의 부분을 말한다. 자궁저 **자궁바닥** x-27

자궁의 위쪽 2/3에 해당하는 부분이며, 복막으로 덮여 있다. 자궁체 **자궁몸통** x-28

자궁의 아래 1/3. 질 안으로 돌출한 부분을 질부분, 그보다 위쪽 부분을 질위부분이라고 한다. 자궁경 **자궁목** x-29

점막으로 덮인 자궁의 내강. 자궁구멍에서 자궁바닥까지의 길이는 약 6cm. 자궁강 **자궁안** x-30

자궁은 작은골반 안, 방광과 곧창자 사이에 위치한다. 정상 여성의 약 80%는 자궁이 질에 대해 앞으로 기울어 있는데(자궁앞경사), 이와는 달리 뒤로 기운 것을 "자궁뒤경사"라고 부른다. 보통은 자궁목이 질 장축에 대해 70~90° 앞으로 기울어 있고, 자궁몸통은 자궁목에 대해 90~120° 앞으로 꺾여 있다. 자궁내막증 등의 질환이 동반되지 않는 한, 자궁뒤경사는 본인이 자각하지 못하는 경우가 많다.

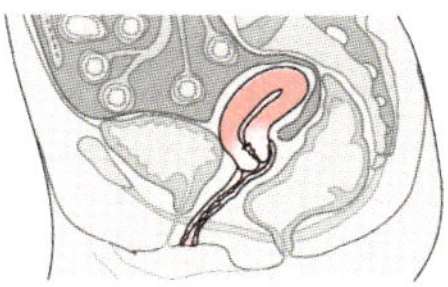

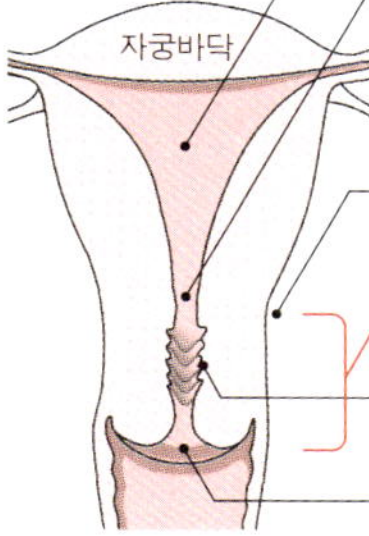

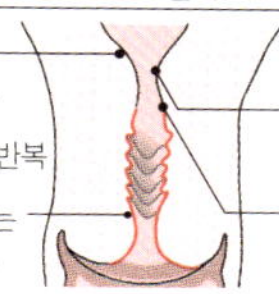

자궁목관의 가장 좁은 곳을 "해부속구멍", 상피세포의 이행부(자궁속막과 자궁목 상피)를 "조직속구멍"이라고 한다. 내자궁구 **자궁속구멍** x-31

해부속구멍 x-32

조직속구멍 x-33

겉에서 봤을 때 잘룩한 부분. 자궁협부 **자궁잘룩** x-34

자궁의 가장 아래부분. 자궁잘룩에서 자궁구멍까지 길이 2.5cm 정도의 부분. 자궁경관 **자궁목관** x-35

자궁목관 속면의 종려나무 잎 모양의 주름. 종상주름 **손모양주름** x-36

외자궁구 **자궁구멍** x-37

난소 · 뒤에서 본 모습

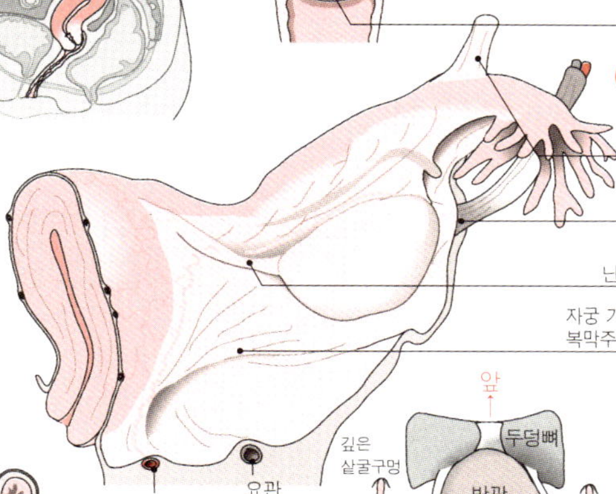

자궁에서 시작하여 샅굴을 지나 대음순 피부밑조직에 이르는 섬유띠. 자궁원삭 **자궁원인대** x-38

난소동맥이 지나간다. 난소제삭 **난소걸이인대** x-39

난소와 자궁을 연결하는 섬유띠. 고유난소삭 **고유난소인대** x-40

자궁 가쪽모서리에서 골반벽에 이르는 복막주름. 난소, 자궁관을 싸고 있다. 자궁광간막 **자궁넓은인대** x-41

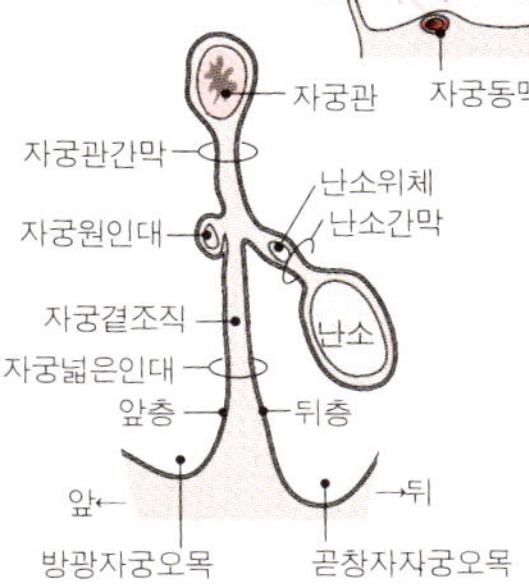

자궁을 지지하는 인대 · 위에서 본 모습

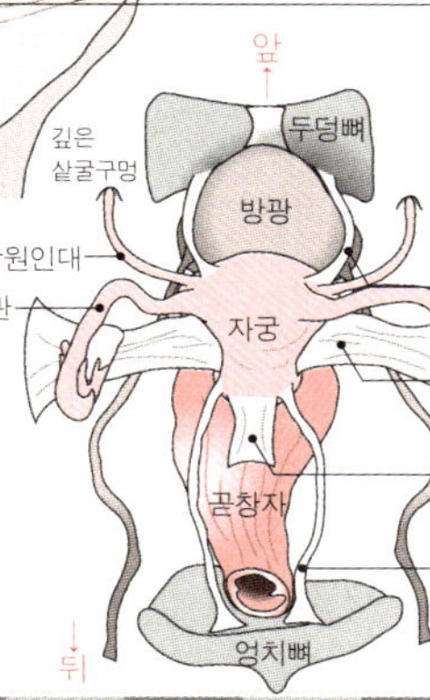

두덩자궁목인대 x-42

기본인대 / 가로자궁목인대 x-43

곧창자자궁인대 x-44

자궁엉치인대 x-45

x-1 ovary•
x-2 *ovarian cortex*
x-3 *ovarian stroma*
x-4 *ovarian medulla*
x-5 *surface epithelium*
x-6 tunica albuginea
x-7 *hilum of ovary*
x-8 ovarian follicle
x-9 *primordial follicle*
x-10 *primary follicle*
x-11 *secondary follicle*
x-12 *tertiary follicle*•
x-13 corpus luteum•
x-14 *corpus albicans*•
x-15 menstrual cycle
x-16 uterine tube•
x-17 *uterine ostium of uterine tube*
x-18 *uterine part of uterine tube*•
x-19 *isthmus of uterine tube*•
x-20 *folds of uterine tube*
x-21 *ampulla of uterine tube*
x-22 *infundibulum of uterine tube*
x-23 *fimbriae of uterine tube*•
x-24 *ovarian fimbria*
x-25 *abdominal ostium of uterine tube*

•**ovary 난소(卵巢)** 라틴어 ovum「알」에서 유래. 거슬러 올라가면 인도유럽조어 *owo-에서 기원. 이 어근으로부터 게르만어를 거쳐 생겨난 영어가 egg. 반면, 라틴어를 거쳐 만들어진 것은 oval「타원형의, 달걀 모양의」이며, 이 단어가 심방사이막의 oval fossa「타원오목」, 고실의 oval window「안뜰창(타원창)」, 나비뼈의 oval foramen「타원구멍」에 사용되고 있다. ovary는 식물학에서 「씨방」을 가리킨다.

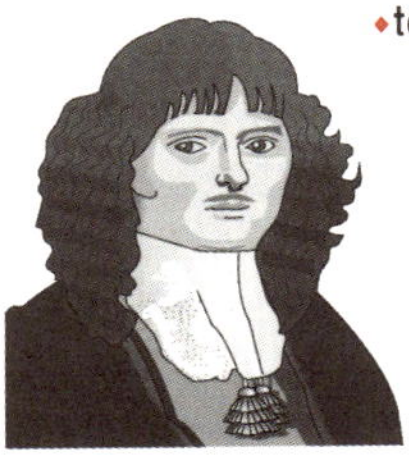
Graaf

•**tertiary ovarian follicle, vesicular follicle 삼차난포(三次卵胞)** Graafian follicle「성숙난포」라고도 한다. Regnier (Reijnier) de Graaf(1641-1673)는 네덜란드의 생리학자·해부학자. 여성생식계통의 해부학적 구조를 다수 발견했으며, 그중 하나가 맨눈으로 삼차난포를 발견한 것이다. 또한, 혈관에 색소를 주입해서 해부표본을 제작하는 방법을 고안해냈다. 참고로, 이름에 a 2개가 이어지는 철자는 영어에서는

자궁과 히스테리
UDERO「주머니」

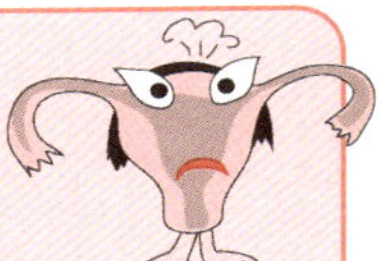

uterus「자궁」은 라틴어로 원래는 「가죽주머니」라는 의미. 인도유럽조어 *udero-「주머니」에서 유래했고, 라틴어 venter「배(腹)」도 같은 어원을 갖고 있다. 일설에 의하면, 그리스어 ὑστέρα 휘스테라-「자궁」도 *udero-에 기원을 두고 있다. 이 그리스어로부터 hysteria「히스테리」, hysteric「히스테리성」이 파생됐다. 일반용어로 사용하는 히스테리는 「돌발적으로 흥분해서 감정적인 상태가 된 것」을 말한다. 옛날에, 그 원인이 자궁에 있다고 잘못 생각했었던 것 때문에 만들어진 말이다. 물론 자궁에 원인이 있는 것은 아니며, 여성뿐 아니라 남성 중에도 hysteric한 사람이 많이 있다.

그러나 정신과학에 있어서의 「히스테리」는 신체적 이상이 없음에도 손발이 움직여지지 않거나 설사·발열이 생기는 전환성히스테리, 정신적 원인에 의해 기억·의식장애가 생기는 해리성히스테리로 구분된다. 요즘은 히스테리라는 말이 오해를 일으킬 수 있기 때문에 전환성히스테리는 conversion disorder「전환장애」, somatoform disorder「신체형장애」(정신적 원인이 신체증상으로 전환되어 표현된다는 의미)라 하고, 해리성히스테리는 dissociative disorder「해리장애」라고 부르고 있다.

참고로, hysteresis「히스테레시스, 이력현상」(자기, 고체의 탄성변형 등에서 사용)은 그리스어 ὑστερέω 휘스테레오-「늦다, 뒤에 오다」에서 유래. 응답이 시간적으로 「늦는」 것 때문에 붙여진 용어이다. 다른 설에 의하면, 그리스어 휘스테라-「자궁」도 「뒤에 있는」 기관이라는 뜻에서 파생됐다는 견해도 있다.

여성을 뜻하는 영어 단어 woman이 womb「자궁, 태」+man「사람」에서 유래했다고 하는 것은 단지 속설에 불과하다. 고대 영어에서는 woman을 wimman 또는 wifmann이라고 쓰고 있으며, 그 어원은 wif「여성」+man「사람」이다(wif로부터 wife가 파생됐고, 「女性」→「아내」로 의미가 변했다). 중세 영어에서 wimman→wumman으로 철자가 바뀌었다. 복수형 women에 wif의 발음이 약간 남아 있다.

드물지만, 네덜란드어에서는 장음을 표시하기 위해 흔히 쓰인다. follicle은 라틴어 follis「풀무, 가죽주머니」에 지소사 -culus가 붙은 것으로, 「작은 주머니」라는 뜻. follis는 인도유럽조어 *bhel-「부풀리다」에서 유래했다(⇒p.95「방광」 칼럼 참조). 참고로, 영어 fool「바보, 멍청이」도 라틴어 follis에서 유래. 「풀무, 공기 주머니」→「머리가 텅빈 사람」이라는 뜻.

- **corpus luteum 황색체(黃體)** corpus는 라틴어 corpus「몸」에서 유래. 해부학에서는 집합체, 덩어리, 기관의 주요 부분 등을 가리키는 데 사용된다. corpus는 보통 body로 치환 가능하다(corpus luteum = yellow body). 이 corpus로부터 영어 corporal「신체의, 육체의」가 파생됐다. corporal에는 「상병」이라는 의미도 있는데, 이것은 라틴어 caput「머리」가 어원이다. 한편, luteum은 라틴어 luteus「황색의」의 중성형이다. 이 단어로부터 천연 황색 색소인 lutein「루테인」이 파생됐다. lutein은 카로티노이드의 일종으로, 식물의 엽록체와 달걀 노른자 등에 포함되어 있다. 황색체에도 lutein이 들어 있다.

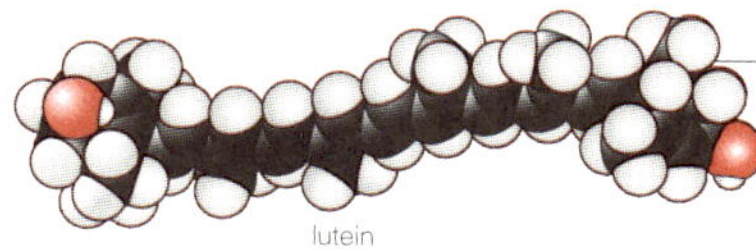
lutein

- **corpus albicans 백색체(白體)** 라틴어 albico「하얗게 만들다」의 형용사형(albus「하얀」도 관련어). 「흰빛을 띤, 약간 하얀」이란 뜻.
- **uterine tube 자궁관(卵管)** tuba uterina, salpinx(그리스어로 「나팔」이라는 뜻. 우리나라에서도 예전에는 「나팔관」이라고 불렀었음), fallopian tube, oviduct(ovi「계란」+duct「관」) 등의 별칭이 있다. 자궁관과 정관을 합쳐서 gonaduct「생식관」이라고 부르기도 한다. G. Fallopio(1523-1563)는 이탈리아의 해부학자로, 베살리우스의 제자.
- **uterine part of uterine tube 자궁관 자궁부분(卵管子宮部)** intramural part of uterine tube라고도 한다. intra-「속에」+mural「벽의」에서 유래. 자궁관 중에서 자궁의 「벽 속」을 통과하는 부분.
- **isthmus of uterine tube 자궁관잘룩(卵管峽部)** p.69 참조.
- **fimbriae of uterine tube 자궁관술(卵管采)** 라틴어 fimbria「실」에서 유래.
- **cervix of uterus 자궁목(子宮頸)** cervical은 라틴어 cervix「목」에서 유래.
- **palmate folds of cervical canal 손모양주름(棕狀주름)** 라틴어 palma「손바닥」에서 유래. 영어 palm「손바닥」도 관련어. ⇒「육단」p.65의 칼럼 참조.
- **broad ligament of uterus 자궁넓은인대(子宮廣間膜)** ligamentum latus uteri라고도 한다(latus는 라틴어로 「넓은」이라는 뜻).

uterus / womb / metra• x-26
fundus of uterus x-27
body of uterus x-28
cervix of uterus• x-29
uterine cavity x-30
internal os of uterus x-31
anatomical internal os x-32
histological internal os x-33
isthmus of uterus x-34
cervical canal x-35
palmate folds of cervical canal• x-36
external os of uterus x-37
infundibulopelvic ligament라고도 한다.
round ligament of uterus x-38
suspensory ligament of ovary x-39
ligament of ovary x-40
broad ligament of uterus• x-41
pubocervical ligament x-42
cardinal ligament / transverse cervical ~ x-43
recto-uterine ligament x-44
uterosacral ligament / sacrocervical ~ x-45

Y 여성생식기 〈2〉

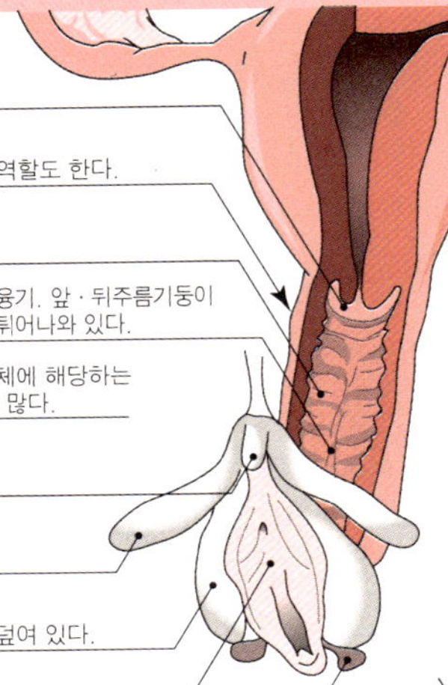

Y-1 질천장 (질원개) 질 위쪽의 둥그스름한 천장 부분.

Y-2 질 길이 약 7cm의 신축성 있는 관 모양의 교접기관. 출산길의 역할도 한다.

Y-3 질점막주름 세로 방향의 점막주름.

Y-4 주름기둥 (습주) 질벽 속에 발달되어 있는 정맥얼기에 의해 생긴 융기. 앞 · 뒤주름기둥이 있는데, 앞주름기둥 아래부분은 요도 때문에 더 튀어나와 있다.

Y-5 음핵 음핵몸통, 음핵귀두, 음핵다리로 구성. 남성의 음경해면체에 해당하는 발기조직. 감각신경종말(Vater-Pacinian corpuscle)이 많다.

Y-6 음핵귀두 음핵의 앞끝.

Y-7 음핵다리 (음핵각) 좌우로 갈라져서 두덩뼈아래가지에 부착된다.

Y-8 질어귀망울 (전정구) 남성의 요도해면체에 해당. 망울해면체근으로 덮여 있다.

Y-9 질어귀 (질전정) 좌우 소음순 사이의 공간.

Y-10 큰질어귀샘 (대전정선) 남성의 망울요도샘에 해당. 성교 시 질어귀를 촉촉하게 한다.

Y-11 처녀막 질구멍을 불완전하게 막고 있는 막. 성교 등으로 인해 찢기고 나면 처녀막흔적이 남는다. 사람마다 형태 차이가 크다.

질의 상피세포 안에는 글리코겐이 많은데, 이 세포가 상피 표면에서 탈락되면 글리코겐이 세포 밖으로 방출된다. 이 글리코겐은 질 안에 서식하는 젖산균에 의해 분해되어 젖산이 된다. 이 때문에 질 내부는 pH 4~5 정도의 산성 환경이 유지된다.

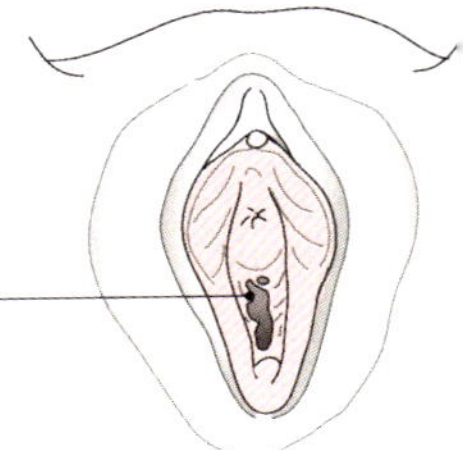

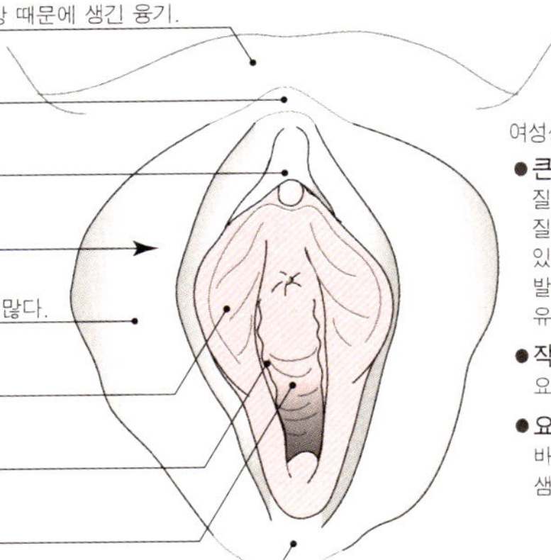

Y-12 불두덩 (치구) 두덩결합 앞의 피부밑지방 때문에 생긴 융기.

Y-13 앞음순연결 (전음순교련)

Y-14 음핵꺼풀 (음핵포피)

Y-15 여성음부 / 음문 (음문)

Y-16 대음순 남성의 음낭에 해당. 멜라닌색소와 피부밑지방이 많다.

Y-17 소음순 사람마다 형태 차이가 크다.

Y-18 처녀막흔적

Y-19 질구멍 (질구)

Y-20 뒤음순연결 (후음순교련)

여성생식계통에는 아래와 같은 부속샘이 있다.

- **큰질어귀샘**
  질 아래부분에 있는 한 쌍의 점액분비샘. 질어귀망울과 함께 망울해면체근으로 덮여 있어서, 이 근육이 수축하거나 질어귀망울이 발기하면 큰질어귀샘으로부터 무색 또는 유백색의 점액이 분비된다.
- **작은질어귀샘**
  요도와 질구멍 사이에 있는 작은 점액분비샘.
- **요도결샘**
  바깥요도구멍의 좌우로 열린다. 남성의 전립샘에 해당한다.

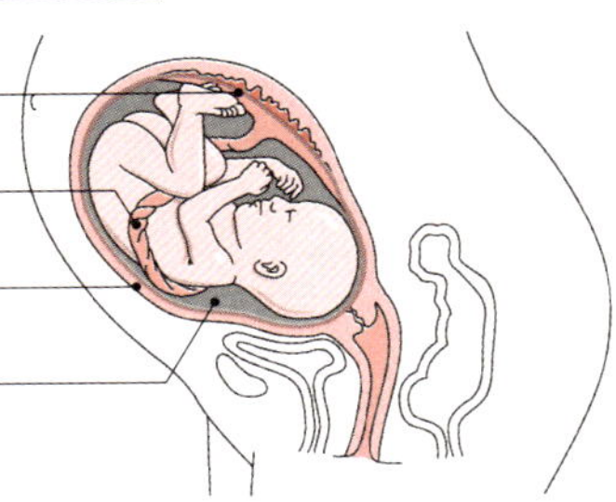

Y-21 태반 태아의 융모막과 모체의 자궁속막으로 구성된 원반 모양의 구조.

Y-22 탯줄 (제대) 태반과 태아를 연결하는 끈. 한 쌍의 배꼽동맥과 하나의 배꼽정맥이 들어 있다.

Y-23 양막 태아를 둘러싸는 막.

Y-24 양막안 (양막강)

Y-25 양수 양막안에 들어 있는 액체. 임신 말기에는 약 1리터 정도가 된다.

태반의 형성

태반은 태아로부터 만들어진 「태아부분」과 모체의 자궁속막에서 만들어진 「모체부분」으로 구분된다. 태반은 「허파, 소화기, 콩팥」의 역할을 한다.

태반은 지름 약 20cm, 무게 약 500g, 중앙 두께 약 2cm의 원반 구조. 모체의 혈액과 태아의 혈액을 가로막고 있는 막을 placental membrane「태반막」이라고 한다. 이 막을 사이에 두고 태아와 모체 사이에서 기체교환과 영양소 섭취가 일어난다. 태반은 분만 후에 자궁으로부터 떨어져 나온다.

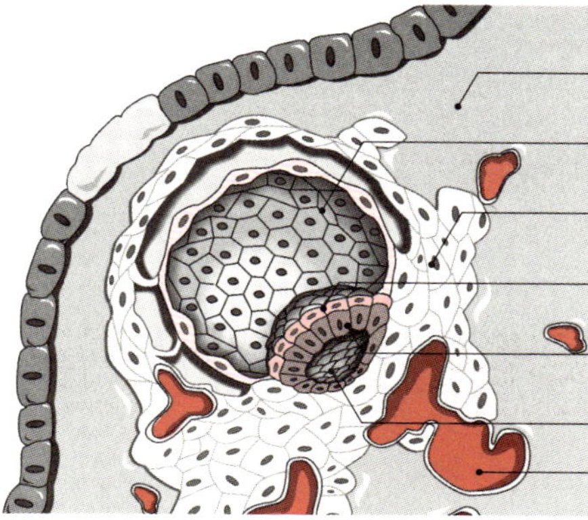

자궁의 점막에 해당하며, 탈락막이라고도 부른다. 월경주기마다 증식과 탈락·출혈을 반복한다. 자궁내막 **자궁속막** Y-26

난황낭 **난황주머니** Y-27

배아가 이것을 통해 모체로부터 영양을 섭취한다. 세포영양막과 융합영양막으로 이루어져 있다. **영양막** Y-28

내배엽 Y-29

외배엽 Y-30

양막강 **양막안** Y-31

생식기의 분화

생식관은 중간콩팥관과 중간콩팥곁관으로부터 발생된다(⇒p.3). 발생 8주째에 고환의 버팀세포에서 anti-Müllerian hormone이 분비되기 시작하여, 중간콩팥곁관을 퇴화시킨다. 여성에서는, 중간콩팥곁관이 퇴화하지 않고 오히려 모체와 태반에서 분비된 에스트로겐의 자극을 받아 크게 발달하여 자궁, 질천장, 자궁관을 형성한다.

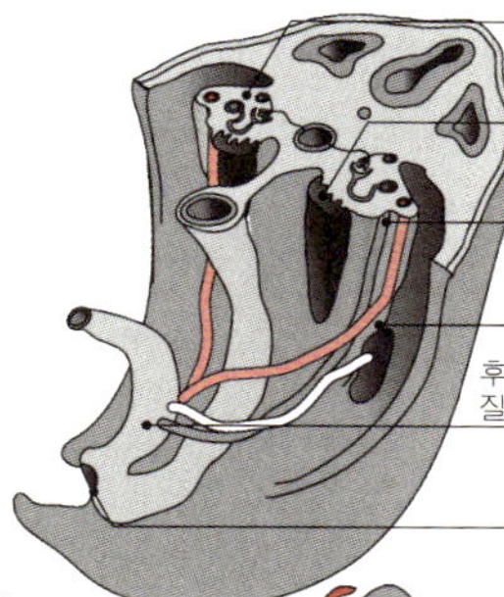

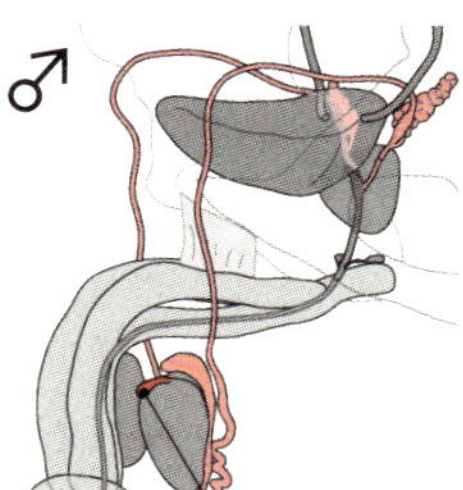

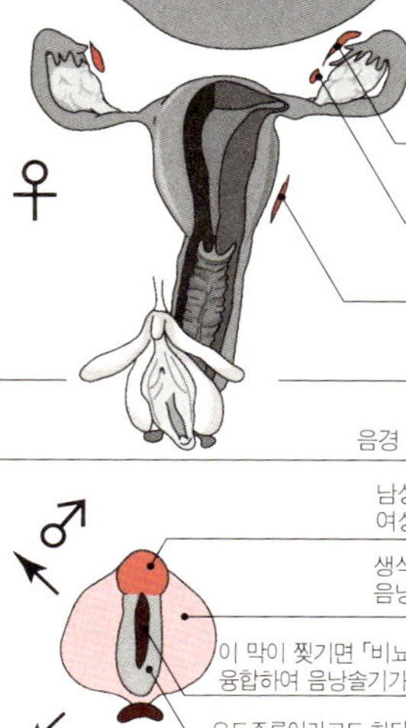

비뇨생식능선 Y-32

후에 고환 또는 난소로 분화한다. **원시생식샘** Y-33

중신관 **중간콩팥관** Y-34

중신방관 **중간콩팥곁관** Y-35

후에 방광 아래부분, 여성요도, 질어귀, 요도 전립샘부분이 된다. 요생식동 **비뇨생식굴** Y-36

배설강막 Y-37

난소간막에서 발견되는 중간콩팥관의 잔유물. 난소상체 **난소위체** Y-38

자궁넓은인대에서 발견되는 중간콩팥관의 잔유물. 난소방체 **난소곁체** Y-39

자궁 근처에서 발견되는 중간콩팥관의 잔유물. **가트너관** Y-40

고환 위쪽의 주머니처럼 생긴 부속물. 중간콩팥곁관의 잔유물. 고환수 **고환부속물** Y-41

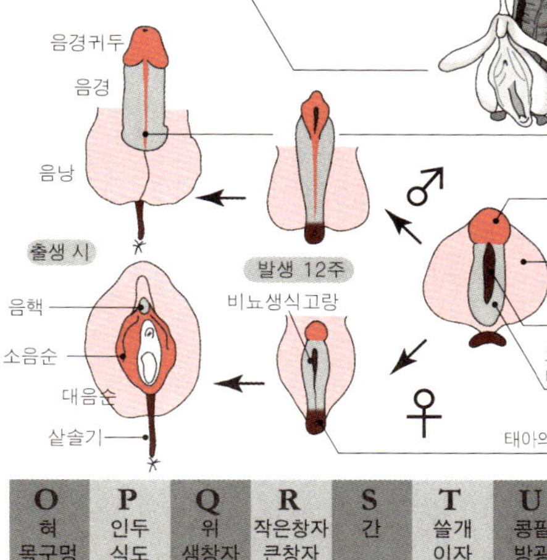

음경 아래면에 있는 선. 음낭솔기로 이어진다. 음경봉선 **음경솔기** Y-42

남성에서는 음경귀두, 여성에서는 음핵귀두가 된다. **생식결절** Y-43

생식융기라고도 한다. 남성에서는 음낭, 여성에서는 대음순이 된다. **음순음낭융기** Y-44

이 막이 찢기면 「비뇨생식고랑」이 된다. 남성에서는 융합하여 음낭솔기가 되지만, 여성에서는 벌어진 채로 남는다. **비뇨생식막** Y-45

요도주름이라고도 한다. 남성에서는 요도·음경해면체와 음경 배쪽부분, 여성에서는 소음순, 질어귀망울, 음핵해면체가 된다. **비뇨생식주름** Y-46

태아의 배설강막 등쪽부분에서 생긴 구조. 이 막이 터지면 항문이 된다. **항문막** Y-47

Female Reproductive Organs 〈2〉

Y-1 vaginal fornix*

Y-2 vagina*

Y-3 *vaginal rugae*

Y-4 *vaginal columns*

Y-5 clitoris

Y-6 *glans of clitoris*

Y-7 *crus of clitoris**

Y-8 bulb of vestibule

Y-9 vestibule of vagina

Y-10 greater vestibular gland*

Y-11 hymen*

Y-12 mons pubis

Y-13 *anterior commissure of labia majora*

Y-14 *prepuce of clitoris*

Y-15 vulva

Y-16 labium major*

Y-17 labium minor

Y-18 *hymenal caruncle**

Y-19 vaginal orifice

Y-20 *posterior commissure of labia majora*

Y-21 placenta*

Y-22 umbilical cord*

Y-23 amnion*

Y-24 amniotic cavity

Y-25 amniotic fluid

- **vaginal fornix 질천장(膣円蓋)** fornix of vagina라고도 한다.
- **clitoris 음핵(陰核)** 그리스어 κλείς 클레이스「빗장, 열쇠」에서 유래했다는 설이 많은데, 왜 「열쇠」인지에 대해서는 의견이 분분하다(「문지기」설, 「열쇠를 가진 것」설 등). 또한 「언덕, 경사면」에서 유래했다는 설, 「간지럽히다」라는 의미와 관련이 있다는 설도 있다. 참고로, 이 단어의 영어 발음도 사전에 따라 제각각인데, 이는 입에 담기를 꺼려해서 의견일치를 보지 못하고 여러 가지 발음이 굳어진 것이라고 한다.
- **crus of clitoris 음핵다리(陰核脚)** 라틴어 crus「다리, 정강이」에서 유래. crus는 다양한 다리 모양의 구조를 가리키는 데 사용되고 있다.
- **greater vestibular gland 큰질어귀샘(大前庭腺)** Bartholin's gland 라고도 부른다. 이 구조를 발견한 Casper Bartholin(1655-1738)은 덴마크의 해부학자이다. Bartholin 가문은 대대로 의사 집안이었다.
- **hymen 처녀막(處女膜)** 그리스어 ὑμήν 휘멘-「막」에서 유래. 처음에 이름 붙였던 그리스어에는 「처녀」라는 뜻은 없었고, 그냥 「막」을 의미했었다. 영어 seam「솔기」도 동근어.

질과 바닐라와 힘줄윤활막염

VAGINA「칼집」

라틴어 vagina「칼집」에서 유래. 고대 로마인들이 음경을 gladius「검」, 질을 vagina「칼집」에 빗대어 부른 것에서 유래됐다. 해부학용어로 vagina는 질뿐만 아니라 칼집 모양의 구조물을 가리키는 데 널리 쓰이고 있다(vagina bulbi「안구집」, vagina tendinis「힘줄집」). 그리고 vaginitis는 일반적으로 「질염」을 뜻하지만 「힘줄윤활막염(건초염)」이란 뜻이 되기도 한다(정확히 표현하자면 「힘줄윤활막염」은 tenosynovitis 또는 tendovaginitis).

한편, 달콤한 향료의 재료가 되는 난초과의 식물 vanilla「바닐라」도 거슬러 올라가면 라틴어 vagina에서 기원됐으며, 고대 스페인어 vaynilla「작은 칼집」을 거쳐 영어에 흡수된 것이다(자음 g→y→i→소멸). 바닐라 열매의 껍질이 검의 칼집과 닮았기 때문이다. 요즘에 생산되는 바닐라향 과자와 아이스크림에는 대부분 인공 합성된 vanillin「바닐린」이 들어 있다.

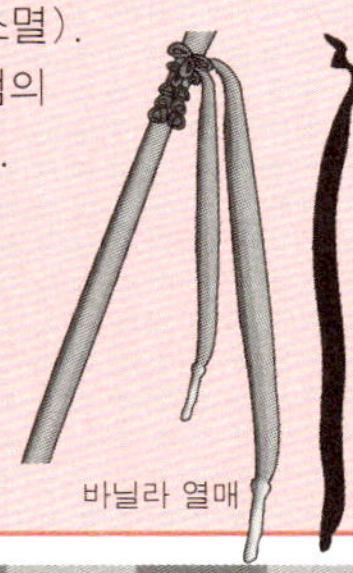

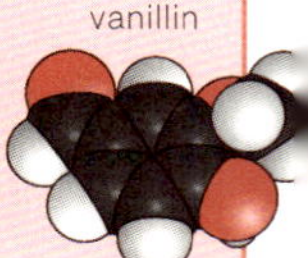

영어의 vulva「여성음부」는 라틴어 vulva「덮개, 자궁」에서 유래. 지금은 이 vulva를 「여성음부, 음문」이라고 번역하고 있다. 원래 「자궁」을 가리키던 용어가 다른 뜻으로 쓰이고 있는 것이다.

- **labium major 대음순(大陰脣)** 라틴어 labium「입술」에서 유래. 그래서, 영어로 large pudendal lip이라고도 한다. 이 용어의 복수형과 관련된 혼란스러운 상황에 대해서는 p.122 참조.
- **hymenal caruncle 처녀막흔적(处女膜痕)** 다른 말로 carunculae hymenales라고도 한다. caruncle은 라틴어 caro「고기」에 지소사 -cula가 붙은 caruncula「작은 고기」에서 유래. caruncle은 해부학에서 다양한 부위에 있는 작은 연조직 융기를 가리키는 데 사용되고 있다(urethral caruncle「요도언덕」, lacrimal caruncle「눈물언덕」). 라틴어 caro에서 carnation「카네이션」(고기 색깔의 꽃이라는 의미), carnival「사육제(謝肉祭), 카니발」 등 다양한 단어가 파생됐다.
- **placenta 태반(胎盤)** 그리스어 πλακοῦς 플라쿠-스「그리스의 둥글고 납작한 케이크」에서 유래. 이 단어는 인도유럽조어 *plak-「납작한, 평평한」에서 기원됐다. 영어 placate「달래다, 위로하다」도 상대를 회유하여 「화가 치솟은 것을 납작하게 한다」는 의미.
- **umbilical cord 탯줄(臍帶)** umbilical은 라틴어 umbilicus「배꼽」의 형용사로, 「배꼽의, 탯줄의」라는 뜻. 신탁(神託)으로 유명한 그리스 델포이에 있었던 omphalos「옴팔로스, 세계의 배꼽」도 비슷한 뜻의 그리스어이다.

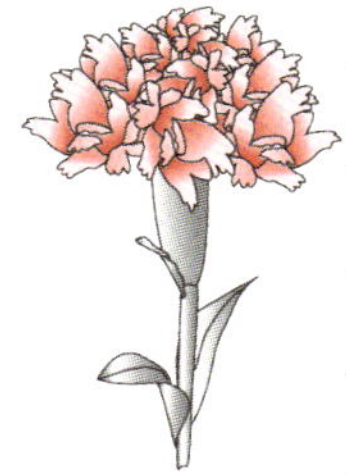
카네이션

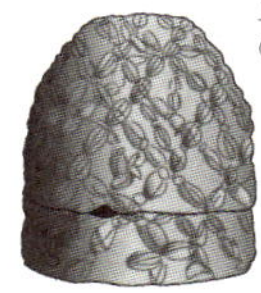
그리스 델포이에 있었던 omphalos「세계의 배꼽」

양막과 어린 양
AMNOS「어린 양」

amnion「양막」은 그리스어 ἀμνός 아므노스「어린 양」에 그리스어 지소사 -ιον 이온이 붙은 것. 「작은 어린 양」이 왜 「양막」이 됐는지에 대해서는 다양한 설이 있다. 그중 일부를 소개하면 ① 그리스 신에게 바치는 제물(어린 양)의 피를 받는 접시를 암니온이라고 했었다, ② 종종 양막이 붙은 채로 태어나는 어린 양이 있었기 때문에 「어린 양의 막」→「양막」이 됐다, ③ 새끼 양의 가죽이 얇고 부드럽기 때문에 양막과 비슷하다는 설 등(그 밖에도 많음).

참고로, amnesia「기억상실, 건망증」은 그리스어 부정의 접두사 ἀ- 아 +μνήσιος 므네-시오스「기억의」 즉, 「잊기 쉬운」에서 유래한 것이므로 「양막」과는 어원적으로 관계가 없다. amnesia의 동근어인 amnesty「사면, 죄를 용서하여 형벌을 면제함」은 원래 「죄를 눈감아주다, 처벌을 잊어버리다」라는 의미에서 파생됐다.

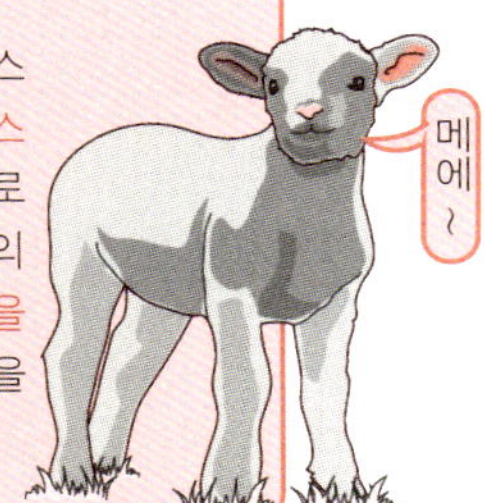

고환과 난초 ORCHID「난초」

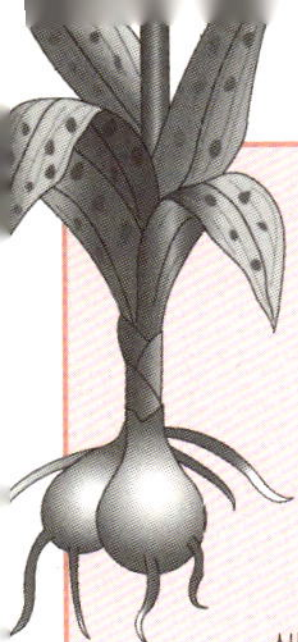

영어 **orchis「고환」**은 그리스어 ὄρχις 오르키스「고환」에서 유래. 이 단어로부터 영어 orchid「난초」가 파생됐다. 이것은 고대 그리스의 철학자이자 생물학자이며 「식물학의 아버지」라고 불리는 Theophrastos(B.C. 372-287)가 야생란의 둥근 2개의 덩이뿌리(괴근 塊根)가 동물의 고환과 닮았다고 하여 오르키스「고환」이라고 이름 붙였던 것에서 기원됐다. 야생란 중 석란을 포함한 일부 품종에만 2개의 덩이뿌리가 있을 뿐, 덩이뿌리가 없거나 사람 손처럼 생긴 것 등 뿌리의 형태는 매우 다양하다.

덩이뿌리는 뿌리가 양분을 저장하기 위해 비대해진 것이다. 난초의 두 덩이뿌리는 서로 크기가 다르다(사람의 고환은 좌우의 크기가 비슷하지만, 왼쪽 고환이 아래로 처져 있는 경우가 많음). 큰 덩이뿌리(母球)는 그해 꽃을 피우며, 나머지 작은 덩이뿌리(子球)는 월동한 뒤 이듬해에 꽃을 피운다. 꽃을 피운 뒤에는 덩이뿌리가 썩어 없어지고, 세번째 덩이뿌리가 반대쪽에 생겨서 그 다음 해를 준비한다. 그렇기 때문에, 난초는 매년 꽃이 피는 위치가 지면에서 몇 cm씩 옆으로 옮겨간다. 그래서 난초를 walking plant「걷는 식물」이라는 별명으로 부르기도 하는 것이다.

난초과(*Orchidaceae*)는 400~800가지 속(분류 방법에 따라 다름), 25,000가지 종에 달하는, 속씨식물 중 가장 큰 「과」이다.

해부학(의학용어)에서 orchi(o)-, orchido-는 「고환의」라는 의미의 연결형이다. 예를 들면 orchitis「고환염」, orchiopexy「고환고정술」 등의 합성어가 있다. 고환고정술이란 잠복고환증 환자의 고환을 음낭에 고정시키는 외과 수술이다. 원래 고환은 뒤배벽의 콩팥 근처에서 발생하지만, 발생 과정 중 아래로 내려온다(왼고환정맥은 원래 고환이 있었던 곳 근처의 왼콩팥정맥으로 연결됨).

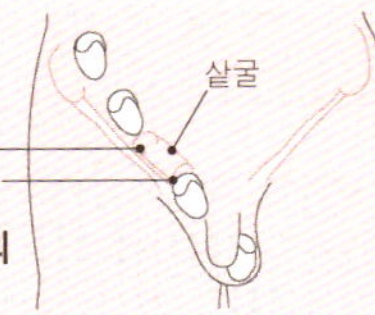

다양한 위치의 잠복고환증

「잠복고환증」을 undescended testis 또는 cryptorchidism(「숨겨진 고환」이란 뜻)이라고 한다. crypt-라는 연결형은 「숨겨진」의 뜻. 참고로, krypton「크립톤」은 공기 중의 함유량이 극히 적어서 「숨겨진」 희귀 기체이다.

여담이지만, 난초의 두 덩이뿌리는 Adam과 Eve라고 불리기도 한다. 물에 담갔을 때 비중이 무거워 가라앉는 쪽이 그해 꽃을 피우는 Adam이고 가벼워서 뜨는 쪽이 이듬해 꽃이 피는 Eve이다.

또한, orchi-의 합성어로 orchidectomy=orchiectomy「고환절제술」이란 단어가 있다. 이것을 일반 영어로 바꿔 말하면 castration「거세」가 된다. 중세 유럽에서 고음역의 목소리를 내기 위해 거세한 남성가수를 castrato「카스트라토」라고 했는데, 이것도 역시 동근어이다.

고환과 증인과 제3의 남자 TESTIS「증인」

testis「고환」은 라틴어 testis「고환」에서 유래. 같은 뜻의 영어 단어 testicle은 testis에 지소사 -culus가 붙은 라틴어에서 파생됐다(그러나 「작은 고환」이라는 뜻은 아니다). 원래 testis라는 라틴어는 「증인」을 의미했었다. 고대 로마에서 남성만 증인이 될 수 있었기 때문이라고 한다. 거슬러 올라가보면, testis는 인도유럽조어 *trei-「3」+*sta-「서다」에서 기원됐다. 즉 「옆에 서 있는 제3의 인물」이란 뜻이고, 이것이 변해서 「목격자, 증인」이 됐다. 따라서 testis는 three「3」, stand「서다」의 관련어라고도 할 수 있다.

라틴어 testis로부터 New Testament「신약성서」의 testament「계약, 증거, 유서」도 파생됐다. 그러나 초기 라틴어의 testamentum(「유언」이라는 뜻으로 쓰였음)에 후대에 와서 널리 쓰인 「계약」이라는 의미가 있었는지 여부에 대해서는 논란이 많다.

참고로, test「시험」은 라틴어 testa「연와(점토와 모래로 만든 벽돌), 조개껍질」에서 유래했으며, 이것이 testum「도가니(쇠붙이를 녹이는 그릇), 시금(試金)용 토기」가 되고 「시험, 검사」의 뜻으로 발전했다. 따라서 test와 testis는 어원적으로 관계가 없다.

– Chapter 7 –

내분비계통
Endocrine System

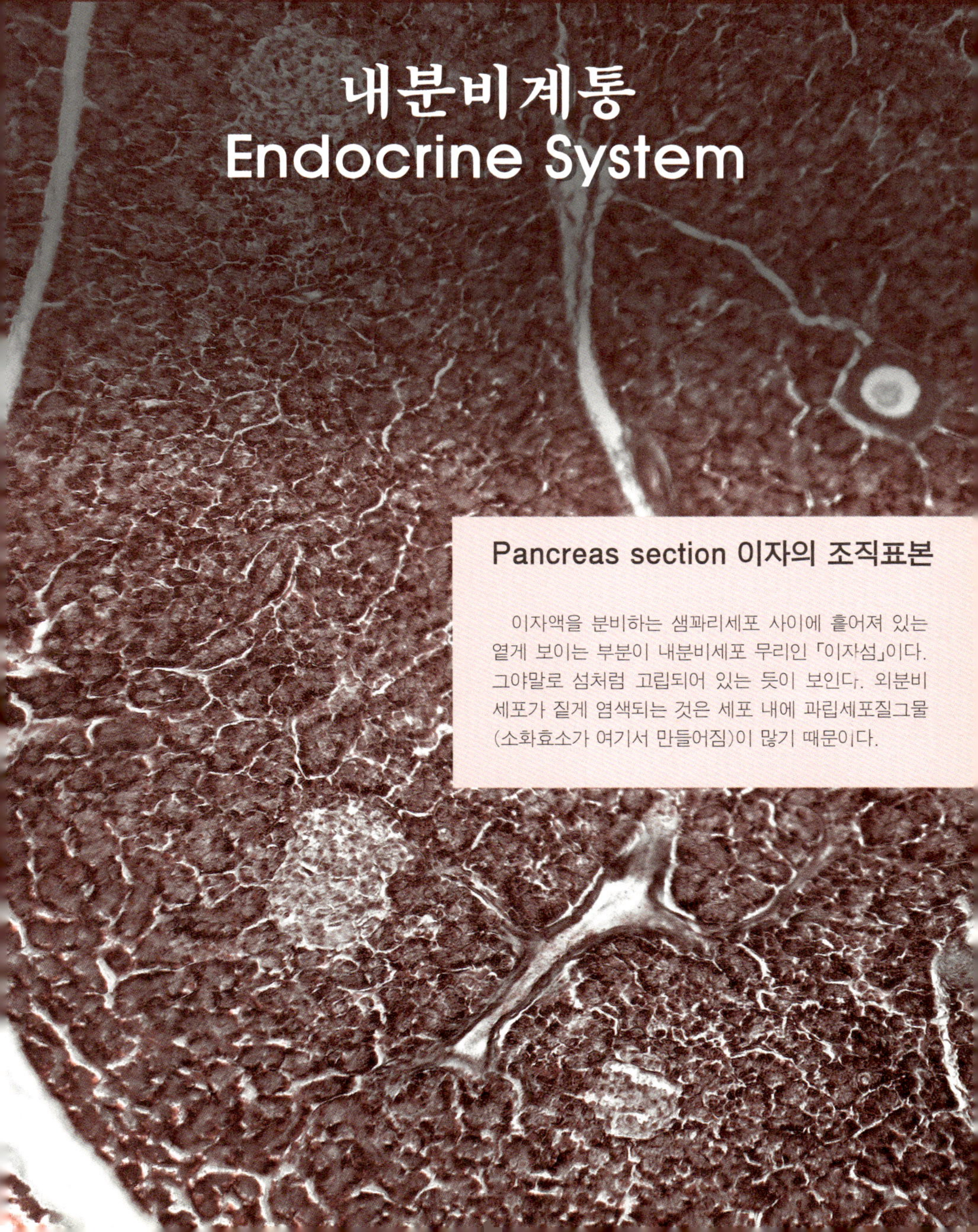

Pancreas section 이자의 조직표본

이자액을 분비하는 샘꽈리세포 사이에 흩어져 있는 옅게 보이는 부분이 내분비세포 무리인 「이자섬」이다. 그야말로 섬처럼 고립되어 있는 듯이 보인다. 외분비세포가 짙게 염색되는 것은 세포 내에 과립세포질그물(소화효소가 여기서 만들어짐)이 많기 때문이다.

Z 내분비계통

여기서는 내분비계통에 대해 공부해보자. 내분비(內分泌)의 비(泌)라는 한자의 오른쪽 부분 "必"은 "양쪽에서 막대로 죄다, 닫다"라는 의미를 갖고 있으며, "泌"은 닫힌 곳에서 흘러 나오는 물 또는 눌러서 짜낸 물을 뜻한다고 한다.

z-1 내분비선 **내분비샘** — 내분비샘 중에는 독립 기관인 뇌하수체, 솔방울샘, 갑상샘, 부신 이외에 소화기 · 생식기 등의 다른 기관 속에 섞여 있는 것도 많다(예: 이자 속에 흩어져 있는 이자섬). 여기에는 대표적인 것들만 수록했다.

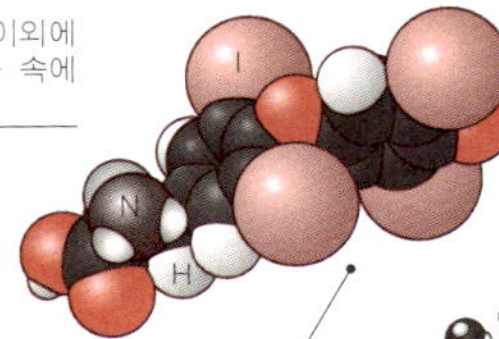

2개의 벤젠고리에 요오드 4개가 결합한 분자. 온몸의 세포에 작용하여, 기초대사를 촉진한다. 간이나 다른 조직에서 요오드가 하나 떨어져 나오면, 티록신(T4)보다 수십 배 강력한 삼요오드티로닌(T3)이 된다.

z-2 갑상선 **갑상샘**

z-3 좌엽 왼엽

z-4 추체엽 피라밋엽

z-5 갑상선협부 갑상샘잘록

z-6 우엽 오른엽

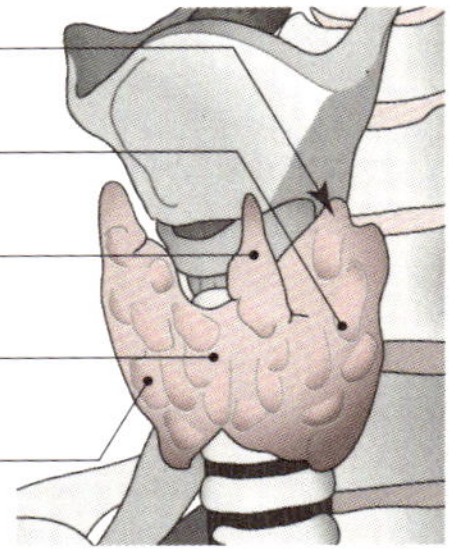

z-7 티록신 — 갑상샘에서 분비되는 주 호르몬.

z-8 칼시토닌 — 분자량 3600, 아미노산 32개로 이루어진 펩티드호르몬. 뼈파괴세포의 뼈기질 흡수를 억제하는 유일한 호르몬. 뼈밀도의 감소를 억제하여 뼈를 강화한다.

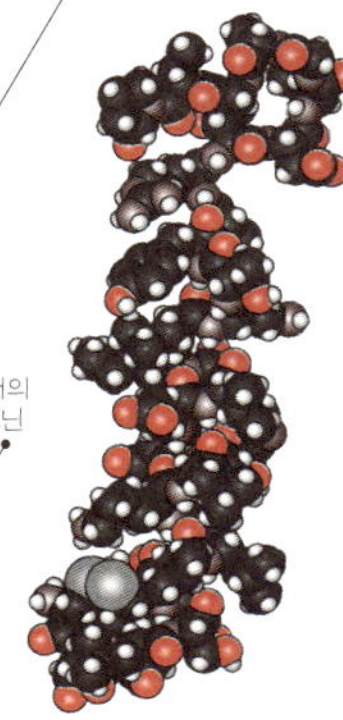

※ 뱀장어의 칼시토닌

z-9 부갑상선 **부갑상샘** — 갑상샘 뒤면에 4개 정도의 부갑상샘이 있다.

z-10 상부갑상선 위부갑상샘

z-11 하부갑상선 아래부갑상샘

z-12 부갑상샘호르몬 — 혈중 칼슘 농도를 높이는 작용을 한다.

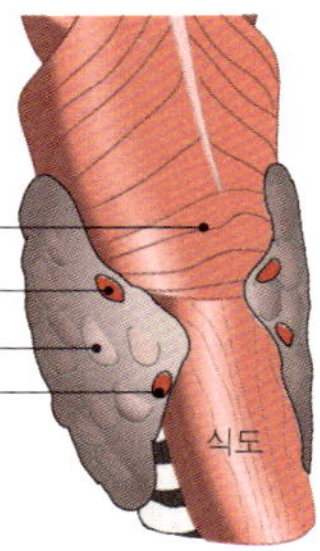

부갑상샘에서 분비된 부갑상샘호르몬은 분자량 9500, 아미노산 84개로 이루어진 선형폴리펩티드. 이 호르몬이 부족하면 칼슘경직, 과다하면 뼈연화증이 생긴다.

z-13 하수체 **뇌하수체** — 무게 약 0.5~1g, 지름 약 1cm의 작은 기관. 나비뼈의 안장 속에 들어 있다. 시상하부의 지배를 받으며, 체내 각 부위의 내분비샘을 자극하는 호르몬을 분비한다.

z-14 선하수체 / 하수체전엽 샘뇌하수체 / 뇌하수체앞엽 — ACTH, TSH, LH, FSH, GH, PRL 등을 분비.

z-15 신경하수체 / 하수체후엽 신경뇌하수체 / 뇌하수체뒤엽 — vasopressin과 oxytocin을 분비.

뇌하수체뒤엽은 사이뇌에서 발생되며(그래서 신경뇌하수체라고 부름), 뇌하수체앞엽은 뇌하수체주머니(Rathke's pouch)에서 발생된다.

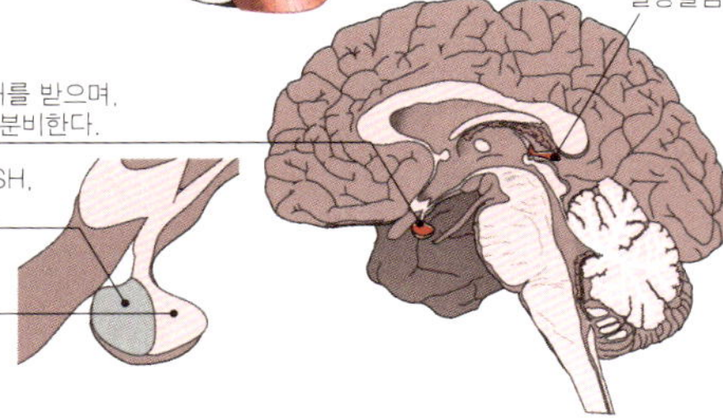

샘뇌하수체

z-16 부신피질자극호르몬 부신겉질자극호르몬(ACTH) — 39개의 아미노산으로 이루어진 펩티드.

z-17 갑상선자극호르몬 갑상샘자극호르몬(TSH) — α-subunit(아미노산 96개)과 β-subunit(112개)으로 이루어진 단백질 이량체.

z-18 성선자극호르몬 생식샘자극호르몬 — 황체형성호르몬(LH)과 난포자극호르몬(FSH) 등이 있다.

z-19 성장호르몬(GH) — 아미노산 191개로 구성. 뼈와 근육을 성장시키고 단백질합성을 촉진한다.

z-20 프로락틴 젖분비호르몬(PRL) — 아미노산 198개로 구성. 젖 생산을 촉진한다.

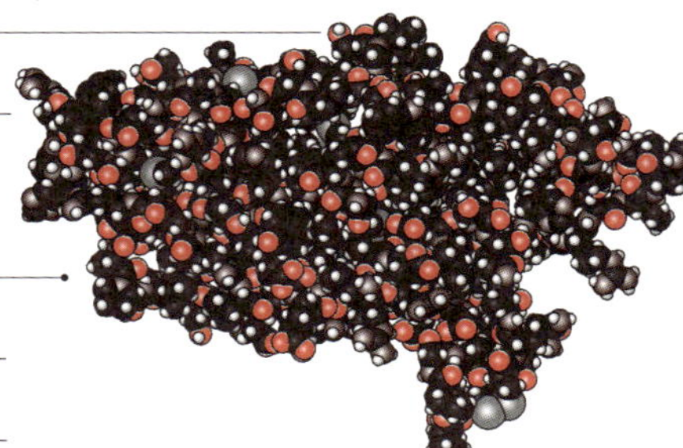

신경뇌하수체

z-21 바소프레신 — 9개의 아미노산으로 이루어진 펩티드. 콩팥에서 수분 재흡수를 촉진하고 혈압을 높인다.

z-22 옥시토신 — 9개의 아미노산으로 이루어진 펩티드. 임신 시 자궁을 수축시키고, 젖 분비를 촉진한다.

샘은 관을 통해 분비하는 "외분비샘"과 혈액으로 분비하여 혈액 · 림프를 통해 온몸으로 퍼지게 하는 "내분비샘"으로 구분된다. 내분비샘에서 분비된 물질은 "호르몬"이라고 부른다. 분자구조 모형을 보면 알 수 있듯이, 아미노산으로 이루어진 펩티드호르몬과 단백질호르몬 그리고 생식기능과 관련이 많은 스테로이드호르몬(콜레스테롤로부터 합성됨) 등 다양한 호르몬이 있다.

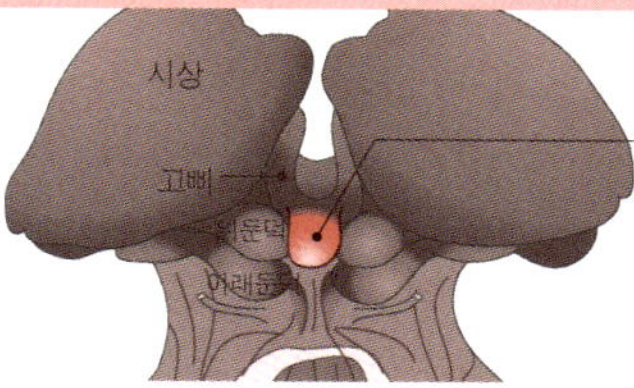

송과체

솔방울샘 z-23

길이 약 1cm, 무게 약 160mg. 뇌실주위기관에 속한다. 「뇌단」p.40 참조. 멜라토닌 등의 펩티드호르몬을 분비한다.

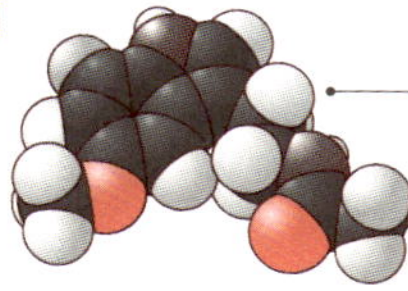

멜라토닌 z-24

사람에서는 뇌하수체의 생식샘자극호르몬 분비를 줄여, 생식샘의 발달을 억제한다. 수면과도 관련이 있다.

부신 / 콩팥위샘 z-25

콩팥 위에 있는 무게 약 5g의 내분비샘.

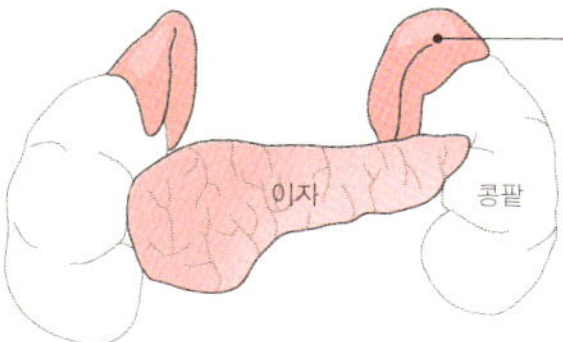

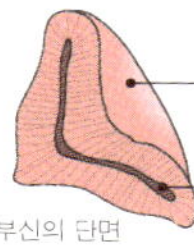

부신의 단면

부신피질

부신겉질 z-26

지방이 많아서 노란색을 띤다. 약 100종류의 스테로이드호르몬을 분비한다.

부신수질

부신속질 z-27

카테콜라민의 일종인 epinephrine(adrenalin), norepinephrine(noradrenalin)을 분비한다.

광물부신겉질호르몬 z-28

혈중 Na^+, K^+ 농도를 조절한다. aldosterone, desoxycorticosterone 등이 있다.

당질부신겉질호르몬 z-29

글루코코르티코이드라고도 한다. 당질대사를 조절한다. cortisol, cortisone, corticosterone 등이 여기에 속한다.

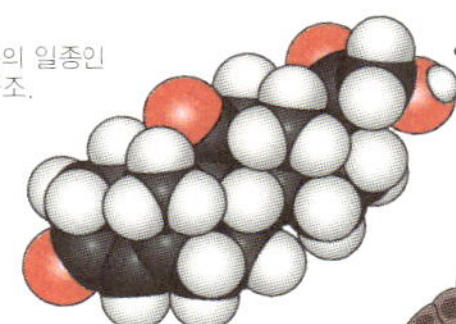

※ 당질부신겉질호르몬의 일종인 cortisone의 분자 구조.

췌도

이자섬 z-30

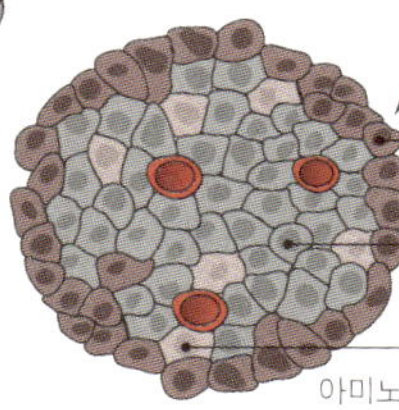

α 세포 z-31

A세포라고도 한다. 이자섬 세포의 약 20%. 주로 이자섬의 가장자리에 분포. 글루카곤 분비.

β 세포 z-32

B세포라고도 한다. 이자섬 세포의 약 80%. 이자섬 전체에 분포. 인슐린 분비.

δ 세포 z-33

D세포라고도 한다. 이자섬 세포의 약 5%. 소마토스타틴 분비.

글루카곤 z-34

아미노산 29개로 이루어진 펩티드호르몬. 간에서 글리코겐 분해를 촉진하여 혈당을 높인다.

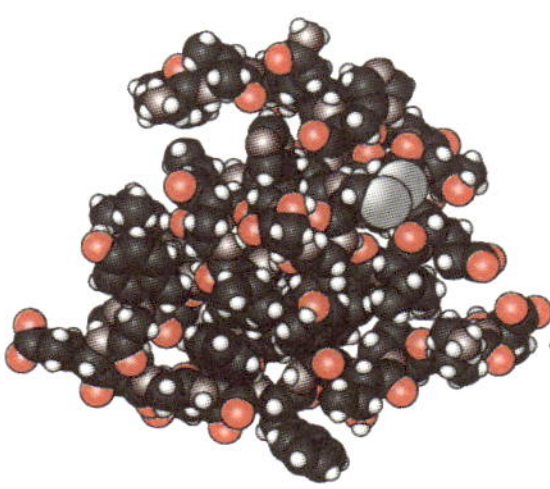

인슐린 z-35

아미노산 51개로 이루어진 펩티드호르몬. 간에서 글리코겐 합성을 촉진하여 혈당을 낮춘다.

소마토스타틴 z-36

아미노산 14개로 이루어진 펩티드호르몬. 인슐린과 글루카곤의 분비를 억제한다. 시상하부에서도 분비되어 성장호르몬의 분비를 억제한다.

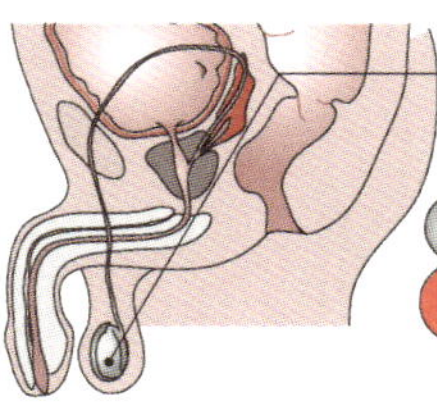

고환 z-37

고환에서 분비되는 남성호르몬은 통칭 "안드로겐"이라고 불린다. 테스토스테론 이외에도 디하이드로테스토스테론, 안드로스테론, 안드로스텐디온 등 여러 가지가 있다.

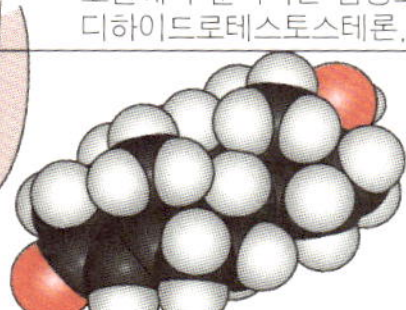

테스토스테론 z-38

남성속생식기관의 발달과 남성 이차성징에 기여하고, 근육량을 늘리고 성욕을 항진시킨다.

난소 z-39

월경주기는 내분비샘의 조절을 받아 일어난다. 난소에서 에스트로겐과 프로게스테론이 분비되는데, 이 분비과정은 뇌하수체에서 분비된 황체형성호르몬(LH)과 난포자극호르몬(FSH)의 조절을 받는다.

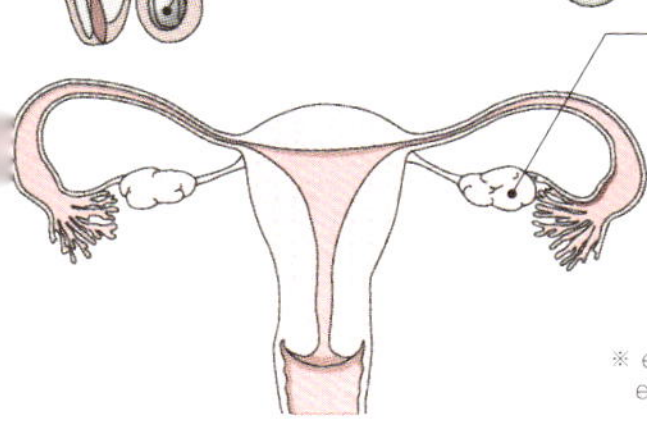

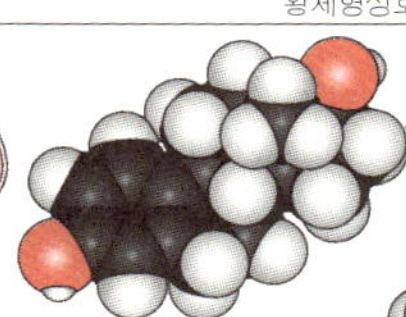

※ estrogen의 일종인 estradiol의 분자 구조.

에스트로겐 z-40

FSH에 의해 성장한 난포에서 분비된다. 배란을 준비시키고, 여성의 이차성징에 기여한다.

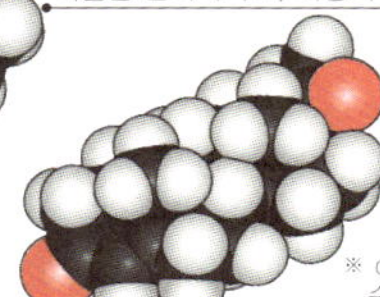

프로게스테론 z-41

황체에서 분비되기 때문에 황체호르몬이라고도 한다. 자궁속막에 작용하여 수정란의 착상을 준비시킨다.

※ cortisol, testosterone, estrogen 등의 스테로이드호르몬은 수산기가 적기 때문에 물에 잘 녹지 않는 지용성 물질이다.

Z Endocrine System

z-1 endocrine glands

z-2 thyroid gland•

z-3 *left lobe*

z-4 *pyramidal lobe*•

z-5 *isthmus of thyroid gland*

z-6 *right lobe*

z-7 *thyroxine*

z-8 *calcitonin*•

z-9 parathyroid gland•

z-10 *superior parathyroid gland*

z-11 *inferior parathyroid gland*

z-12 *parathyroid hormone / parathormone*

z-13 pituitary gland / *hypophysis*•

z-14 adenohypophysis (anterior lobe)

z-15 neurohypophysis (posterior lobe)

z-16 *adrenocorticotropic hormone*•

z-17 *thyroid-stimulating hormone*

z-18 *gonadotropins*•

z-19 *growth hormone*

z-20 *prolactin / lactotropic hormone*•

z-21 *vasopressin*•

z-22 *oxytocin*•

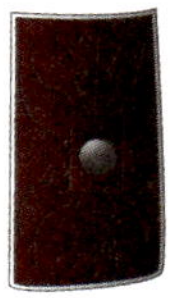

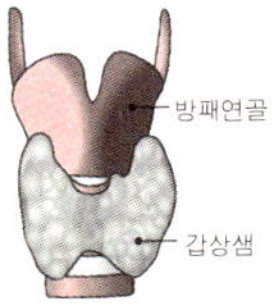

•**thyroid gland 갑상샘(甲狀腺)** 그리스어 θυρεός 튀레오스(θύρα 튀라-「문짝」+eidos「~와 같은」)에서 유래. 즉, 고대 로마 병사의 문짝같이 생긴 큰 방패를 가리키는 말이다. 방패연골(갑상연골) 근처에 있는 샘이라는 의미로 「갑상샘」이라고 명명된 것. 튀라-는 영어 door와 동근어. 라틴어에서는 「문」으로부터 foras「문 바깥의, 실외의, 외국어」가 파생됐고, 여기서 영어 foreign「외국의」가 생겨났다.

•**pyramidal lobe 피라밋엽(錐體葉)** pyramidal은 pyramid「피라밋」의 형용사형. 원뿔, 삼각뿔 등 피라밋 모양의 구조를 가리키는 데 사용된다.

•**calcitonin 칼시토닌** calcium「칼슘」+그리스어 τόνος 토노스「잡아당김, 긴장, 현」(τείνω 테이노-「팽팽하게 하다」에서 유래. ⇒p.8 peritoneum「복막」 참조)에서 유래. 혈중 칼슘 농도를 낮춰, 뼈에 칼슘을 침착시킨다.

•**parathyroid gland 부갑상샘(副甲狀腺)** 그리스어 접두사 παρα- 파라「옆에」+thyroid「갑상샘」.

•**pituitary gland 뇌하수체(下垂體)** 라틴어 pituita「점액, 콧물, 가래」에서 유래. 옛날에, 뇌에서 콧물의 점액이 분비된다고 잘못 생각했던 것에 기인한다. 그리스어 πτυώ 프튀오-「침을 뱉다」도 관련어(영어 spit「침을 뱉다」도 동근어). 한편, hypophysis는 그리스어 ὑπο- 휘포「아래에」+φύσις 휘시스「돋아남, 발생함, 자연」 즉 「아래로 성장하는 것」이라는 뜻으로, 뇌의 바닥에 매달려 있는 형상을 묘사한 것.

•**adrenocorticotropic hormone 부신겉질자극호르몬(副腎皮質刺激호르몬, ACTH)** adreno-「부신의」+cortico-「겉질의」+tropic「향하게 하는」.

•**gonadotropins 생식샘자극호르몬(性腺刺激호르몬)** 「생식샘의, 생식의」라는 뜻의 접두사 gonad-는 그리스어 γόνος 고노스「씨, 탄생, 자손」에서 유래. 우리 몸에서 gonad는 「생식샘(고환과 난소)」을 의미한다. 거슬러 올라가면, genital「생식의」, generate「일으키다, 발생시키다」, genetic「유전의, 유전자의」, 문법용어 genitive「속격, 소유격」도 동근어.

•**prolactin, lactotropic hormone 젖분비호르몬(프로락틴)** 그 외의 별칭으로 galactopoietic hormone, lactation hormone, lactogenic hormone, mammotropic hormone, lactotropin 등이 있다. lacto-(라틴어), galacto-(그리스어) 모두 「젖」을 의미한다.

•**vasopressin 바소프레신** vaso-「혈관」+press「누르다」.

•**oxytocin 옥시토신** 그리스어로 ὀξύς 오크쉬스「날카로운, 날렵한」

endocrine「내분비의」는 endo-「속에」+그리스어 κρίνω 크리노-「나누다, 구별하다」의 합성어. 즉, 조직 내 어떤 물질을 「나눠서」, 그것을 「체내로」 분비한다는 의미. 「나누다, 심판하다」라는 의미에서 영어 crime「범죄」가 파생됐다. 그래서 sin이 「도덕 · 종교상의 죄」를 가리키는 데 반해, crime은 「법률상의 죄」를 가리킨다.

+τόκος 토코스「출산」. 옥시토신은 자궁을 수축시켜서 분만을 촉진하는 중요한 호르몬이다. oxygen「산소」도 오크쉬스에서 유래.

◆**glucocorticoid 당질부신겉질호르몬** 「당(糖)」을 의미하는 연결형 gluc(o)-는 그리스어 γλυκύς 글뤼큐스「달콤한」에서 유래. 그리스어가 라틴어화하면서 gluco-로 모음이 바뀐 것. 원래 그리스어였던 것을 살려 glyco-라고 해도 「당(糖)」을 의미하는 연결형이 된다(예: glycogen, glycosuria).

생식샘자극호르몬과 tropical, trophy와 대류 TROPE「회전」

다른 호르몬의 분비를 촉진하는 호르몬 이름에는 **gonadotropins, adrenocorticotropic hormone**과 같이 -tropin, tropic이라는 말이 붙어 있는 경우가 많다. 이것은 그리스어 τροπή 트로페-「회전, 방향을 바꿈」에서 유래됐다. 호르몬을 분비하는 쪽으로 방향을 바꾼다는 뜻으로 명명된 것.

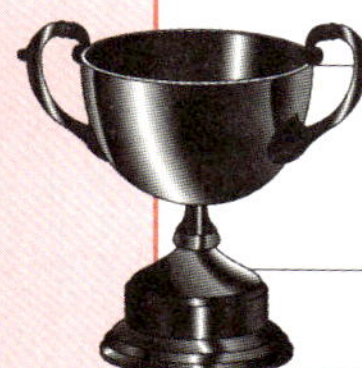

또한, thyroid-stimulating hormone과 같이 stimulating 「자극하는」이 붙은 경우도 있다. 이 stimulate「자극하다」는 라틴어 stimulus「(가축을 원하는 방향으로 몰아가기 위한) 막대기, 가시」에서 유래한 것이다.

다시 트로페-로 돌아와서, 이 단어와 관련된 영어 단어로 trophy「상품, 기념품, 트로피」가 있다. 이것은 전투에서 적이 「방향전환」하여 퇴각 · 도주하다→「승리하여 얻은 전리품」으로 의미가 변했기 때문이다. 그리고 트로페-에서 tropical「열대의, 심한 더위의」도 파생됐다. 그럼, 열대에서 무엇이 방향을 바꾸는 것일까? 북위 23.5° 지역에서는, 하지(夏至)가 가까워질수록 태양이 높아지다가 하짓날이 되면 남중고도(南中高度, 태양이 자오선을 지나갈 때의 높이)가 90°(하늘의 정중앙)에 이르게 된다. 이후 태양은 「방향을 바꿔서」 점점 낮아진다. 이 북위 23.5° 지대를 tropic of Cancer「북회귀선」, 남위 23.5°를 tropic of Capricon「남회귀선」이라 하고 그 사이의 지역을 「열대」라고 하는 것이다. 북회귀선에서는 태양이 Cancer「게자리」에 있을 때 회귀하고, 남회귀선에서는 Capricorn「염소자리」에 있을 때 회귀한다.

참고로, 대기권에서 지표에 가까운 부분을 영어로 troposphere「대류권」이라고 하는데, 이것도 공기가 회전하여 대류현상을 일으키는 데서 유래한 말이다.

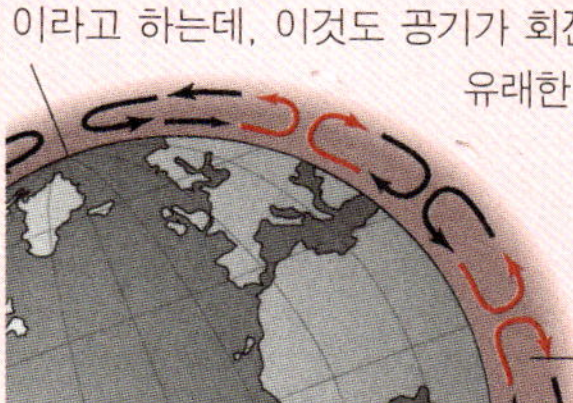

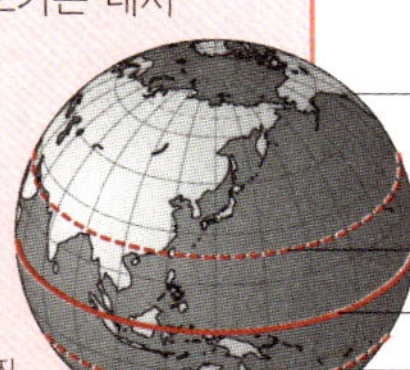

제왕절개(cesarean section)의 유래

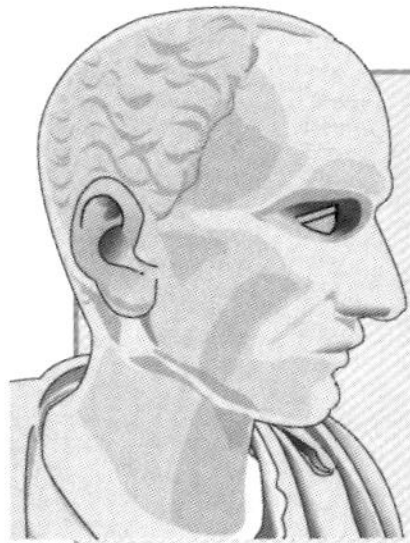

가이우스 율리우스 카이사르

그가 월계관을 쓰기 좋아했던 것은 정수리의 머리카락이 적은 것을 감추기 위해서였다.

제왕절개는 산모나 태아의 상태로 인해 자연분만이 어려울 때 시행하는 개복자궁절개술을 말한다.

제왕절개를 영어로 cesarean section 또는 cesarean operation 이라고 한다(어원이 되는 라틴어는 sectio caesarea). 이 cesarean은 고대 로마의 걸출한 장군·정치가 Gaius Julius Caesar(B.C.100~B.C.44)의 영문 표기인 Caesar의 형용사형이다※1.

그러면, 카이사르와 「제왕절개」의 관계는? 여러 가지 설이 있기는 하지만, 어느 것도 확실한 증거는 없다. 그중 일부를 소개하면 다음과 같다.

① 카이사르가 제왕절개에 의해 태어났다는 설. 당시의 의학 수준으로 보아, 소독 없이 시행한 제왕절개 후 산모의 목숨을 살리는 것은 힘들었다. 그러나 카이사르의 어머니 아우렐리아는 B.C.100년에 카이사르를 낳은 후에도 계속 살아 있었고 B.C.54년에 사망했다고 한다. 따라서, 현재 이 설은 역사적 사실에 근거하지 않은 「속설」로 취급되고 있다. 이 이야기는 플리니우스(서기 62-114)도 언급했을 정도로 오래된 속설이다. 하지만 고대 의술을 얕잡아 봐서는 안되며, 고대 세계에서도 생존례가 있었다고 주장하는 사람도 있다.

② caesarea는 「자르다」라는 의미에서 유래했고, 카이사르와는 관계가 없다는 설. sectio caesarea의 caesarea는 동사 caedo「치다, 자르다, 죽이다」의 목적분사인 caesum에서 파생됐 다는 설이다. 이 경우, 불필요한 동의어 반복이 되어 버린다는 비판 의견이 있다※2.

③ 로마법의 별칭 lex caesarea에서 유래했다는 설. 로마법(B.C.715)에는 임산부가 사망했을 경우 태아를 자궁에서 꺼내기 전에는 매장을 금하는 법이 있었고, 그 때문에 로마법 자체가 lex cesarea「절개법」이라고 불렸었다※3. 이것은 산모가 죽었을 때 태아만이라도 살려보자는 조치였다(옛날부터 있었던 방법이며, 그리스신화에서는 의술의 신 아스클레피우스도 어머니(코로니스)가 죽은 뒤 배에서 꺼내 살아났다고 함). 산모의 생명이 유지되는 제왕절개에 대한 명확한 기록은 16세기 이후 유럽 각지에 남아 있다.

사실, 각각의 설이 서로 맞물려 있을 수도 있다(예를 들면 lex caesarea라는 명칭 자체가 후대에 와서 카이사르 제왕절개설의 영향을 받아 생겨났다던지, 카이사르가 「절개」라는 말과 비슷하기 때문에 카이사르 절개설이 생겼다던지, 기타 등등). 단, 카이사르가 제왕절개로 태어났기 때문에 「절개」라는 뜻의 카이사르라고 이름을 지었다는 설은 있을 수가 없다(플리니우스는 그렇게 얘기했었지만). 로마인들의 이름은 개인명·씨족명·가족명의 형태이기 때문에 카이사르는 개인명이 아니라 가족명 즉, 성에 해당한다. 그의 가계는 대대로 카이사르라고 불려온 것이다. 참고로, Caesar는 라틴어 caesariatus「머리털이 많은」에서 유래한 것이라는 문헌이 많은데(다른 설도 있음), 이 가계의 시조가 꽤나 숱이 많았던 모양이다. 그에 비해 가이우스 율리우스 카이사르는 머리털이 적어서, 대머리가 된 정수리 부분을 옆머리·뒷머리로 덮으려고 애썼다고 한다(머리 넘기의 원조?).

한글용어 「제왕절개」는 독일어 Kaiserschnitt(schnitt=절개)를 메이지(明治) 시대의 일본 사람들이 직역한 것(가이우스 율리우스 카이사르는 제왕이 되지 못했으나, 후대에 카이사르라는 가족명이 제왕의 대명사가 됐다).

※1 라틴어 철자가 ae → e 로 바뀌는 현상은 종종 눈에 띈다(caecum → cecum「막창자」 등). 옛날에 ae는 이중모음 〔아에〕라고 발음했었으나, 점차 〔에-〕로 변했다. 그러나, 고대 라틴어 ae의 e는 「에」보다는 「이」에 가까운 발음이었을 것으로 추정되고 있다. 실제로 당시 그리스어에서는 Καῖσαρ 카이사르라고 표기했었다(그리스어 αι도 점차 아이→ 에- → 이 로 발음이 변함). 독일어로 카이사르를 Kaiser라고 쓰는 것도 이런 흐름과 맥락을 같이 한다. 프랑스어에서는 César 라고 하는데, ae의 흔적이 é라는 철자 형태로 남아 있다. 참고로, 러시아어로는 Царь 짜-리(짜-). 영어에서는 Cesar와 Caesar, Cesarean과 Caesarean 양쪽 모두 쓰이고 있다. 다른 얘기지만, 시저샐러드(Caesar salad)는 이탈리아 조리사 Caesar Cardini의 이름을 딴 것으로, 카이사르와는 직접적인 관계가 없다.

※2 sectio, caesarea 모두 「자르다」라는 뜻으로 불필요한 반복이라는 반론. 참고로, 동의어 반복은 영어로 tautology 라고 한다(그리스어 정판사 το + αὐτός 아우토스「자신」 + λόγος 로고스「단어」).

※3 lex는 라틴어로 「법령, 규정」(legal「법률의」는 파생어). rex「왕」과 혼동해서는 안 된다.

-Appendix-

부록

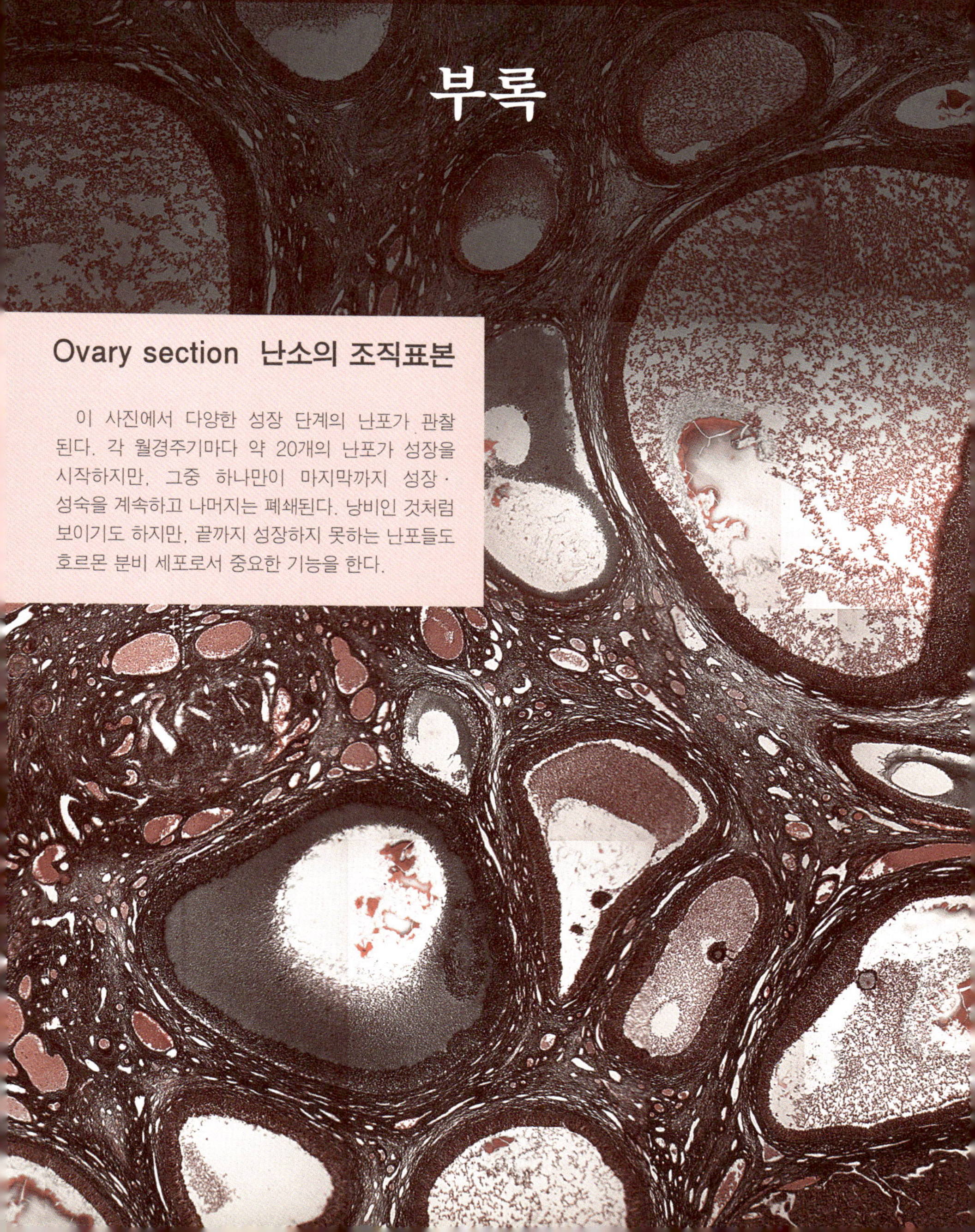

Ovary section 난소의 조직표본

이 사진에서 다양한 성장 단계의 난포가 관찰된다. 각 월경주기마다 약 20개의 난포가 성장을 시작하지만, 그중 하나만이 마지막까지 성장·성숙을 계속하고 나머지는 폐쇄된다. 낭비인 것처럼 보이기도 하지만, 끝까지 성장하지 못하는 난포들도 호르몬 분비 세포로서 중요한 기능을 한다.

부록A 의학용어의 조어법

● 의학용어는 접두사와 접미사를 어느 정도 알면 많은 어휘를 쉽게 습득할 수 있다. 여기서는 그 예로, 빈번히 사용되는 그리스어 유래 접미사와 그 활용예를 소개해보겠다.

모든 연결형의 끝이 (o)-로 되어 있는 것은, 뒤에 붙는 말이 자음으로 시작하는 경우의 연결모음 -o-를 표시한 것이다(angio- + -logy). 라틴어의 경우에는 연결모음이 -i-이다.

기관명(연결형)		그리스어		접미사(증상 · 처치) 그리스어 ~염(염증) -itis	~종(종양) -oma	~증(증상, 병) -osis
				원래는 여성형 형용사형 어미로, 여성명사 νόσος 노소스 「병」과 같은 의미로 쓰였으나 후대에 와서 「염증」을 뜻하는 접미사로 쓰이게 됐다.	ma는 동작의 목적이나 결과를 의미하는 접미사. 「어떤 상태가 된 것」이란 뜻.	이것도 「그렇게 된 상태」라는 의미. 의학 분야에서는 「~증, ~병」이라는 뜻으로 특화됐다.
혈관	angi(o)-	안게이온 ἀγγεῖον	용기	「혈관염」 angitis	「혈관종」 angioma	「혈관질환」 angiosis
심장	cardi(o)-	카르디아 καρδία	심장, 마음	「심장염」 carditis	cardioma라고는 하지 않고 cardia tumor「심장종양」	
허파	pneumon(o)-	프네우몬- πνεύμ	허파	「폐렴」 pneumonitis		
위	gastr(o)-	가스테-르 γαστήρ	위, 배	「위염」 gastritis		
간	hepat(o)-	헤-파르 ἧπαρ	간	「간염」 hepatitis	「간암」 hepatoma	
이자	pancreat(o)-	판「모두」 크레아스「고기」 παν + κρεας		「이자염, 췌장염」 pancreatitis		
지라	splen(o)-	스플렌- σπλήν	지라	「지라염, 비장염」 splenitis		「지라증, 비장증」 splenosis
작은창자	enter(o)-	엔테론 ἔντερον	창자	「창자염, 장염」 enteritis		
잘록창자	col(o)-,colon(o)-	콜론 κόλον	잘록창자	「잘록창자염, 결장염」 colitis		
콩팥	nephr(o)-	네프로스 νεφρός	콩팥	「콩팥염, 신장염」 nephritis	「콩팥종, 신장종」 nephroma	「콩팥증, 신장증」 nephrosis
자궁	hyster(o)-	휘스테라- ὑστέρα	자궁	「자궁염」 hysteritis		
유방	mamm(o)-	맘마 μάμμα	유방	「유방염」 mammitis	**mastitis**가 더 많이 쓰임. **mast(o)-**「유방」을 의미하는 어근(연결형).	

기관명 연결형(그리스어)의 예

- adeno- 「샘」
- arthro- 「관절」
- broncho- 「기관지」
- cephalo- 「머리, 머리뼈」
- cholecysto- 「쓸개」
- cysto- 「방광」
- dermato- 「피부」
- encephalo- 「뇌」
- laparo- 「배, 배안」
- myelo- 「척수, 골수」
- myo- 「근육」
- neuro- 「신경」
- odonto- 「치아」
- opthalmo- 「눈」
- osteo- 「뼈」
- oto- 「귀」
- phreno- 「가로막」
- rhino- 「코」
- stomato- 「입」

접미사(그리스어)의 예

- -cele 「탈출」
- -gram 「그림, 상」
- -graph 「그림을 그리는 기구」
- -graphy 「기록법, 조영술」
- -malacia 「연화증」
- -pexy 「고정, 고정술」
- -pathy 「질환, 병」
- -ptosis 「처짐, 하수」
- -rrhagia 「출혈, 유출」
- -scopy 「~경검사」

● 합성어를 만드는 기본 공식은 「어근」(연결형) +「접미사」, 「접두사」+「어근」(연결형) +「접미사」이다. 기본적으로 그리스어 어근에는 그리스어 접미사가, 라틴어 어근에는 라틴어 접미사가 붙는다(예외도 있음). 그렇기 때문에, 하나의 기관에 대해 그리스어와 라틴어의 두 가지 연결형을 알아 두는 것이 좋다(「육단 p.105」의 합성어 만드는 법 참조). 의학용어는 어휘 수가 많지만, 이렇게 분해해서 생각하면 암기할 필요가 거의 없다.

※ 연결형은 조어형(造語形)이라고 부르기도 한다.

~통, ~통증 -algia	~학 -logy	절개술 -tomy	절제술 -ectomy	성형술 -plasty
아르고스「고통」 ἄλγος	로고스「단어, 학문」 λόγος	토메-「자름」 τομή	ek 에크「밖으로」+토메- ἐκ + τομή	플라스토스「성형된」 πλαστός
	「맥관학」 angiology	「혈관절개술」 angiotomy	「혈관절제술」 angiectomy	「혈관성형술」 angioplasty
「심장통」 cardialgia	「심장학」 cardiology	Q.1	Q.2	Q.3
			「허파절제술」 pneumonectomy	
「위통증, 복통」 gastralgia	「위병학」 gastrology	「위절개술」 gastrotomy	「위절제술」 gastrectomy	「위성형술」 gastroplasty
「간통증」 hepatalgia	「간학」 hepatology	「간절개술」 hepatotomy	「간절제술」 hepatectomy	
「이자통증」 pancreatalgia		「이자절개술」 pancreatotomy	「이자절제술」 pancreatectomy	
「지라통증」 splenalgia	「지라학」 splenology	「지라절개술」 splenotomy	「지라절제술」 splenectomy	
「창자통증, 장통」 enteralgia	「창자학」 enterology	「창자절개술」 enterotomy	「창자절제술」 enterectomy	「창자성형술, 장협착확장술」 enteroplasty
「잘록창자통증, 결장통증」 colonalgia			「잘록창자절제술」 colectomy	
	「콩팥학」 nephrology	「콩팥절개술」 nephrotomy	「콩팥절제술」 nephrectomy	「콩팥성형술」 nephroplasty는 쓰이지 않음. pyeloplasty「깔때기성형술」이 많이 쓰임.
「자궁통증」 hysteralgia	「자궁학」 hysterology	「자궁절개술」 hysterotomy	「자궁절제술」 hysterectomy	
「유방통증」 mammalgia		「유방절개술」 mammotomy	「유방절제술」 mammectomy	「유방성형술」 mammoplasty

심장의 합성어 중 마지막 세 항목은 빈칸(Q.1~3)으로 되어 있다. 정답은,

A.1 cardiotomy 「심장절개술」
A.2 cardiectomy
A.3 cardioplasty

이다. 그러나, cardiectomy「심장절제술」을 하고 살 수 있는 사람이 있을까? 심장이식을 뜻하는 용어인가?

실은, cardiectomy는 「들문절제술」이다. 위의 들문이 심장 가까이 있어서 cardia(그리스어 카르디아「심장」에서 유래)라고 불리기 때문. 마찬가지로 cardioplasty는 외과적으로 심장을 성형하는 것이 아니라, 들문을 성형하는 수술이다. 이와 같이 cardio-의 합성어는 「심장」인지 「들문」인지 잘 판단해야만 한다.

부록B 라틴어 명사의 곡용(曲用)

그리스어 · 라틴어를 차용한 의학용어의 경우, 복수형이 특별한 형태를 취하는 것들이 많다. 예를 들면, 「심방」을 의미하는 영어 atrium의 복수형은 atria. 그러나 영어에서 널리 사용되다 보면, 그 특수한 형태가 사라지고 -s를 붙인 복수형이 생겨나게 된다(atriums). 현재는 두 가지를 병용하는 단계이지만, 언젠가는 atria라는 형태가 소멸할지도 모른다. 그렇지만, 단수형(예: datum)보다 복수형(예: data「데이터」)이 더 많이 쓰이는 경우도 간혹 있다.

게다가, 그리스어 · 라틴어에는 남성형 · 여성형 · 중성형의 구별까지 있다. 조금 까다로운 예일지 모르겠으나, 라틴어 labium은 라틴어로 「입술」을 의미하는 중성명사 단수형. 복수형은 labia. 해부학에서 「대음순」은 labia majora (영어식으로는 labia major)인데, 이것은 좌우 한 쌍의 구조를 합쳐 부르기 때문에 복수형을 쓴다. 그런데 labia를 단수형으로 간주하고, labias라는 복수형을 쓰는 사람도 있다. 복수형의 복수형이 되어 버린 꼴이다.

여기서 「라틴어에는 입술을 뜻하는 여성명사 labia(단수), labiae(복수)가 있으니까, 이 단수형이 영어의 일반명사화되어 복수형이 -s인 것 아니겠나?」라고 생각하는 라틴어에 능통한 독자도 있을 지 모르겠다. 그렇게 생각한다면, labias도 문법적으로 문제가 없다고 할 수 있겠다.

그러나, 「해부학에서 입술은 보통 중성형 labium이라 하고, 여성형 labia는 쓰이지 않는다. 그리고 majora는 형용사의 중성형 · 복수형이며, 여성형을 쓴다면 majores라고 해야 한다」라고 주장하는 분도 있을 지 모르겠다(major라고 되어 있으면 중성형 · 여성형을 구분할 수 없음).

얼핏 생각하기에 「대음순」은 여성의 신체 부위이므로 여성명사를 써야 할 것 같지만, 신체 각 부위를 지칭하는 명사는 그 사람의 성별에 의해 좌우되지 않는다.

실제로 라틴어 uterus「자궁」, hymen「처녀막」이 남성명사이고 glans「음경귀두」가 여성명사인 것 등 당혹스러운 것들도 많다.

속격(屬格)이란?

문장 안에서 명사의 위치관계를 어미변화로 나타내는 것을 격변화(格變化)라고 한다(우리나라 말에서는 조사를 붙여 격을 표시함). 인도유럽조어에서는 본래 8격이 있었는데, 시대와 함께 문법이 단순화하여 라틴어는 6격, 그리스어는 5격, 독일어는 4격, 영어에 와서는 대명사 3격(I, my, me)으로 줄어들었다. 영어의 일반명사는 목적격마저 주격에 흡수되어 버렸다.

속격은 「소유, 소속」을 의미하는 격으로, 영어의 「소유격」에 해당한다. 인도유럽조어의 탈격(奪格)이 흡수 · 합병되어, 그리스어 · 라틴어에서는 기원을 의미하는 「~로부터, ~에서」도 속격에 해당한다.

주격	**nominative**	**~가**	**독일어의 1격.**
속격	**genitive**	**~의**	**독일어의 2격. 영어의 소유격.**
여격	**dative**	**~에**	**독일어의 3격. 영어의 목적격.**
대격	**accusative**	**~을**	**독일어의 4격. 영어의 목적격.**
호격	**vocative**	**~여!**	**부를 때.**
구격	**instrumental**	**~에 의해**	**영어의 with~.**
처격	**locative**	**~에**	**영어의 on~, in~.**
탈격	**ablative**	**~로부터**	**영어의 from~.**

라틴어 명사의 6격 중, 의학용어에서는 주격과 속격이 많이 쓰이므로, 그것만이라도 알아두면 크게 도움이 된다.

명사의 곡용에 대하여

라틴어 명사의 곡용은 어간의 모음에 따라 크게 5가지로 분류된다. 오른쪽 페이지에 참고로 그리스어도 일부 병기해 놓았는데, 비슷한 것도 있는가 하면 다른 것들도 있다.

이 표를 들여다보고 파악할 수 있는 것들 중 하나는, 어미가 -us라고 해서 반드시 제2변화라고 생각하면 안된다는 것이다.

단수주격 -us, 속격 -i → 제2변화
단수주격 -us, 속격 -us → 제4변화

단수주격은 원래의 어간과 다른 경우가 많고, 오히려 속격이 어간의 형태를 간직하고 있다. 따라서 그리스어 · 라틴어 사전에는 명사가 어느 변화형에 속하는지를 표시하기 위해 「속격」이 병기되어 있다.

※ 더 자세한 것은 라틴어 · 그리스어 문법책을 참조.

변화형 중 성별 · 수 · 격에 따른 명사변화를 declination「곡용」, 시제 · 인칭에 의한 동사변화를 conjugation「활용」이라고 한다. declination은 「경사, 쇠퇴」라는 뜻이며 천문학에서는 「적위(赤緯)」, 물리학에서는 「(자침의) 편차」를 가리킨다. conjugation은 생물학에서 「접합」을 가리키는 용어로 쓰인다. 이는 독소나 약제에 글루쿠론산, 글리신, 황 등과 결합시킴으로써, 그 활성을 줄이고 배설하기 좋게 만드는 과정을 말한다.

※ 單(단수), 複(복수), 主(주격), 屬(속격)

ā어간 제1변화

여기서는 여성형의 예를 들었다.

라틴어			그리스어 (단수형이 -α로 끝나는 것과 -η로 끝나는 것이 있음.)			
単主	-a	vena「정맥」	単主 -α	(-a)	-η	(-e)
単属、複主	-ae	venae	単属 -ας	(-as)	-ης	(-es)
複属	-arum	venarum	複主 -αι	(-ai)	-αι	(-ai)
			複属 -ῶν	(-on)	-ῶν	(-on)

제1변화명사는 대개 「여성형」이 많다. 스페인어에서 여성명사가 -a로 끝나는 것도, 이 변화형의 단어에서 파생됐기 때문이다. anatomia「해부학」 등의 「~학」은 이 변화형인 것이 많다. 식물의 속명에도 여기에 속한 것이 많다.

그리스어 복수의 어미에서 유래. (單)e→(複)ae
※ 그리스어 ai →라틴어 ae

〈제1변화에서 유래한 영어 단어의 예〉
(單) trachea 「기관」
(複) tracheae
(單) papilla 「유두」
(複) papillae
(單) medulla 「속질」
(複) medullae
(單) raphe 「솔기」
(複) raphae

이 어미가 같은 것이 혼란을 일으키는 원인 중 하나임

o어간 제2변화

	라틴어			그리스어	
남성형	単主	-us	musculus「근육」	単主 -ος	(-os)
	単属、複主	-i	musculi	単属 -ου	(-ou)
	複属	-ōrum	musculorum	複主 -οι	(-oi)
				複属 -ῶν	(-ōn)
중성	単主	-um		単主 -ον	(-on)
	複主	-a		複主 -α	(-a)

제2변화형은 남 · 중성형이 대부분이고, 여성형은 드물다. 스페인어에서 남성명사가 -os로 끝나는 것도 이 변화형의 남성명사에서 파생됐기 때문이다. 참고로, o어간의 변화형인데 라틴어 단수주격의 모음이 u인 것은, 라틴어에서 액센트가 없는 단어 끝의 폐음절(즉, 자음으로 끝나는 음절)에 붙는 단음 o가 단음 u로 변화했기때문이다.⇒「골단」p.91 참조. 오른쪽의 예 중, 영어 일반명사와 같은 형태의 복수형 thymuses, scrotums도 많이 쓰이고 있다.

〈제2변화에서 유래한 영어 단어의 예〉
(單) thymus 「가슴샘」
(複) thymi
(單) anus 「항문」
(複) ani
(남성형 -us)
(單) cecum 「막창자」
(複) ceca
(單) scrotum 「음낭」
(複) scrota
(중성형 -um)

i어간 제3변화

	i어간 (남 · 여)		i어간 (중)		(남 · 여) 혼합형의 예	(중)
単主	-is	-ēs	-e	-al (-al의 예)	-s	-s
単属	-is	-is	-is	-ālis	-tis	-tis
複主	-ēs	-ēs	-ia	-ālēs	-tēs	-ta
複属	-ium	-ium	-ium	-ālium	-tium	-tium

중성복수는 -a로 끝남
-ium이 공통

자음어간 제3변화

	자음어간의 예 (남 · 여)				자음어간의 예 (중)	
単主	-or	-ēx	-ex	-s	-ur	-us
単属	-ōris	-ēgis	-ēcis	-ntis	-ōris	-ōris
複主	-ōrēs	-ēgēs	-ēcēs	-ntēs	-ōra	-ōra
複属	-ōrum	-ēgum	-ēcum	-ntum	-ōrum	-ōrum

-um가 공통

제3변화에는 많은 명사들이 속해 있는 데다가, 복잡하고 다양한 변화를 한다(여기에 전부 정리하지 못함). 복수속격에서 -um을 뺀 것이 어간. 자음어간이 i어간과 별도로 분류되어 있는 것은, 옛날에는 어간에 i가 있었지만 소멸되고 자음만 남았기 때문. 근육의 명칭은 제3변화형의 남성명사인 것이 많다.

〈제3변화에서 유래한 영어 단어의 예〉
(單主) pelvis 「골반」
(複主) pelves
(單主) rete 「그물」
(複主) retia
(單主) dens 「치아」
(複主) dentes, (單屬) dentis
(單主) thorax 「가슴」
(複主) thoraces
(單主) atlas 「고리뼈」
(複主) atlantes, (單屬) -tis
(單主) femur 「넓적다리, 넙다리뼈」
(複主) femora, (單屬) femoris
(單主) corpus 「몸」
(複主) corpora, (單屬) corporis

u어간 제4변화

	라틴어		
여성형	単主	-us	-ū
	単属	-ūs	-ūs
	複主	-ūs	-ua
	複属	-uum	-uum

(오른쪽 열: 중성형)

이 명사형은 동사에서 유래한 것이 많고, 대부분이 남성형. 일반 영어와 같은 plexuses, sinuses 등의 복수형 형태도 일반화되어 있다.

〈제4변화에서 유래한 영어 단어의 예〉
(單) cornu 「뿔」
(複主) cornua, (單屬) cornus
(單) genu 「뿔」
(複主) genua, (單屬) genus
(單複同形) plexus 「얼기」
(單複同形) sinus「굴」
(單複同形) manus 「손」

ē어간 제5변화

라틴어	
単主	-es
単属	-ei, 또는 -eī
複主	-es
複属	-erum

여기에 속한 명사는 매우 적다. 남성형 dies「일(日)」과 -dies로 끝나는 단어 이외에는 모두 여성형이다.

〈제5변화에서 유래한 영어 단어의 예〉
(單複同形) facies 「얼굴」
(單複同形) caries 「우식」
(單複同形) series 「시리즈, 계열」
(單複同形) species 「종, 종류」

단수 · 복수의 주격이 같은 형태

※「종」의 단수는 specy도 specie도 아니다. specie「화폐」라는 단어도 있기는 하지만 species의 탈격(奪格)에서 유래한 것.

참고문헌

● 의학용어 어원 · 의학사전 관련

山形 健三:国際解剖学用語語源辞典、アテネ出版(1998)

大槻 真一郎:科学用語語源辞典 ラテン語篇 6版—独-日-英、同学社(1989)

大槻 真一郎:科学用語語源辞典 ギリシア語篇 新版—独-日-英、同学社(1987)

小川 鼎三:医学用語の起り、東京書籍(1990)

小川 徳雄、永坂 鉄夫:なりたちからわかる!「反=紋切型」医学用語『解體新書』、診断と治療社(2001)

星 和夫:楽しい医学用語ものがたり、医歯薬出版(1993)

星 和夫:楽しい医学用語ものがたり(続)、医歯薬出版(1996)

長谷川 栄一:医学ユーモア辞典、ミクス(1993)

岩月 賢一:医語語源便覧、医学図書出版(2000)

宮野 成二:造語方式による医学英和辞典、廣川書店(1986)

宮野 成二:系統的にみた医学・生物学領域の英語術語辞典、廣川書店(1972)

立川 清:類語対照　医語の語源、国書刊行会(1991)

松下 正幸:医学用語の成り立ち、榮光堂(1997)

吉田 和彦:語源で覚える医学英語辞典、メジカルビュー社(1995)

佐藤 登志郎監修:スタンダード医学英和辞典、南山堂(2002)

北条 暉幸:ルビ付き英語付き解説 解剖学用語、てらぺいあ(1998)

Merriam-Webster's Medical Desk Dictionary, Merriam-Webster Incorporated(2005)

William S. Haubrich: Medical Meanings ; A Glossary of Word Origins, American College of Physicians(2003)

Bill Casselman, Ronald Casselman, Judith Dingwall, William Casselman: A Dictionary of Medical Derivations ; The Real Meaning of Medical Terms, Parthenon Publishing Group(1998)

John Scarborough: Medical and Biological Terminologies ; Classical Origins, University of Oklahoma Press(1998)

Springhouse:Medical Terminology Made Incredibly Easy, Lippincott Williams & Wilkins(2005)

Cheryl Walker-Esbaugh, Laine H. McCarthy, Rhonda A. Sparks: Dunmore and Fleischer's Medical Terminology ; Exercises in Etymology, F. A. Davis Company(2004)

Jane Rice: Medical Terminology with Human Anatomy, Prentice Hall(2004)

Edmund C. Jaeger: A Source-Book of Biological Names and Terms, Charles C Thomas Publisher(1997)

Peggy C. Leonard: Building A Medical Vocabulary with Spanish Translations, W. B. Saunders Company(2001)

Donald M. Ayers: Bioscientific Terminology ; Words from Latin and Greek Stems, The University of Arizona Press (1972)

● 언어 일반

田中 秀央:羅和辞典、研究社(1966)

寺澤 芳雄:英語語源辞典、研究社(1997)

下宮 忠雄編:スタンダード英語語源辞典、大修館書店(1989)

梅田 修:英語の語源事典、大修館書店(1990)

田岡 奇策:英語の語源事典、大修館書店(1990)

小島 義郎、岸 曉、増田 秀夫、高野 嘉明:英語語義語源辞典、三省堂(2004)

前田 滋、井上 尚英:科学英語語源小事典、松柏社(1999)

蟻川 明男:世界地名語源辞典、古今書院(2003)

片野 善一郎:数学用語と記号ものがたり、裳華房(2004)

藤堂 明保:漢字語源辞典、學燈社(1995)

山口 佳紀:暮らしのことば 語源辞典、講談社(1998)

吉沢 典男、石綿 敏雄:外来語の語源、角川書店(1982)

王 艾录:汉语理据 词典、北京语言学院出版社(1995)

Thomas V. Gamkrelidze, Vjačeslav V. Ivanov: Indo-European and the Indo-Europeans - A Reconstruction and Historical Analysis of a Proto-Language and a Proto-Culture, Mouton de Gruyter(1995)

Helena Kurzová: From Indo-European to Latin: The Evolution of a Morphosyntactic Type, John Benjamins Publishing Company(1993)

Michael Meier-Brügger: Indo-European Lingiustics, Walter De Gruyter Inc(2003)

Elmar Seebold: KLUGE ; Etymologisches Worterbuch der deutschen Sprache, Walter de Gruyter(2002)
Guido Gómez De Silva: Elsevier's Concise Spanish Etymological Dictionary, Elsevier Science Ltd(1985)
Donald M. Ayers: English words from Latin and Greek Elements, University of Arizona Press(1986)
Tamara M. Green: The Greek & Latin Roots of English, Rowman & Littlefield Publishers Inc.(1994)
William Arndt, Frederick W. Danker : A Greek-English Lexicon of the New Testament and Other Early Christian Literature: University of Chicago Press(1979)
John Ayto: Dictionary of Word Origins, Arcade Publishing(1993)
J. A. Simpson, Edmund S. Weiner : The Oxford English Dictionary, Oxford University Press; 2nd edition(1989)
Ernest Weekley : An Etymological Dictionary of Modern English, Dover Publications(1967)
A. Smythe Palmer: Folk-Etymology: A Dictionary of Verbal Corruptions or Words Perverted in Form or Meaning, by False Derivation or Mistaken Analogy, University Press of the Pacific(2005)
Joseph T. Shipley: The Origins of English Words ; A Discursive Dictionary of Indo-European Roots, The Johns Hopkins University Press(2001)
Anatoly Liberman: Word Origins and How We Know Them: Etymology for Everyone, Oxford University Press(2005)
David Wilton: Word Myths ; Debunking Linguistic Urban Legends, Oxford University Press(2004)
Isaac Taylor: Words and Places or Etymological Illustrations of History, Ethnology and Geography, Macmillan and Co.(2005)
Chrysti the Wordsmith: Verbivore's Feast: A Banquet of Word & Phrase Origins, Farcountry Press(2004)
R. Claoborne : The Roots of English, Times Books(1989)

● 해부학 관련

Gerard J.Tortora, Sandra Reynords Grabowski著、大野 忠雄、黒澤 美枝子、髙橋研一、細谷 安彦訳:トートラ 人体の構造と機能、丸善(2004)
Gerard J.Tortora, Sandra Reynords Grabowski著、佐伯 由香、黒澤 美枝子、細谷 安彦、髙橋研一訳:トートラ 人体解剖生理学、丸善(2004)
S.Goldberg:臨床解剖学入門、大竹出版(2004)
松村 譲兒:イラスト解剖学、中外医学社(2004)
Gerhard Wolf-Heidegger:ヴォルフーハイデッガー 人体解剖カラーアトラス〈1〉〈2〉、メディカルサイエンスインターナショナル(2002)
山田 英智監訳:図解 解剖学事典 第2版、医学書院(1998)
相磯 貞和訳:ネッター解剖学図譜・学生版、丸善(2003)
R.M.H.McMinn & R.T.Hutchigs:縮刷版 人体解剖カラーアトラス、南江堂(1995)
越智 淳三訳:分冊 解剖学アトラス2 内臓、文光堂(2005)
Harold Ellis:断層解剖カラーアトラス、南江堂(2003)
森田 茂訳:グラント解剖学図譜、医学書院(1984)
千葉 正司:線描人体解剖学、考古堂書店(2000)
金子 丑之助:日本人体解剖学 第1巻・第2巻・第3巻、南山堂(1982)
寺田 春水、藤田 恒夫:解剖実習の手びき、南山堂(2004)
伊藤 隆:解剖学講義、南山堂(2001)
金子 丑之助:日本人体解剖学(上巻・下巻)、南山堂(1999)
J.W.ローエン、横地 千仭、E. リュッチェン-ドゥレコール:解剖学カラーアトラス第4版、医学書院(2000)
山内 昭雄監訳:一目でわかる解剖学、メディカル・サイエンス・インターナショナル(1989)
Keith L. Moore, Anne M.R. Agur著、坂井 建雄訳:ムーア臨床解剖学、メディカル・サイエンス・インターナショナル(2004)
小越 章平:イラスト外科セミナー 手術のポイントと記録の書き方、医学書院(1998)
前田 恵理子:解剖実習室へようこそ、医学書院(2005)
本郷 利憲:標準生理学 第6版、医学書院(2005)
星野 一正:著臨床に役立つ生体の観察 体表解剖と局所解剖、医歯薬出版(1987)

참고문헌

● 해부학 관련(계속)

Frank H. Netter著、今野 草二監訳：心臓、日本チバガイギー(1975)
梶原 長雄：図でみる心・血管系の病態生理、メジカルビュー社(1989)
小室 一成：講義録 循環器学、メジカルビュー社(2004)
安倍 紀一郎、森田 敏子：関連図で理解する 循環機能学と循環器疾患のしくみ、日総研出版(2005)
大谷 修、堀尾 嘉幸：人体の正常構造と機能 Ⅱ 循環器、日本医事新報社(2002)
赤柴 恒人：カラー版 呼吸のしくみとその管理、小学館(1999)
鈴木 淳一、中井 義明、平野 実：標準耳鼻咽喉科・頭頸部外科学、医学書院(2001)
森満　保：イラスト耳鼻咽喉科、文光堂 (2004)
高橋 和人、野坂 洋一郎：口腔の解剖、南山堂(1993)
三好 作一郎：簡明口腔組織学、医歯薬出版(1993)
岡崎 好秀：謎解き口腔機能学 すべては口から始まった！ クインテッセンス出版(2003)
高橋 和人、野坂 洋一郎、古田 美子、若月 英三：第2版　図説・歯の解剖学、医歯薬出版(1999)
上条 雍彦：日本人永久歯解剖学、アナトーム社(1992)
R. Scott Stevenson, Douglas Guthrie著、小野 譲訳：耳鼻咽喉科学史、小野譲(1959)
L. Perlemuter, J. Waligora著、佐藤 達夫、高橋 孝訳：臨床解剖学ノート 腹部編(Ⅱ)、中央洋書出版部(1991)
東 義孝：いまさら聞けない腹部エコーの基礎、秀潤社(2004)
大阪消化管撮影技術研究会 画像評価委員会：実践 上部消化管造影臨床画像評価法、金原出版(2003)
泉井 亮、金田 研司：人体の正常構造と機能 Ⅳ 肝・胆・膵、日本医事新報社(2001)
河原 克雅、佐々木 克典：人体の正常構造と機能 Ⅲ 消化管、日本医事新報社(2000)
上西 紀夫、菅野 健太郎、田中 雅夫、滝川 一編：講義録 消化器学、メジカルビュー社(2005)
五幸 恵：病態生理できった内科学 Part6. 消化器疾患、医学教育出版(2000)
佐藤 信紘：ここまできた胃の科学、中外医学社(1999)
木村 健二郎、富野 康日己編：講義録 腎臓学、メジカルビュー社(2004)
奥田 俊洋：わかりやすい腎臓の構造と機能、中外医学社(2000)
五幸 恵：病態生理できった内科学 Part2. 腎・内分泌疾患、医学教育出版社(2000)
飯野 靖彦：一目でわかる腎臓、メディカル・サイエンス・インターナショナル(2004)
年森 清隆、川内 博人：人体の正常構造と機能　生殖器、日本医事新報社(2003)
Luiz Carlos Junqueira José Carneiro：ジュンケイラ組織学、丸善(2004)
Robert M. Berne, Matthew N. Levy著、坂東 武彦、小山 省三訳：カラー 基本生理学、西村書店(2003)
B. Young, J.W. Heath著、山田 英智監訳：機能を中心とした図説組織学 第4版、医学書院(2001)
Keith L. Moore, Arthur F. Dalley II: Clinically Oriented Anatomy, Lippincott Williams & Wilkins(2005)
Pamela C. B. Mackinnon, John F. Morris: Oxford Textbook of Functional Anatomy Volume 2; Thorax and Abdomen, Oxford University Press(2005)
Pamela C. B. MacKinnon, John F. Morris: Oxford Textbook of Functional Anatomy Volume 3; Head end Neck, Oxford University Press(2005)
Michael Schünke, Erik Schulte, Udo Schumacher: Thieme; Atlas of Anatomy; General Anatomy and Musculoskeletal System, Georg Thieme Verlag(2005)
Michael Schünke, Erik Schulte, Udo Schumacher: Prometheus; LernAtlas der Anatomie; Hals und Innere Organe, Georg Thieme Verlag(2005)
Frank B. Sachse: Computational Cardiology; Modeling of Anatomy, Electrophysiology, and Mechanics, Springer (2004)

● 기타

Andreas Vesalius著、中原 泉訳：人体構造論抄 ヴェサリウスのthe Epitome、南江堂(1994)
Charles M. Skinner著、垂水 雄二, 福屋 正修訳：花の神話と伝説、八坂書房(2003)
加藤 嘉太郎、山内 昭二：家畜比較解剖図説 上巻・下巻、養賢堂(1995)
Robert Flaceliere, Pierre Devambez, Pierre-Maxime Schuhl: A Dictionary of Ancient Greek Civilization, Methuen and Co., Ltd.(1970)

— Index —

색인

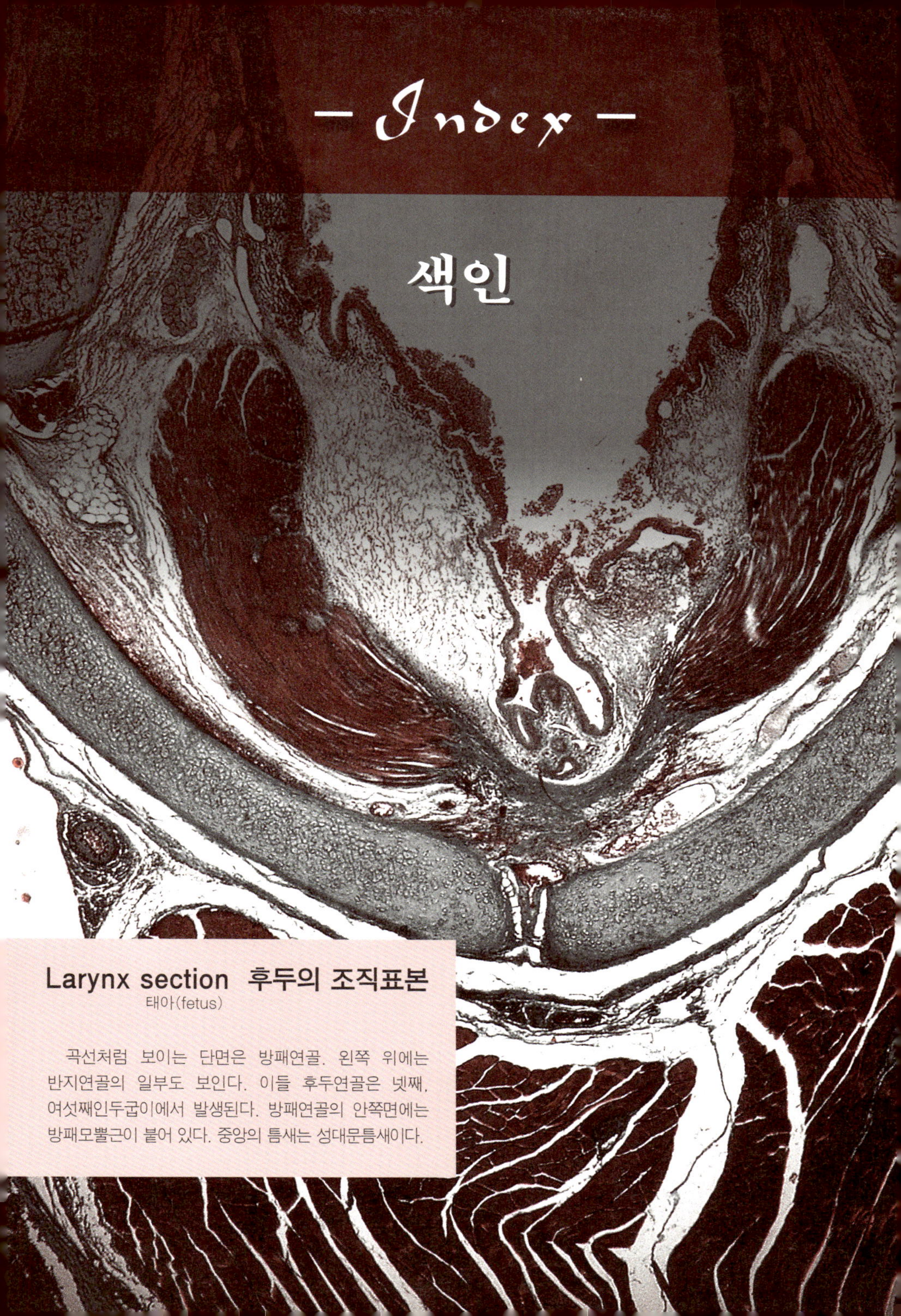

Larynx section 후두의 조직표본
태아(fetus)

곡선처럼 보이는 단면은 방패연골. 왼쪽 위에는 반지연골의 일부도 보인다. 이들 후두연골은 넷째, 여섯째인두굽이에서 발생된다. 방패연골의 안쪽면에는 방패모뿔근이 붙어 있다. 중앙의 틈새는 성대문틈새이다.

영 문 색 인

▶D◀

▶E◀

▶N◀

▶O◀

▶P◀

한국어색인

▶ㅈ◀

▶ㅌ◀

▶ㅎ◀

▶기타◀